·刘敏如女科承传医文集选·

外治论

女科医典
传承新编

主编
刘敏如

执行副主编
黄玉环

编委
刘敏如　黄玉环
余梅芳　袁　力
林洁雯

中医古籍出版社
Publishing House of Ancient Chinese Medical Books

本丛书由成都中医药大学学术著作出版基金资助出版

图书在版编目（C I P）数据

外治论 / 刘敏如主编. -- 北京 : 中医古籍出版社,
2025. 1
（女科医典传承新编 / 刘敏如主编）
ISBN 978-7-5152-2719-1

Ⅰ. ①外… Ⅱ. ①刘… Ⅲ. ①中医妇科学
Ⅳ. ① R271. 1

中国国家版本馆 CIP 数据核字 (2023) 第 146548 号

女科医典传承新编

外治论

刘敏如　主编

策划编辑　杜杰慧
责任编辑　刘　婷
文字编辑　张　威
封面设计　王　磊
出版发行　中医古籍出版社
社　　址　北京市东城区东直门内南小街16号（100700）
电　　话　010-64089446（总编室）010-64002949（发行部）
网　　址　www.zhongyiguji.com.cn
印　　刷　廊坊市鸿煊印刷有限公司
开　　本　710mm×1000mm　1/16
印　　张　24.5　彩插12面
字　　数　393千字
版　　次　2025年1月第1版　2025年1月第1次印刷
书　　号　ISBN 978-7-5152-2719-1
定　　价　168.00元

《刘敏如女科承传医文集选》

编委会

曾　倩　游向前　谢克蓉　蒙　宇　赖志刚　蔡　通

蔡晓梅　谭万信　黎嘉莉　潘力弛　潘学才　魏绍斌

工作助理：（按姓氏笔画排序）

吕　蓉　刘雅馨　杨　丽　佘少东　张　静　张瑞静

罗　天　涂晓颖　蒋　勇

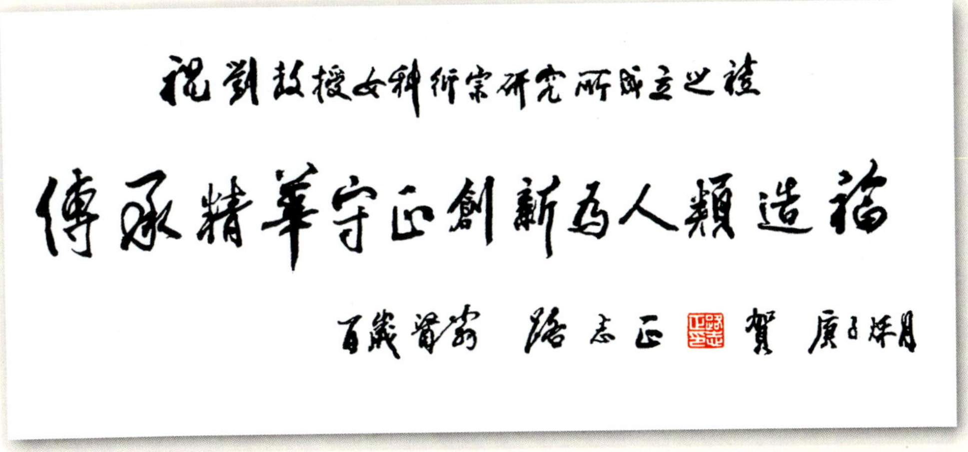

国医大师路志正题字

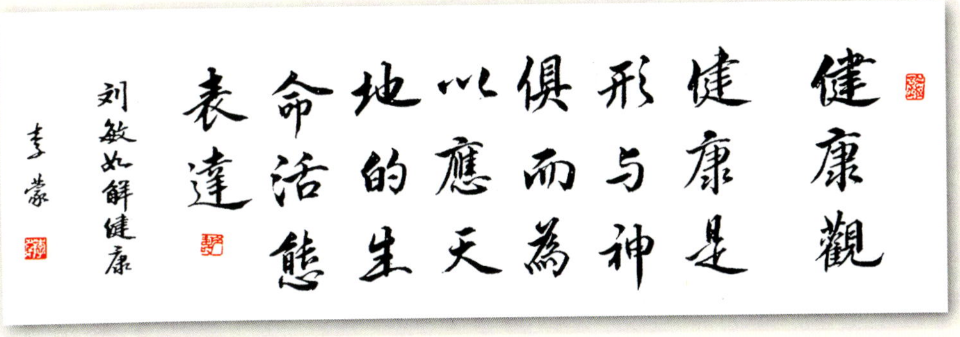

中国人民政治协商会议第十届全国委员会副主席、中国农工民主党中央原常务副主席李蒙题字

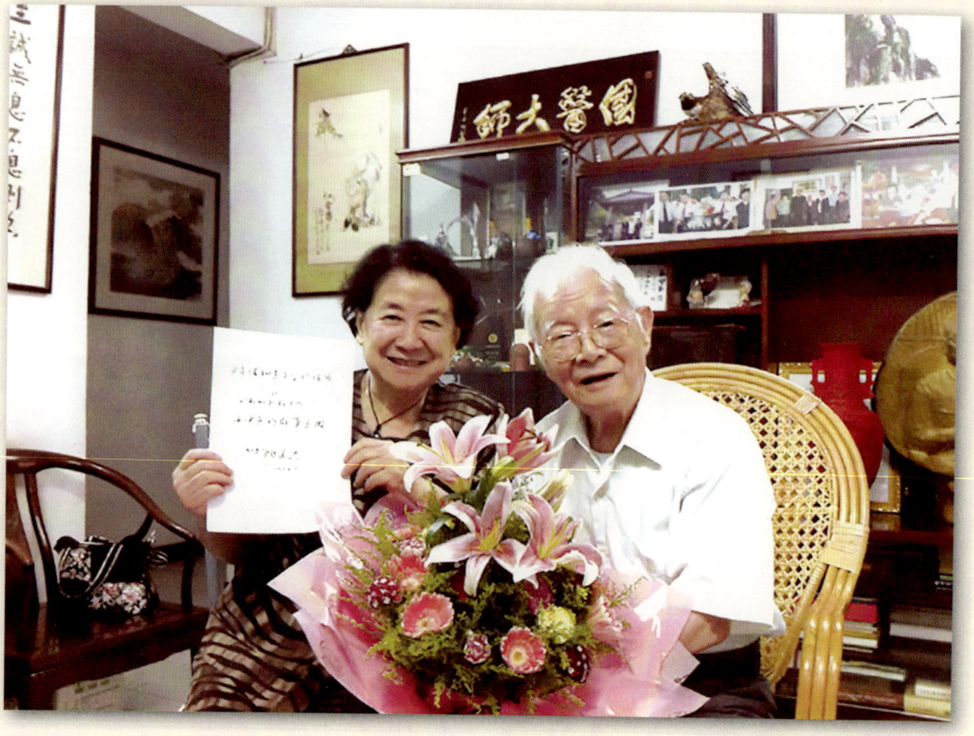

2012 年刘敏如教授与国医大师邓铁涛合影

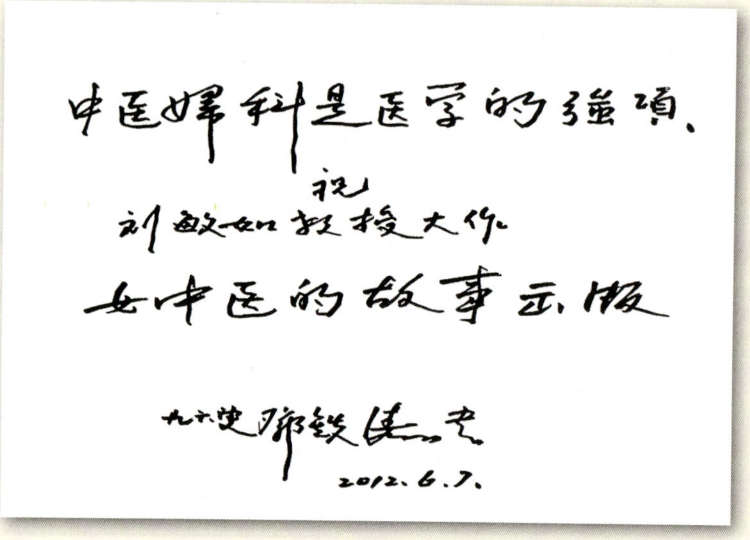
中医妇科是医学的强项、
祝
刘敏如教授大作
女中医的故事出版
九六叟邓铁涛
2012.6.7.

国医大师
邓铁涛题字

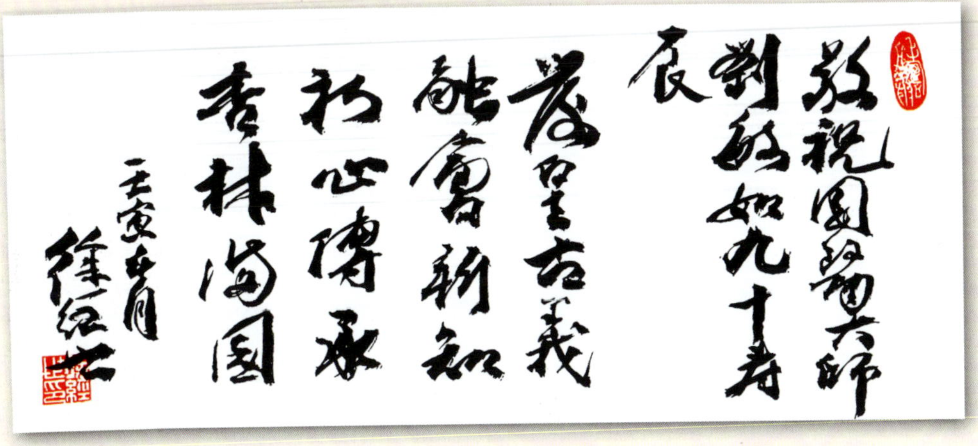

国医大师徐经世题字

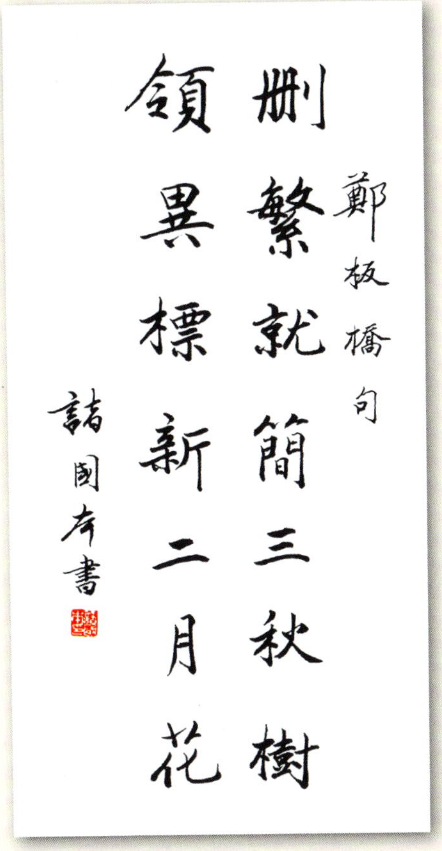

国家中医药管理局原副局长诸国本题字

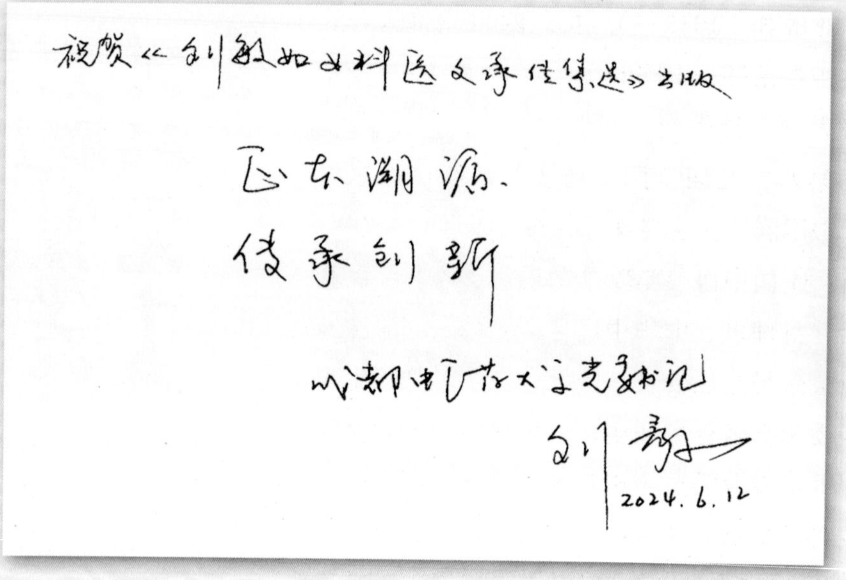
祝贺《刘敏如女科医文承传集选》出版
传承创新
成都中医药大学党委书记
刘毅
2024.6.12

成都中医药大学党委书记刘毅题字

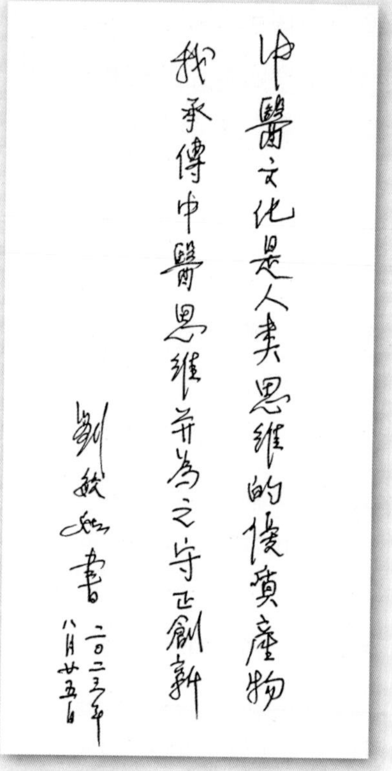
中醫文化是人類思維的優質產物
秉承傳中醫思維并為之守正創新
劉敏如書
二〇二三年八月廿五日

国医大师、成都中医药大学终身教授刘敏如书

刘敏如（1933—），女，四川成都人，中国共产党党员、中国农工民主党成员。成都中医药大学终身教授、博士生导师、主任医师。曾任第八、九届全国政协委员，全国妇联常委，中国农工民主党第十一届中央常务委员会委员；中国中医科学院学部委员、中华中医药学会终身理事、中华中医药学会中医妇科专业委员会荣誉主任委员、中国针灸学会妇科生殖专业委员会名誉主任委员、世界中医药学会联合会养生专业委员会终身名誉会长、国家药品监督管理局药品评审中心古代经典名方中药复方制剂专家审评委员会委员、全国老中医药专家学术经验继承工作指导老师，澳门特别行政区卫生局中医药顾问、澳门中国中医药文化研究促进会首席专家、澳门中华中医药学会荣誉会长。获全国中医药杰出贡献奖、中华中医药学会成就奖、四川省科学技术协会颁发的“优秀科技工作者”称号，享受国务院政府特殊津贴。2014 年被授予第二届“国医大师”称号。

刘敏如专攻中医妇科学，提出了“脑－肾－天癸－冲任－胞宫”是调整生殖周期的轴心及“脏腑、经络、气血、胞宫是调节生殖周期的生理基础”的理论。多年来进行妇产科同一病种的中西医对应研究，提出女阴白色病变证（外阴营养不良改变）、经水早断诸证（卵巢早衰）、胞中脂膜壅塞诸证（多囊卵巢综合征）等中医病名。她提出的妇科十大证，体现了中医病证结合、“同病异治，异病同治”法

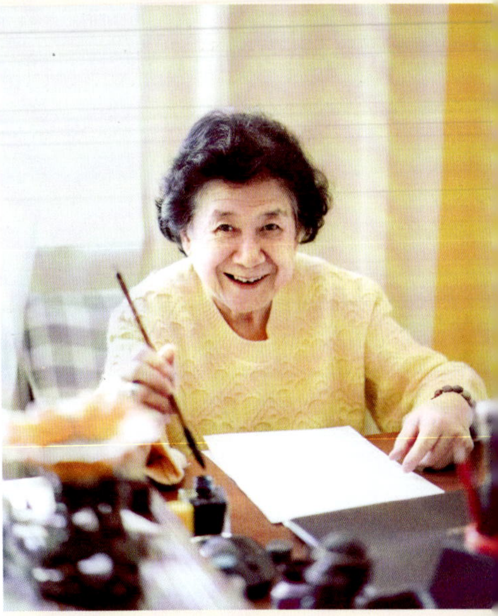

总策划

刘敏如

《刘敏如女科承传医文集选》

则。她以“肾气为根，保阴为本”的中医妇科临床观点，对痛经、崩漏、不孕症、妇科郁症、妇科肿瘤等疑难病的中医机理和临床论治进行研究，且颇具心得。发表论文 30 余篇，主编高等院校妇科教材和专著 17 部。

一、学医之路

刘敏如出生于四川成都一书香世家，自幼受到系统的基础教育及医学专业教育，1951 年考入华西大学医学院（现四川大学华西医学中心）西南委托班专科，开了医学之蒙。经过 3 年的学习，毕业后被分配到云南省干部疗养院（现云南省保健康复中心）从事医疗保健工作，任医务组组长，其间在云南大学医学院进修营养学和西医内科学。工作 3 年后，响应国家“青年向科学进军”的号召，刘敏如被单位推荐考入成都中医学院（现成都中医药大学）医学系，从此开始了她的中医之路。经过 6 年的本科学习，她作为首届毕业生以优异的成绩于 1962 年毕业并留校任教。

刘敏如受卓雨农、王渭川、唐伯渊等中医名家师传，将学校教育和师承教育相结合，经实践锻炼，一路走来，奠定了扎实的知识基础，使她成为中医界难得的医、教、研、管复合型人才，是当代中医女科承上启下的代表人物。

二、成才之道

刘敏如教授本着宗古为发展、继承为创新、临床是根本的原则，在中医医、教、研、管等方面耕耘70余年，在工作中锻炼，在锻炼中树才。刘敏如教授说："事业的成功不仅靠个人奋斗，也是很多因素助力而自然获得的。"所谓"自然"，是指她个人的勤奋、知识的积累，当然也离不开外力因素。她从小接受普及教育和专业教育，是她获得成功的重要因素。她忘不了她的小学——拥有百年历史的成都市实验小学的校训"堂堂正正做人，勤勤恳恳做事"，这是她终身践行的准则，也是使她成为一名尽职尽责的医生、宽严有度的教师的指引。

（一）悟开智，勤思维

提升悟性是刘敏如教授最为强调的人生素质训练，她说悟性是人生成功的要素。人的悟性虽与先天有关，但后天熏陶亦是关键，可从文化沉淀、社会磨炼中提升悟性，如此方能开智。她不仅十分注重自己的脑力训练，更是在中医传承工作及教学中重视弟子、学生的悟性培养与锻炼。如今92岁的她仍保持着悟性常新，思维灵敏。

（二）挖根源，创新说

刘敏如教授的中医科研观：研究中医不离本。"本"就是中医原创理论，发现问题必须正本清考，以本为根，否则就是空中楼阁。她不时告诫学生，在学术上要认真思维，注意发现问题。一经思考后发现了问题，就需研究、解决问题。例如发现了中医妇科在理论方面的明显缺如，就不能采取简单的"沿袭旧说"或"回避不谈"的态度，应在系统整理的基础上，通过溯源、去伪存真，进行拓展、提炼、升华，形成新的假说、推理、论点，然后通过临床或研究进行论证，最终得到学术界的认同，取得进展、突破、创新。她说："任何事物都是在传承中求发展，生物的存在都是在传承中生存，何况人类。中医文化的传承路径就是学习中医精华，传递临床思维，提升理论水平、临床疗效。传活、传实、传精、传深，代代相传，代代坚守，做好中医传承人。"

（三）学到老，做到老

刘敏如教授学到老，做到老，老而不老；学术创新，从不保守；新生事物，从不拒绝；年逾九十，依然满腔热血。她为毕生从事的中医妇科事业投入了巨大精力，习医、行医、科研、任教、行政管理70余年。她说：“学习是终身积累的过程，不管是否有名，不管处于何种职位，都要虚心学习。怎么认识的疾病，怎么带学生，怎么搞科研，怎么坚持学习，怎么面对病人，理论实践相结合，时常革新，持续学习。”这正是刘敏如对她自己提出的“形与神俱而为，以应天地的生命活态表达”健康观的最好诠释。

（四）重实践，下基层

刘敏如教授还在读大学时，就经常下基层实践和锻炼。当时正值解放初期，农村地区产妇分娩大多靠产婆，破伤风、产后出血等发病率高。在医学院学习西医的刘敏如，假期时就随着老师下乡宣传、培训新法接生。乡村医生也具有很多实践经验，刘敏如教授跟随他们到缺医少药的乡村去服务，得到了不一样的见识。刘敏如教授常说：“不能只到条件好的地方去为病人服务，条件不好的地方更需要医生。”她坚持面向基层，数十年如一日。如今已是92岁高龄的她，仍坚持带领弟子下基层，先后走进四川遂宁及绵阳北川、乐山沐川、德阳罗江、阿坝、广元，宁夏银川，安徽亳州，陕西延安，广东肇庆、珠海横琴等地，通过义诊、查房、讲座、业务指导及学术交流等多种方式传经布道，深入基层、了解基层，助力基层中医的业务发展，受到当地群众的好评。同时也受邀赴海外参加中医学术研讨会，传播中医文化。她经常说：“我们要自豪地向国际宣扬，只有我国有两种主流医学——中医和西医，共同发展，为人民健康服务，这就是中国卫生事业的特色！”她曾前往西雅图、洛杉矶、都灵、伦敦、巴黎、墨尔本等城市，以及意大利、马来西亚、泰国等国家参加国际学术活动，进行中医学术交流，起到了传播中医文化的作用。

三、学术之精

刘敏如教授对中医妇科基础理论及疾病学等方面进行了系统梳理、规范、创新与补遗性研究，力倡中医学发展须在继承传统经典理论的基础上，注重创新与再发展，致力于中医妇科学学术发展的同时，为临床实践的开展提供有力的理论支撑。例如，她首先概括了中医的健康观（健康是形与神俱而为，以应天地的生命活态表达），并据此做了多项研究，如围绕女性生理期的健康维护等。又如，她系统整理了经、带、胎、产、乳等中医生理观，提出了“月经周期调节机理中医观”，进一步阐述了中医生殖理论，概括为“脏腑、经络、气血是调节女性生殖周期的生理基础，脑－肾－天癸－冲任－胞宫是生殖调节轴心”，丰富了中医妇科生殖轴的基本理论。据此，她对中医妇科尚未涉及的证、病进行了梳理和重新认识，归纳为妇科十四证，包括血证、痛证、带证、癥瘕、热证、呕吐证、汗证、痒证、郁证、乳证、疡证、抽搐证、急证；对西医妇科提出而中医妇科尚未涉及的一些新病种及疑难病，从病名至理、法、方、药进行了对应性研究，如盆腔疼痛诸证、经水早断诸证（西医称卵巢早衰）、胞中脂膜壅塞诸证（西医称多囊卵巢综合征）、女性骨疏诸证、女阴白色病变证等，补充了中医妇科疾病学病种的缺失。

（一）深入研究中医生殖理论

1. 脏腑、经络、气血是女性生殖周期的生理基础，脑–肾–天癸–胞宫是女性生殖周期调节的轴心

刘敏如教授根据古今人们对天癸的认识及“脑为元神之府”和“肾藏

精，精生髓，脑为髓海，肾与脑相通”的原创理论，在其《中医天癸古今论》一文中进一步提出了“脑－肾－天癸－冲任－胞宫”是女性生殖周期调节的轴心，阐述了脑与肾的关系，指出肾主生殖的功能是由天癸来表达的。“脏腑、经络、气血作用于胞宫是产生月经的生理基础”，由此发展了中医生殖学的相关理论，丰富了中医妇科学女性生殖轴的内涵。她建议界定胞宫为女性特有的内生殖器官，而子宫即是当今解剖上所称的子宫，得到了教材采纳。

2. 阐释月经周期调节的中医模式

既往中医妇科教材论“月经周期”只提及月经产生的机理，而未涉及月经周期的调节机制。刘敏如教授带领其研究生开展了“月经周期气血变化”“月经失调患者气血变化”和“补肾填精促卵泡发育与排卵”等临床实验研究，初步验证“月经周期是阴阳消长、气血变化节律的体现 ”。“月经周期气血变化呈月节律”“月波动的现象”等研究内容的客观存在，深化了对月经失调病机的认识，在此基础上形成的中药周期疗法，广泛应用于月经不调、崩漏、闭经、月经前后诸证等患者，颇具疗效；为中医“月亏勿泻”“月满勿补”之说提供了初步的客观依据，也为研究月经周期调节机理提供了佐证资料。刘敏如教授提出“月经周期的形成是‘应月’”“月经周期源于先天”等理论，深入探讨了月经的周期节律。她认为，月经周期是女性生殖生理过程中阴阳消长、气血变化节律的体现。在月经的产生过程中，随着阴阳的消长、气血的盈亏变化而有月经期、经后期、经间期、经前期的生理节律，从而构成了月经周期。

月经周期中，脏腑、经络、气血是调节女性生殖周期的生理基础，脑－肾－天癸－冲任－胞宫是生殖调节轴心。它们由脑、肾主宰，天癸表达，与自然界相应，形成生殖周期，表现为月经周期的4个阶段。这4个阶段的连续与再现形成了月经周期节律，故称“月经”“月事”“月汛”“月信”等，说明其周期性，即按月而至。正如《血证论·男女异同论》所说：“夫新生旧除，天地自然之理，故月有盈亏，海有潮汐。”

（二）提出“肾气为根，保阴为本”的防治观点

刘敏如教授在中医健康观、中医生殖观等学术见解的基础上，提出了“肾气为根，保阴为本”“产后多虚多瘀”等学术观点，指导临床，提高某些妇科病证的疗效，如采用补虚（气阴双补）化瘀（活血逐瘀）法作为产后治未病大法；研制新药“产泰”，有助于产褥复旧，防止产后病的发生；以气阴双补法为主治疗崩漏（功能失调性子宫出血），以及相关妇科血证；研发出“益宫宁血口服液”，提高了对妇科血证的疗效；以补肾填精为思路，研发“资癸女贞丸”“资癸元阳丹”“滋阴荣颜丸”及“养精壮本丹”等药，有助于更年期男女状态调理及青年男女体质改善。

（三）补遗研究中医妇科病机

1. 充实崩漏病机

崩漏曾泛指一切妇科出血。刘敏如教授指出，既然将崩漏列入月经疾病，则应排除其他疾病，如妊娠、肿瘤、感染等导致的阴道出血，所以应从学术上澄清崩漏的概念。崩漏属月经疾病的阴道下血，为妇科疑证、难证、急证。她提出“崩漏是一种病因复杂、因果相干、多脏受累、穷而及肾”的月经疾病，其出血期的病机特征在于“阴血外泄，气随血耗，终至气阴双亏”，所以气阴双亏是“崩漏出血期的共同的主体病机”，主张将气阴双补贯穿崩漏治疗的始终。

对于崩漏的辨证，刘敏如教授提出不能简单地将临床现症概括为几个证型而施治，而应根据病机参合现症，辨识崩漏的证型；强调其发病有在气、在血、在脏、在经的不同，但终归病变在于脏腑、气血、经络、胞宫之间功能维系失常，或冲任二脉直接受损；无论病起何脏，四脏相移则必归于肾，肾气不固，固摄无权，阴虚失守，冲任不能制约经血，最终导致气阴双亏。

刘敏如教授认为，崩漏急在暴失阴血，出血是“本”病的见症，仅以治疗“标”证试图止血是难期良效的，崩漏论治当根据病机求治本之法。肾虚是致崩漏之本，病变在冲任失于约制，故治本当固本治肾、调固冲任。用方

遣药宜相对稳定，组方宜平正，以防动血，亦便于灵活化裁。

刘敏如教授拟定益气养阴、固冲止血的治法，并结合个人用药经验，研发出中成药“益宫宁血口服液”（人参、麦冬、五味子、北沙参、制何首乌、女贞子、茜草、海螵蛸、补骨脂、赤石脂、益母草等），用于塞流止血，目前已上市投入使用。

2. 痛经病机新解

在痛经病机方面，刘敏如指出前人有关痛经“不通则痛”“不荣则痛”的致痛机理不能完全解释痛经为何随月经周期而发，而非经期不见疼痛。她解释为女性经期的生理环境是痛经发病的内在条件，一定的素体因素是发病的潜在因素，致痛病因是发病的决定因素。由于痛经患者未行经时，冲任气血尚平和，致病因素不及引致冲任气血瘀滞或不足，故不发生疼痛。在经期或经期前后，由于血海由满溢而泻至暂虚，冲任气血变化较平时急骤，此时胞宫易虚易实，因而易受致病因素的影响，致冲任、胞宫瘀滞或失养，便可发生痛经。经净后冲任气血渐至调复，故平时不发生疼痛。痛经发病究其本源，实者多责之肝，虚者多责之肾，病位在冲任、胞宫，变化在气血，表现为疼痛，“夹虚者多，全实者少”。这些研究丰富了痛经的病机内容。

3. 阐释生殖疾病的中医基本病机

刘敏如教授在深入研究中医生殖理论中，初步验证了绝经前后诸证的主要病机为肾气虚、天癸竭。补肾法可调整“脑 - 肾 - 天癸 - 冲任 - 胞宫”轴，改善绝经前后诸证；肾精不足是卵泡发育障碍的基本病机，填补肾精是促卵泡发育的主要治法；研发补肾复方“资癸女贞胶囊”，可改善子宫血流、内膜厚度，提高子宫内膜容受性和卵子质量，提高临床妊娠率和活产率；发现补肾中药复方可保护大脑皮质及海马区神经细胞。这些研究结果也初步说明中医生殖理论对临床具有一定的指导作用，有待后继接力研究。

4. 生理带下机理的梳理

张山雷在《沈氏女科辑要笺正》中述及：“带下女子生而即有，津津常润，本非病也。”生理带下具有月水样的周期性，故称为“信水”。刘敏如教授根据中医生理观念，梳理带下机理，认为肾主水，人体精、津、液、血皆由肾所施泄调控，以供生理之需，故今称为生理带下。生理带下由脾胃水谷之津所化，入肾禀藏、施泄，转输统摄于脾，任脉主司，带脉约束。当肾气充沛，肾精盛实，天癸泌至，脾气健运，任脉固，督脉强，冲脉充盈，带脉调节，阴液泌淖于胞中，施于前阴空窍，成为生理带下，与生殖生理有关。故妇女的生理常态中，青春时期肾气始盛，天癸泌至，冲任通调，月事有时，带下可常润阴中；月经期前或妊娠期中，气血下聚，冲任血盛气充，带下的量较平时稍有增加；经绝以后，肾气渐衰，真阴渐亏，天癸竭止，月经绝断，带下亦涸竭，阴中失润。这些自然生理现象说明，生理带下的泌淖与涸竭，直接同肾气的盛衰、天癸的泌至与竭止有密切关系。刘敏如教授对生理带下的机理梳理，为病理带下的研究提供了生理依据。

5. 提出产后多虚多瘀生理论证

刘敏如教授总结："月经为血所化""胎元由气所摄，由血所养"，产时"气血调顺，推动分娩"，产褥期"蓄精推恶露，促产创复原"，乳汁由气血生化，"故女子一生易伤于血，以其故脱于血而当重于血"。由此可知，产后"亡血伤津，百脉空虚"，元气受损，自当排恶露逐瘀生新。故而，产褥期生理上呈现出"多虚多瘀，易生产后诸瘀"的状态。为此，刘敏如教授带领其研究生率先进行多项研究，证实产后多虚多瘀的生理状态，提出补虚化瘀是防治产后诸疾的大法，开发了"产泰"等产品。她说："中医文化很重视保护产妇健康，有坐月子的民俗，这体现了一个国家的文明程度。"

6. 泌乳与肾的生理关系新解

中医学对泌乳机理的阐释较为笼统。肾主生殖，肾气盛，天癸调，气血和，故其可以调节胞宫藏泄功能，使乳汁化生得到保障。刘敏如教授从"补肾中药对女性生殖轴的影响"等相关实验研究中观察到补肾可促乳房发育与乳汁分泌。在肾气主导下，肝疏脾健胃和，血气旺盛，促乳汁产生而充足。故治疗缺乳常加入补肾药，如山茱萸、淫羊藿，临床以补脾益肾组方治疗，较之单纯补脾为主疗效更佳。

（四）研讨中医妇科疾病学病种缺如

刘敏如教授认为，随着自然界的变化和社会的发展，人类疾病谱也发生了变化，新病种不断出现，中医学也应随之不断发展，以适应防治疾病的需求。她强调应开展中医妇科疾病学新病种、疑难病研究，从中医病因病机认识出发，为临床新病种命名，如此才有利于中西医学术对话，体现中医治疗特色。刘敏如教授回忆，她的师辈卓雨农先生早在 20 世纪 60 年代就注意到这类病种缺如现象，如更年期综合征（围绝经期综合征），既往中医学无此病名。在 1963 年全国高等院校中医药统编教材《中医妇科学》编写会议中，他建议以“经断前后诸证”病名与“更年期综合征”相对应开展研究。卓雨农先生的观点经教材收录后沿用至今，是中医妇科学病种发展的一个范例。

刘敏如教授认为中医妇科学病种研究滞后，于是她着手进行中医新病种研究。自 1964 年以来，她进行过多个新病种研究。如她根据中医学“有诸内必形诸外”“审证求因”“异病同治”等观点，结合临床所见，将外阴皮肤出现的非正常白色病变和伴随症概括为“女阴白色病变证”，并据此阐述其发病机理，进行辨证论治。该病名的提出既具有中医特色，又参考了西医“外阴营养不良障碍”的临床证候，有利于中医学病种的拓展。

1988 年，刘敏如教授提出“盆腔疼痛证”并被确立为中医新病名，列入《中医妇科学》教学参考书。盆腔疼痛证为发生于女性盆腔部位、与妇科有关的非周期性疼痛，实际上是多种妇科疾病引起的慢性病变，在病因病机上分为湿热邪毒（急性疼痛）和血瘀气滞（慢性疼痛）。中医“异病同治”具有治疗优势，因而本病立为中医病名具有临床意义。直到 1998 年，由刘新民等主译的《现代妇产科疾病诊断与治疗》中才出现“慢性盆腔疼痛症”的论述，其临床表现与中医妇科的“盆腔疼痛证”中的血瘀气滞证类似。这应该视为中医学在盆腔疼痛方面研究的先行一步，且病名不谋而合。其后，刘敏如教授又提出胞中脂膜壅塞诸证（多囊卵巢综合征）、经水早断诸证（早发性卵巢功能不全）、女性骨疏证等病名，与西医有关病种对应研究。

刘敏如教授认为应当从临床对应研究中医妇科疾病病名，以及与中医相关的理、法、方、药，因此她做了相应研究。如中医病名“胞中脂膜壅塞诸证”对应“多囊卵巢综合征”、中医病名“经水早断”对应“卵巢早衰”，这丰富了中医疾病学内容。刘敏如教授认为：“如果仅以西医新编病种行中医治疗，久之则有可能导致中医疾病学的衰退。”她从中医病因病机角度出发，补遗临床新病种，对中医妇科疾病学的发展具有指导意义。

四、专病之治

（一）无子症（不孕不育）

刘敏如教授明确提出：“肾主生殖由天癸来表达。”天癸属精，藏于肾，女子以血为本，血属阴，因此她提出女子当重肾保阴，“肾气为根，保阴为本”的学术观点。

不孕不育关系到女方或男方，或与男女双方均有关，治疗上应有所侧重。她生动地形容男女诸外之象：“在女子，以阴为本，阴主藏，主守，其形在外，以阴柔之质为态，故女子重在不伤阴血，而育阴当扶阳；在男子，以阳为纲，阳主动，主泄，其形在外，以阳刚之气为表，故男子重在不伤阳气，但扶阳必配阴。”这些理论具有重要临床意义。

1. 治疗心得

①刘敏如教授在临床治疗不孕不育症时，首先“衷中参西，审因为先”，让男女双方进行检查，明确原因所在，再结合临床辨病辨证，有针对性地进行调治。如女性先找出有无任何内分泌因素、输卵管因素、子宫因素或免疫性因素，再有针对性地测知预后，调治其相关病理状态。

②以补肾养阴贯穿治疗始终，在“脑 – 肾 – 天癸 – 冲任 – 胞宫”生殖轴

理论指导下，以“肾气为根，保阴为本”学术观选方用药，补肾以营脑髓、资天癸、养精血、调冲任。

③注重“用药平和，通调气血”。刘敏如教授在临床上极少用附子、肉桂等大温大热或辛温燥动之品，常提示用药宜于调补，阴虚不可过于滋腻，以防阻遏阳气；阳虚者不可过用辛燥，过则耗损阴津。特别是现代研究提示伤胎儿的中药当慎用之。

④秉持“药物论治与身心并调”的原则。发挥中医临床望、闻、问、切优势，从心理、社会方面重视心理疏导。

⑤提倡“不孕不育男女同治”。刘敏如教授认为对于不孕不育，不应刻板地划分为女方不孕症或男方不育症，主张凡成年男女双方在未避孕而有正常性生活 12 个月以上仍未怀孕者，可诊为无子症，建议双方共同检查、治疗。

2. 治疗特色

“顺应月经 4 个阶段，择期论治”是刘敏如教授治疗妇科疾病的特色之一。她认为，治疗不孕与治疗月经病的分期治疗原则一致，但用药各有侧重，补肾贯彻治疗始终，应充分发挥中医药的特色与优势，调整受孕内环境以达到助孕的目的。

（1）经后期（卵泡期）

血海空虚，阴阳气血不足，当平补肾阴肾阳为主，以促进精血恢复，肾气充盛，方可选左归丸。如患者兼有其他妇科病，例如子宫肌瘤、子宫内膜异位症、子宫腺肌症、多囊卵巢综合征等，经后期亦是治疗关键，治疗佐以活血化瘀药物，常用柴胡、枳壳、橘核、荔枝核、山楂、益母草、薏苡仁、仙鹤草、夏枯草、莪术、王不留行等。

（2）经间期（排卵期）

此期是阴阳转化，排出卵子的关键时期，当平补肾阴肾阳，以促天癸充盛，佐以活血化瘀通络之品，促进阴阳转化，以利卵子排出，方选归肾丸加淫羊藿、王不留行、皂角刺、丝瓜络、葛根等。

（3）经前期（黄体期）

阴阳气血俱盛，为孕育提供条件，为孕卵着床做准备，当补肾健脾，填补肾精，常用寿胎丸合四君子汤加淫羊藿、肉苁蓉、黄精、熟地黄、山茱萸，或用槐花、黑豆、黑芝麻，食之有利于黄体健康，改善子宫内环境，提高孕育的成功率，但不可轻投活血化瘀药物，以免误伤早期胎元。

（4）月经期

血室正开，经血以排出为畅。如无明显不适，月经期可予以停药。若明显痛经或经血量多，则以痛经或妇科血证论治。此期若出现异于平常的阴道出血或腹痛，尤当注意早孕流产的可能性。

3. 用药规律

刘敏如教授认为肾藏精，精化气，精气即肾气，寓元阴元阳，是维持人体阴阳的本源，是女性生理活动的根本；强调女性不孕症的基本病机为肾虚，补肾应贯穿于不孕症的治疗始终，主张补肾气、营脑髓、资天癸、调冲任治疗不孕症。

①主张辨病与辨证相结合治疗不孕症。《诸病源候论》记载："夹疾无子。"指出不孕症常是许多妇科疾病导致的后遗症和结果。刘敏如教授临床治疗不孕症，常以西医方法协助，诊断出不孕的基本原因，确定根源在男方或在女方，了解其生殖功能指标，然后运用中医生殖理论进行辨病辨证治疗。对中医病机需特别着眼于肾气虚损、天癸失调，但也不可忽视邪犯所致。用药组方重视补肾填精，以平为期。

②以"肾气为根，保阴为本"为指导，采用气阴双补法、补肾培精法。刘敏如教授治疗不孕症处方中出现频次较高的药物主要为补益类，补益药物有北沙参、黄芪、枸杞子、菟丝子、山茱萸、当归、黄精、白芍等。

刘敏如教授强调不孕症病机根本在肾，并开展了一系列补肾中药对女性生殖轴调控的实验和临床研究，证实补肾中药可以有效调控女性生殖轴。在临床用药方面，刘敏如教授重视气阴双补，高频药物以补气类、养阴类为多。

刘敏如教授治疗不孕症的药物组合以山茱萸 - 枸杞子、菟丝子 - 枸杞子、北沙参 - 枸杞子、麦冬 - 北沙参、北沙参 - 五味子等多见，其核心药组具有补肾、益气、养阴的特点。选药性温而不燥，补而不峻。

③用药平和，重视气血流通。刘敏如教授治疗不孕症用药平和，多选用

温、微温、微寒之品，如山茱萸微温，北沙参微寒等，少用肉桂、附子等大辛大热或黄连等苦寒之品；强调"脾胃为后天之本"，食疗重于药疗，故所选药物大多药食同源，能较长时间服用，如西洋参、枸杞子、麦冬等；注重药物的选择和配伍，强调中药口味应调整至患者易于接受，才能坚持治疗。她指出气血贵在流通，在治疗不孕症的过程中，从肾虚的根本病机出发，以补益为主，佐以枳壳、柴胡等行气类药物，使其补而不滞，故高频药物中除了补益类药物就是行气类药物。

④喜用参类药物。在刘敏如教授治疗不孕症的组方中，参类药出现频次较多，如北沙参、花旗参、明党参等。她强调女子以阴为本、以血为用，血足则易于受孕养胎。《傅青主女科》记载："生气以助生血，则血生自然迅速。"一味补血易致凝滞不行，气生血，兼能行血，故临床用药配伍中常用参类以补气生血、滋阴养血。

刘敏如教授根据患者气阴不足症状的偏重，随证选用参类。如北沙参为伞形科植物，味甘、微苦，性微寒，归肺、胃经，较其他参类更长于入胃经，有益胃生津、养阴清肺的功效，用以滋补脾胃，补益气血生化之源；且北沙参价格低廉，口味甘甜，常用于食疗，易于患者长期坚持服用。花旗参为五加科植物，味甘、微苦，性凉，归肺、心、肾经，长于女子补气养阴。明党参为伞形科植物，味甘、微苦，性微寒，归肝、脾经，长于补气养阴兼清热。明党参以润肺化痰、养阴和胃解毒为功效，补益之力较花旗参弱。

⑤多用生脉散、五子衍宗丸为基础方加减治疗不孕症。刘敏如教授治疗不孕症多用麦冬、五味子、北沙参、山茱萸、菟丝子、枸杞子，分别为生脉散和五子衍宗丸的组方雏形。生脉散可益气生津、敛阴止汗，药味虽简，但补气养阴功效显著。因人参入口味苦，价格高昂，故她临床常以北沙参、花旗参等代替人参使用。现代临床研究也证实生脉散加味治疗排卵障碍以及无自觉症状不孕症颇有成效。五子衍宗丸原名"五子守仙方"，首见于道教《悬解录》，被称为"古今种子第一方"，补肾为主，气阴兼顾，补而不滞。植物种子为植物的精华，具有圆润灵动之性，取义以子补子。研究发现五子衍宗丸较左归丸、右归丸改善卵巢功能疗效更佳。二者的运用体现了刘敏如

教授治疗不孕症“肾气为根，保阴为本”的学术思想。

4. 加减

不孕不育症病因复杂，治疗又需辨证与辨病相参，病证结合，临床审清原因后对因立法。例如功能性无排卵以肾精不足为主；多囊卵巢性不孕以肾虚为本，兼有痰湿阻滞；子宫肌瘤或子宫内膜异位性不孕多气滞血瘀；输卵管不通性不孕以湿浊阻滞为主等。因此在治疗上，以补肾填精为主，兼理气活血，随证化裁，养血活血，或疏肝解郁，或清热利湿，或健脾益气等。正如《景岳全书·妇人规》所说：“种子之方本无定规，因人而药，各有所宜。”

对于兼夹脾虚或痰湿阻滞者，刘敏如喜用参苓白术散、温胆汤、三仁汤及豆蔻、淡竹叶、车前子、白茅根等；兼夹肝郁者，喜用四逆散、逍遥散及合欢皮等；兼夹湿热者，喜用知柏地黄汤、四妙丸、三仁汤等；兼夹血虚者，喜用四物汤及枸杞子、桑椹、大枣等。补肾方面，刘敏如除喜用左归丸，亦推崇用五子衍宗丸，取其补中有行之性，无补而留邪之嫌。按肾阴肾阳偏衰之别及月经周期所处之阶段，亦灵活选用二至丸、六味地黄丸、归肾丸、右归丸、寿胎丸等，选加淫羊藿、肉苁蓉、巴戟天、鹿角霜等。

（二）经水早断诸证（卵巢早衰）

经水早断即西医妇科学所称的卵巢早衰，在中医亦是妇科疑难病，以未及绝经期而出现卵巢功能低下导致月经不调、闭经、不孕等，甚至出现绝经期表现为特征。本病虽未被列为中医独立病种，但患者常求治于中医。中医临床则根据出现的症状和西医生殖内分泌诊断进行辨证论治而获得一定疗效。由于中西医理论体系不同，仅采用西医诊断、中医治疗似有说理不清之弊。因此，刘敏如教授认为，有必要将经水早断作为中医妇科疾病学的独立病种进行研究，与时俱进地补遗中医妇科病种，为中医临床、科研、教育提供参考。

1. 中医病名论证

《素问·上古天真论》首次记载了月经初潮及绝经的年龄；《素问·阴阳应象大论》提出早衰之龄以 40 岁为界；唐代王焘《外台秘要·卷三十四》说明了因产后出血而血脉虚竭、血脉不通，致天癸早耗，经水早断，闭经难复；《傅青主女科》首次提出“经水早断”之名，可视为与今所指卵巢早衰临床吻合。

根据中医生殖理论，刘敏如教授论证经水早断的年龄界限确定在 40 岁以前，与当今西医卵巢早衰的年龄界定一致。她明确提出经水早断是女子在 40 岁以前出现月经稀发不定甚至断绝，受孕困难或不孕，兼有经断前后诸证的临床表现。

2. 病因病机

经水早断诸证主要是先天因素导致肾气不足，肾水不济，精气不盛，冲任失充，天癸衰少失调；或后天多种致病因素，损耗肾气，多态变化以致天癸早耗，不能施化月经，导致“妇人年未至七七之期而经水早断”。肾气益弱，精血流通受碍，则肾气不开；肾水不足，不上济于心，则水火不能相济；肾虚不能温煦于脾，则脾失运化，湿阻清阳；肾精耗损，肝失滋养，肝气郁结；肾气失开则肺气失调。由此可见发生经水早断的病机复杂，肾施化受碍，故《辨证录》言经水早断，实关肾水不足、三经齐郁所致。

（1）病因

先天禀赋不足，肾精本亏；劳神过度，耗伤阴精；久病及肾，阴精难复；房劳产伤，肾精虚衰。或因六淫时毒内侵，如腮腺炎病史、结核病史、免疫性疾病病史；化疗、放疗，使用化学药物，长期服用抗风湿药物雷公藤等；过用促排卵药、服用避孕药、吸烟吸毒；环境污染；或妇科手术史、腹腔手术史等，伤肾而及天癸、冲任及胞宫，出现天癸早竭诸证。

（2）病机

主要是先天不足或后天损伤，导致天癸早竭。肾精亏虚日久，则精不化气，精亏气衰，精气两虚；肾气不足，可导致脾失健运，化生乏源，天癸匮乏；精不生血，则经血乏源；肝阴失养，则肝阴虚少，肝失疏泄，气滞血瘀，冲任不通；肾水不上济心火，心火不下温肾水，心肾不交；精亏阴虚，可虚火内生，又或虚火蒸液为痰，痰凝血瘀。

3. 辨病论治

参考西医卵巢早衰的研究和临床积累，卵巢功能衰竭的临床表现多样、病因复杂且呈进行性发展（包括隐匿期、生化异常期、临床异常期、卵巢衰竭 4 个阶段）。卵巢早衰的概念有一定局限性，难以体现疾病的进行性发展和多样性，仅代表卵巢功能衰竭的终末阶段。这一认识为研究经水早断诸证提供了借鉴。结合中医对经水早断病机的认识，在辨证上分为“肾气不足，天癸不裕”“肾气亏虚，天癸早耗”两种情况，最终均至天癸早竭，经水不复。

（1）肾气不足，天癸不裕（早发性卵巢功能不全）

临床表现：40 岁前出现月经稀发，间而停闭不复，或伴见绝经前后诸证，或有第二性征发育不全，脉沉弱，苔薄白。实验室检查符合早发性卵巢功能不全（POI）诊断。POI 是指女性在 40 岁以前，卵巢出现内分泌或生殖功能失全。在 1 ～ 2 个月内重复检测血清促卵泡素（FSH）、促黄体素（LH）及雌二醇（E_2），水平在绝经后范围内。

治法：补肾气，调气血。

处方：

①左归饮、右归饮（《景岳全书》）。

左归饮：熟地黄 9 ～ 15 克，山药 6 克，枸杞子 6 克，炙甘草 3 克，茯苓 6 克，山茱萸 3 ～ 6 克（胃酸者少用之）。

右归饮：熟地黄 6 ～ 9 克，炒山药 6 克，山茱萸 3 克，枸杞子 6 克，炙甘草 3 ～ 6 克，杜仲（姜制）6 克，肉桂 3 ～ 6 克，制附子 3 ～ 9 克。

②芪韭杞太极膏（刘敏如自拟方）。

（2）肾气亏虚，天癸早耗（卵巢早衰）

临床表现：月经停闭不复至，或有产创失血史、绝经前后诸证，情志不舒，或无明显症状，纵欲。脉弱，或舌淡多津、苔薄白，或舌红少津、苔薄黄或苔厚腻。实验室检查符合卵巢早衰（POF）诊断。卵巢早衰是一直被临床广泛使用的专业术语，指女性 40 岁之前出现闭经，伴有 FSH 水平升高（FSH > 40U/L）、雌激素水平降低等内分泌异常及绝经症状。

治法：补肾资癸，填精益髓。

处方：

①溢经汤（《辨证录》）：熟地黄 10 克，白术 10 克，山药 10 克，当归

10克，白芍10克，生酸枣仁6克，牡丹皮6克，沙参10克，柴胡6克，杜仲6克，人参6克。水煎，连服8剂补以通之，散以开之。

②资癸女贞丸合资癸元阳丹（刘敏如自拟方）。

4. 辨证论治

（1）肾阴虚、肝气郁证

临床表现：月经推迟、稀发、量少，甚或停闭数月；平时带下少，阴道干涩，性交疼痛，受孕困难，腰膝酸软，头晕耳鸣，失眠多梦，皮肤瘙痒或如虫爬，或烘热汗出，五心烦热，盗汗。舌红少苔，脉细数。

治法：滋肾清肝解郁。

处方：

①滋水清肝饮（高鼓峰方）：熟地黄10克，当归身10克，白芍10克，酸枣仁10克，山茱萸10克，茯苓10克，山药12克，柴胡6克，栀子10克，牡丹皮10克，泽泻6克。

②生脉五子复经汤（刘敏如自拟方）：枸杞子、菟丝子、覆盆子、五味子、车前子、川芎、当归、丹参、西洋参、麦冬、山茱萸、黄精。

（2）肾阳虚、脾不运证

临床表现：月经稀发，三五月一至或停闭，经量少质清稀，色暗。腰膝酸软，四肢不温，或畏寒浮肿，痰多舌白，倦怠气短，饮食欠佳，或大便稀，夜尿多，舌暗、苔薄白或白腻，脉沉。

治法：补肾温脾。

处方：

①右归饮合补中益气汤：黄芪15克，白术10克，陈皮6克，升麻6克，柴胡6克，人参6克，甘草3克，当归6克，熟地黄10克，山药（炒）10克，山茱萸10克，枸杞子10克，甘草（炙)3克，杜仲（姜制）10克，肉桂3克，制附子3克。

②滋肾育胎丸（罗元恺方）：菟丝子、砂仁、熟地黄、人参、桑寄生、阿胶（炒)、何首乌、艾叶、巴戟天、白术、党参、鹿角霜、枸杞子、续断、杜仲。

（3）肾水亏、心血不足证

临床表现：月经停闭数月乃至1年以上，阴中干涩，心悸、心累，腰痛，骨痛，眠差，胸闷，舌质淡、苔薄白，脉沉弱或迟或起伏不定。

治法：滋水益气养血。

处方：

①生脉散合补心丹：党参、麦冬、远志、生地黄、玄参、天冬、丹参、茯神、酸枣仁、五味子、柏子仁、桔梗、当归，以蜜为丸。

②续补汤：人参10克，当归10克，白芍10克，柴胡6克，麦冬12克，北五味6克，白术10克，巴戟天10克，炒酸枣仁10克，红花5克，牛膝6克，沙参10克。

③左归饮合五子衍宗丸（刘敏如习用方）：熟地黄10克，山药10克，炙甘草6克，茯苓10克，山茱萸10克，枸杞子10克，菟丝子（炒）10克，覆盆子10克，五味子（蒸）6克，车前子（盐炒）10克。

（4）肾精虚、髓海空虚证

临床表现：月经停闭数月乃至1年以上，经水量少黏稠，阴中干涩，头晕耳鸣，眼干，健忘或口渴，伸展不利，大便或干结，小便或黄，阴中或灼热，舌红、苔薄黄，脉细数。

治法：养精气补脑髓。

处方：

①花旗参10克，麦冬10克，枸杞子10克，五味子6克，黄精10克，山茱萸10克，肉苁蓉10克，当归6克，生地黄10克，槐花15克，核桃仁10克，黑芝麻6克，甘草3克。

②知柏地黄丸合五子衍宗丸（刘敏如习用方）：知母6克，熟地黄10克，黄柏10克，山茱萸（制）10克，山药10克，牡丹皮6克，茯苓10克，泽泻10克，枸杞子10克，菟丝子（炒）10克，覆盆子10克，五味子（蒸）10克，车前子（盐炒）10克。

5. 治疗心得

（1）问病史

末次月经，盆腔手术、放疗或化疗的病史，POI家族史，家族脆性X染色体综合征，自身免疫性疾病，肾上腺皮质功能不全，甲状腺功能减退等。

（2）检查

单纯的原发性 POI 患者没有体征。显著异常或严重 POI 患者可见雌激素缺乏引起的萎缩性阴道炎、卵巢萎缩，甚至无法触及卵巢；POI 患者经常间歇性地产生雌激素，因而可能没有表现出雌激素缺乏的体征，故宫颈黏液及盆腔检查的结果未必能排除 POI 的诊断；卵巢肿大提示可能患有淋巴细胞性卵巢炎或类固醇生成酶缺陷。

（3）检测项目

妊娠测试，如 β－人绒毛膜促性激素（β－HCG）；诊断 POI，1 ～ 2 个月内重复检测 FSH、LH 、E_2 水平；澄清病因，例如染色体核型、卵巢抗体等；筛查 POI 患者中高发的其他疾病，如促甲状腺激素（TSH）、抗甲状腺过氧化物酶抗体、血清肾上腺抗体及扫描骨密度（DEXA 测定法）。

（4）诊断本病隐匿状态的患者

本病有时与某些疾病同时出现，如家族遗传病（46，XY 性腺发育不全）、原始卵泡禀赋不足、小儿先天性卵巢发育不全（X 染色体短臂基因缺失）、卵泡加速闭锁、甲状腺疾病、肾上腺皮质功能不全（见直立性低血压、色素沉着斑、腋毛和阴毛稀少）、免疫性卵巢炎（有胀大的卵巢）、雌激素水平低下（可见萎缩性阴道炎、卵巢很小甚至无法触及）。

（5）鉴别诊断

停经患者当与妊娠及其他妇科类似症状疾病鉴别，不可轻易下经水早断（卵巢早衰）的诊断，可借助实验室检查。经水早断不属世医所谓的血枯经闭，乃是肾气本虚，与心、肝、脾之郁有关。一旦有郁，则肾之气郁而不宣，不能盈满、化经水外泄。治法必须散心、肝、脾之郁而大补其肾水，同时仍大补其心、肝、脾之气，则精溢而经水自通矣。

6. 病案举例

患者，女，38 岁。2016 年 3 月 1 日初诊。

主诉：未避孕 5 年余，月经周期时前时后停经 2 年余。

现病史：纳可，睡眠欠佳，梦多，无潮热，盗汗，大小便正常，口干口

克，枸杞子 15克，山茱萸 15克，肉苁蓉 15克，王不留行 15克，丹参 15克，白芍 15 克，罗汉果 1/4 个。7 剂，2 日 1 剂，早晚各 1 次，分 4 次服。

五诊（2016 年 7 月 25 日）：服药后 6 天月经来潮，本次月经 7 月 22 日，量中等，脉平。PMP 7 月 7 日，经期 7 天。

处方：北沙参 15 克，麦冬 10 克，黄芪 20 克，菟丝子 15 克，枸杞子 15 克，山茱萸 15 克，肉苁蓉 15 克，百合 15 克，淫羊藿 15 克，北五味子 6 克，丝瓜络 15 克，藿香 10 克。7 剂，每日 1 剂，分 3 次服，经净后始服。

六诊（2016 年 9 月 6 日）：LMP 7 月 22 日，PMP 7 月 7 日，经期 7 天，伴绞痛。

处方：当归 10 克，黄芪 20 克，淫羊藿 15 克，山茱萸 15 克，肉苁蓉 18 克，鹿角霜 15 克，紫河车 6 克，石斛 15 克，川芎 10 克，生地黄 10 克，白芍 15 克，柴胡 6 克。10 剂，每日 1 剂，分 3 次服。

七诊（2016 年 10 月 17 日）：情绪一般，纳可，睡眠欠佳，梦多，二便调，月经未潮 96 天，LMP 7 月 22 日，舌红少苔，脉滑数。

诊断：月经后期，月经量少，证属冲任不足。

处方：北沙参 20 克，黄芪 20 克，枸杞子 15 克，砂仁 6 克，百合 12 克，菟丝子 15 克，竹茹 12 克，枣皮 15 克，车前子 15 克，陈皮 6 克，淫羊藿 15 克，五味子 10 克，白芍 12 克，紫苏叶 10 克，覆盆子 12 克。7剂，2 日 1剂，分 2 次服。

嘱患者明日复查激素六项 +HCG。

八诊（2016 年 11 月 3 日）：月经未潮，停经 113 日，排除怀孕，情绪焦躁，手足心稍热，汗出，阴道分泌物少，口微干不苦，舌红少苔，脉滑数。

11 月 3 日性激素六项：LH 43.92IU/L, FSH 54.22U/L, E_2 155mg/mL, P 0.62ng/mL。

处方：黄芪 15 克，枸杞子 15 克，王不留行 15 克，菟丝子 15 克，车前子 15 克，川芎 6 克，当归 6 克，山茱萸 12 克，巴戟天 12 克，淫羊藿 12 克，三七粉 3 克，鹿角霜 10 克，黄精 10 克，石斛 15 克。7 剂，2 日 1 剂，每日 2 次，药渣煎水泡足。

九诊（2016 年 12 月 5 日）：黄体酮胶囊 10 毫克，每日 2 次。5 日后阴道出血，现为出血第 4 天，量中、色深红，无痛经，纳可，眠安，二便调，

苦，舌红、苔白，脉沉数。

个人史：G1P0，3 年前行人流 1 次。初潮 13 岁，经期 5 ~ 6 天，周期 20 ~ 25 天，末次月经（LMP）2016 年 2 月 3 日，上上次月经（PMP）2016 年 1 月 13 日，服雌二醇片后月经来潮。

检查：甲状腺功能正常。性激素六项：2015 年 3 月 26 日查 E_2 165mg/mL，FSH 39.4U/L，LH 22IU/L；2015 年 7 月 2 日查 E_2 605mg/mL，FSH 6.6U/L，LH 5.1IU/L；2015 年 7 月 4 日查 E_2 691mg/mL，LH 5.3IU/L 。输卵管未查。

诊断：续发不孕症，卵巢早衰（POF）。

处方：淫羊藿 12 克，枸杞子 12 克，当归 6 克，黄芩 12 克，肉苁蓉 10 克，杜仲 15 克，熟地黄 10 克，菟丝子 15 克，覆盆子 12 克，西洋参 6 克，麦冬 10 克，北五味子 6 克 。7 剂，2 日 1 剂，分 2 次服。

医嘱：①建议输卵管检查。②丈夫精液常规复查（禁欲 5 日）。③月经第 3 天复查 FSH 、LH 、E_2 、P。

二诊（2016 年 4 月 25 日）：4 月 18 日来月经。舌红、苔白，脉滑。

2016 年 4 月 20 日性激素六项：LH 24.11IU/L，FSH 15.8U/L，E_2 145mg/mL，P 0.63ng/mL。

处方：①经后期方：淫羊藿 12 克，山茱萸 12 克，黄芪 20 克，枸杞子 15 克，菟丝子 15 克，桑椹 15 克，白芍 15 克，当归 6 克，川芎 6 克，肉苁蓉 15 克，柴胡 6 克，炙甘草 6 克。7 剂，每日 1 剂，分 3 次服。②非经期方：定坤丹 3 克，每日 2 次。

三诊（2016 年 5 月 24 日）：月经周期恢复，自然来月经第 2 天伴痛经，色正常、量偏少，余无特殊，舌红、苔薄白，脉滑数。LMP 5 月 23 日，PMP 4 月 18 日。

处方：黄芪 20 克，枸杞子 15 克，淫羊藿 12 克，山茱萸 12 克，玉竹 12 克，菟丝子 15 克，枳壳 10 克，川牛膝 10 克，柏子仁 15 克，砂仁 6 克，艾叶 6 克，白芍 12 克。10 剂，每日 1 剂，分 3 次服，先服 2 剂，余药经净后服。

四诊（2016 年 6 月 29 日）：LMP 5 月 23 日，经期 8 天，量少，腹痛，因牙痛未服定坤丹，苔中部腻，脉沉。

处方：北沙参 20 克，麦冬 10 克，北五味子 6 克，玉竹 12 克，黄芪 15

潮热较前好转，舌红少苔，脉滑尺沉。

处方：北沙参 15 克，麦冬 10 克，北五味子 6 克，枸杞子 15 克，石斛 12 克，知母 6 克，鹿角霜 15 克，槐花 12 克，菟丝子 15 克，覆盆子 15 克，淫羊藿 15 克，怀山药 15 克 。10 剂，每日 1 剂，分 3 次服，药渣煎水泡足。

十诊（2017 年 2 月 7 日）：B 超示右侧卵巢 19mm × 9mm，左侧 19mm × 9mm，内见 1 ～ 2 个细小卵泡，未见较大卵泡。LMP 2017 年 1 月 10 日（7 日）。月经第 3 日雌激素检查：FSH 34.1IU/L，抗缪勒管激素（AMH）0.04ng/mL，LH 9.5IU/L，孕酮（PROG）0.3nmol/L，泌乳素 3.9μg/L，雄激素 34ng/dL，游离甲状腺素（FT_4）1.2pmol/L，甲状腺激素 0.35μIU/mL。月经第 8 天复查 FSH 72.4U/L，E_2 25pmol/L。

处方：山茱萸 10 克，巴戟天 10 克，淫羊藿 15 克，枸杞子 15 克，鸡血藤 20 克，黄芪 20 克，当归 6 克，川芎 6 克，王不留行 15 克，熟地黄 12 克，枳壳 12 克，牡丹皮 10 克，西洋参 10 克，紫河车 6 克（另包，后下）。每日 1 剂，分 3 次服，经期停服，每剂药渣再煎水，晚上睡前浴足。

建议平时服用维生素 E，以助孕酮的分泌。

十一诊（2017 年 3 月 24 日）：LMP 3 月 2 日，5 日净，量极少，PMP 1 月 10 日，7 日净，量多。

检查：3 月 4 日查 LH 8.67IU/L，FSH 10.2U/L，E_2 131mg/mL，PROG 5.64nmol/L。3 月 11 日查 E_2 146pmol/L，LH 37.2IU/L，FSH 7.4U/L 。3 月 12 日取卵 1 颗，并已成功受精保存待用，纳眠可，近 3 个月经前面生痤疮，二便调，舌淡红、苔薄白，左脉沉细、右略滑。要求在行试管婴儿技术前调理身体。

处方：淫羊藿 10 克，巴戟天 10 克，山茱萸 15 克，枸杞子 15 克，鸡血藤 15 克，黄芪 20 克，麦冬 15 克，石斛 15 克，熟地黄 12 克，当归 6 克，川芎 6 克，白芍 12 克，西洋参 6 克，北五味子 6 克，紫河车 6 克（另包，后下）。煎法、服法、用法同上。

随访告知怀孕。

按：本案表现为不孕，西医确诊为卵巢早衰，中医诊为不孕（经水早断），经西医内分泌治疗，月经偶来潮或闭经（监测排卵，未发现成熟卵），要求中医治疗。以"肾气为根，保阴为本"思想指导该患者治疗，经坚持中药复方论治1年余，共十一诊，监测发现优质卵子而行体外受精-胚胎移植（试管婴儿）成功。追踪随访小孩已5周岁，身体健康。

五、方药之长

（一）常用方剂

刘敏如教授常用方介绍如下：

补肾滋天癸：左归丸，右归丸，五子衍宗丸，归肾丸，寿胎丸。

补血：四物汤，当归补血汤。

补阴：二至丸，六味地黄丸。

健脾益气：四君子汤，参苓白术散。

气阴双补：生脉散。

活血化瘀：桃红四物汤，桂枝茯苓丸，生化汤。

疏肝理气：四逆散，逍遥散。

化痰除湿：二陈汤，三仁汤，温胆汤，藿香正气散，苍附导痰丸。

清热利湿：四妙散，甘露消毒丹，甘露饮。

清热解毒：五味消毒饮。

消食化脂：保和丸，防风通圣散。

临床上辨证施治，根据病因、病位、病机的不同，对方药灵活加减化裁，可以有很多组合。如五子衍宗丸合六味地黄丸、生脉二至六味丸、逍遥五子左归丸、四逆归肾丸、逍遥四妙散、生脉五子四物汤等。

刘敏如教授临床上最常用逍遥五子左归丸加减治疗妇科疾病，多能取得理想的疗效。

逍遥五子左归丸的功效为疏肝健脾补肾，对于月经先后无定期、月经量少、经行不畅、卵巢功能下降、绝经前后诸证、不明原因不孕、复发性流产、工作或求子压力大而焦虑紧张、“试管婴儿”周期前 3 个月调治，具备肝郁脾虚肾虚证者，均可加减使用。

【典型病案】

刘某，28 岁，2019 年 8 月 17 日初诊。

主诉：初潮后月经量少 12 年，发现幼稚子宫 8 年。2011 年因月经量少，在深圳市某医院行 B 超检查，提示幼稚子宫（双侧卵巢大小正常，子宫 4cm × 3cm × 2cm）。行人工周期治疗 1 个月，因为服药出现恶心、呕吐等胃肠道反应，无法耐受而停药。近年来间断服中药治疗。2019 年 6 月 3 日复查 B 超结论同前，妇科内分泌检查（D_3）无异常。月经 5 日 / 35 ～ 40 日，量少，色暗红，无血块。经前 3 日乳房胀痛，情绪波动，或烦躁，或低落哭泣。LMP 2019 年 8 月 11 日。平素焦虑，担心无法怀孕。胃纳一般，多食易腹胀、恶心，进食凉性食物易腹泻。入睡可，多梦，夜醒 1 ～ 2 次，半小时内可再入睡。晨起腰酸，口略干，无口苦。白带量偏少，无阴痒。舌淡红、苔薄白，脉弦细、尺脉沉。

辨证：脾肾不足，肝郁血虚。

治疗：予以疏导情绪，嘱患者放松情绪，有规律同房。逍遥五子衍宗丸加减。

3 次复诊后，情绪波动明显好转，胃纳可，无明显腹泻。

四至九诊予以逍遥五子左归丸加减，经期停服。

十诊（2019 年 10 月 11 日）：患者昨日查尿 HCG（+）。疲倦，腰酸，大便偏烂。舌淡红、苔薄白，脉略数、尺脉不沉。予四君子汤合寿胎丸加减。

2019 年 10 月 25 日 B 超见胎心。孕中后期因间发宫缩，间断服药，于 2020 年 5 月 21 日顺产单胎女，母女平安。

按：本案诊断为幼稚子宫，临床治疗难度大。患者因担心无法生育而焦虑紧张，影响临床疗效，每次诊疗都予以情绪安抚。患者体型瘦小，脾胃较虚弱，一至三诊予逍遥五子疏肝健脾，略加补肾，待脾胃功能恢复；四至九诊加强补肾的力量，予逍遥五子左归丸，渐达肝气疏、脾肾强、精血旺而胎成。

妇科病（尤其是不孕症、复发性流产）不可忽视精神因素导致的身心俱累。临床治疗中，医生应仔细询问病史，分析化验报告，给患者合理解释，舒缓精神压力，灵活辨证施治。正如《伤寒论》中所言："虽未能尽愈诸病，庶可以见病知源，若能寻余所集，思过半矣。"又言："观其脉证，知犯何逆，随证治之。"肝主疏泄，脾胃为气血生化之源，肾主生殖，肝、脾、肾功能协调，胎孕乃成。逍遥五子左归丸能疏肝健脾补肾，统治三脏，在临床中灵活运用，可以获得理想疗效。

（二）活用药物

刘敏如教授治疗重视补肾，同时注重气血双补、气血同调、气血贵在流通的思想。常用药对拆解介绍如下：

山茱萸＋淫羊藿：山茱萸滋肾阴，淫羊藿补肾阳，共同使用具有调整肾阴肾阳之功，有助排卵期之阴阳转化。刘敏如教授常言这组药对有促排卵的功效。

菟丝子＋枸杞子＋五味子：菟丝子、枸杞子补肾阳、益精血，五味子补肾固涩，皆为种子，取"以子补子"之义，治疗不孕症。

川牛膝＋桔梗：这是刘敏如教授治疗妇科、内科及其他科疾病喜用的经验药对。《本经逢原》记载："丹溪言牛膝能引诸药下行。"《本草求真》云："桔梗……可为诸药舟楫，载之上浮。"两药共同配用，一上一下，使气血通调达利。

枳壳＋益母草：枳壳行气，益母草活血，气血并调，有助气血的运行，常用于气滞血瘀证或癥瘕一类的疾病。

山茱萸＋麦冬＋熟地黄：滋肾阴。

牡丹皮＋黄柏：除肾热，治相火。

茯苓＋白术：健脾祛湿。

蒲公英＋马齿苋＋薏苡仁＋仙鹤草：马齿苋善解痈肿热毒；蒲公英清热

解毒，消肿散结；仙鹤草消痈散结，解毒补虚，消中寓补；薏苡仁利水渗湿，解毒散结。如此配伍，可使活血散结之功增强，同时兼顾脾胃，使祛邪而不伤正。

橘核＋荔枝核＋山楂＋枳壳：行气散结，常用治于癥瘕一类疾病。

六、读书之法

刘敏如教授认为读书可分为初读、深读、深研几个层次。

在诸多的中医启蒙书中，教科书是集大成的代表，可作为入门书籍之一。中医药领域拥有数以万计的医著传承至今，《黄帝内经》《伤寒杂病论》《神农本草经》《本草纲目》等经典著作为世界所瞩目，是学医必读之书。尤其是《黄帝内经》，虽托名黄帝所作，实际上是我国古代劳动人民长期与疾病作斗争的经验总结和智慧结晶。它不仅仅是医书，更是以医书为依托，以生命为中心，从宏观角度论述了天、地、人之间的相互关系，从医学、哲学、政治、天文等多方面描述宇宙奥秘、生命起源的百科全书。

在中医妇科方面，刘敏如教授作为承上启下的传承人，推荐初读《医宗金鉴·妇科心法要诀》与《傅青主女科》，深读《景岳全书·妇人规》，下功夫深研《金匮要略》妇人病三篇，即《妇人妊娠病脉证并治》《妇人产后病脉证并治》及《妇人杂病脉证并治》。《医宗金鉴》为清代皇家御制的医学教材，为医学界创立了规范的教科书，也是一部现代学习中医的重要读物。其中的《妇科心法要诀》，简明扼要，提纲挈领，朗朗上口，便于记诵，主要讨论了中医妇科四大证（胎、产、经、带），内容涉及疾病的病因、症状、诊断、治疗等方面。《傅青主女科》由清代傅山所撰，体现了中医妇科学的底蕴，论述了妇人经、带、胎、产诸疾，共计八十症，病立一案，案列一方。

诊断辨证以肺、脾、肾三脏立论，治则以培补气血、调理脾胃为主，为妇科病的辨证论治提供了新方向。其条分缕析，言简意赅，有独到的经验。《景岳全书·妇人规》为明代张景岳所著的妇产科专章，内含很多与中医妇科密切相关的中医理论。其提出“妇人之病，本与男子同，而妇人之情，则与男子异”“月经之本，所重在冲脉，所重在胃气，所重在心脾生化之源耳”，认为天癸是人体后天滋养而产生的阴液，为无形之水，妇科病证当首重调经等。《金匮要略》（亦称《金匮要略方论》）被誉为方书之祖、医方之经，为治疗杂病的典范。各代医家对《金匮要略》的整理阐释是对原文的再创造与发展，形成了疾病学雏形，其中妇人病三篇所述的理论和方药，可以说是中医妇科疾病学的鼻祖，其分经、辨证（具有鉴别诊断意义）及方药均具有临床真实性、实用性，是后世治疗和研究妇科临床疾病的准绳。

刘敏如教授总结出学习经典的心得：学习经典必须通读原文，注意与其他经典（如《黄帝内经》《伤寒论》等）的联系，学会对经典条文进行归纳分析，时常重温才能感受到经典的“经典性”。

刘敏如教授经常说：“思维传承是高层次的传承。”思维传承是她的特色。比如刘敏如教授在研读《金匮要略》妇人病三篇时，追溯该书与《伤寒论》的渊源，认为二书内容彼此独立，又有密切联系。《金匮要略》以脏腑经络学说为基础，《伤寒论》以六经病学说为理论框架。再如刘敏如教授发展了中医的生殖轴学说，提出“肾气为根，保阴为本”的学术观、“形与神俱而为，以应天地的生命活态表达”的健康观等。这些成就都来源于《黄帝内经》，反映出刘敏如教授对经典融会贯通的修为。学习中医经典著作应吸收经典思想并运用于临床，而不应死记硬背。

对于读书，她建议最好以需求为导向进行学习。除专门研究某本、某类书籍外，最好重视经典，博览百家，擅于取舍，这样才能“由博返约，自出心裁手眼，吸取精华而用之”。对于前人的学术观点，需要具体情况具体分析，不可拘泥于古，要学其所长，避其所短。除了接受书籍经验外，还要在实际用药中进行创造，真正服务于临床。她的治学态度是“要有通功，才有专功”。

她认为作为中医人，应具备的知识结构是先做“通才”，才有“专才”，即重视基础，先有宽厚的理论基础和通科临床实践，才能谈得上专科攻尖，也就是金字塔“底”与“尖”的关系。

七、 大医之情

（一）以情历世

刘敏如教授经常对家人和弟子们说：医生是个特殊职业，是良心职业；做事先做人。人生两个字，“情”与“悟”，没有情就融不入社会，没有悟就开不了智。爱国情、事业情、亲友情、尊师情、师生情、忘年情、同窗情，还有医患情，贯穿她的一生。刘敏如教授以情动人、以情感人、以情诲人、以情施术、以情齐家、以情历世，正是这些数不尽、道不完的情，让我们见证并感受到她真善美的心灵。

1.爱国情

刘敏如教授爱国情深，感染着周围人和后代。无论身在何处，她永远抱有一颗爱国心，从不崇洋媚外。每当在中医药国际会议上发言时，她总是积极争取中医的话语权。她说：“爱国是做人的前提，爱我中华心，兴我国医。”

2.事业情

这是刘敏如教授 70 余年来对医教事业灌注的情怀。她一生以创新中医学为己任，奋斗不息，体现了她一生承、传、扬学术思想的溯源立新。特别突出的是她年轻时期即在中医妇科临床上耕耘不辍，在教学、科研的同时带学生，入田间、到工厂，为工农阶级群众服务。如今，92 岁的她依旧带着弟子们深入基层，进行临床服务，会诊妇科疑难杂症。

3.亲友情

这是刘敏如教授事业与生活最大的支柱。冯光宇先生（刘敏如教授的丈夫）1958 年写给刘敏如教授一段深情的诗："我知道，我留在你的心上，一如你在我的心中，过去和现在，我们，我和你一样，一直是个不能分离的生命，无论顺境或者挫折，都不会改变，从生命的开始，直到它逐渐凋零，任死亡或早或晚，这最早的情谊将把我们系到最后一天！"这是刘敏如教授家庭的感情支柱。刘敏如教授说："我和他吵吵嚷嚷 60 年，苦苦乐乐一辈子。"他们有一双儿女，她对儿女、孙辈爱之濡，培之严，在她预设与丈夫合穴的墓碑上刻有："寄语家人：人生之重，悟、格、为。悟开智，格有则，为在行。开悟，遵格，善为，行之指南也，做人之要也。"这反映了她对后人的要求。她的儿孙已成长为优秀之才。不仅如此，刘敏如教授对亲朋好友无私帮助，对晚辈们也是关爱有加。

4.尊师情

刘敏如教授的尊师之情，值得我们众多学生学习。她对中医妇科专家卓雨农、唐伯渊、王渭川、曾敬光等先师全心聆听教诲，守候临终；对李斯炽、吴棹仙、凌一揆、邓绍先、陈达夫、胡伯安、冉品珍等老师传授的中医精华学习运用至今；或是校外前辈廖蓂阶、黄绍芝、韩百灵、哈荔田、罗元恺、蔡小荪、邓铁涛、颜德馨、路志正、朱南孙等名中医，以及乐以成、张光圩等西医妇产科教授，均十分爱戴敬重，并向他们虚心学习。诸位先师在世时，她恪尽弟子、后学之礼，凡有师长驾鹤西游，她都尽可能亲临灵堂或追悼会致哀，重情感人。她曾说："我在 91 岁的今天，记下直接教过我的这些专业老师的名字，是为了永远怀念恩师之情。"

5.师生情

刘敏如教授的学生称誉她是"教学上的严师，生活中的慈母"，她在学校以严与宽著名。有一次她为外国学生授课，有人将两脚翘在课桌上，她马上严肃地说："我们中国尊师重道，把你的脚放下去！"发现教室不整洁时，她会说："十分钟内做好清洁，我再回来上课。"她常常不定期地召集学子们到家中去谈天说地，有针对性地就学术或研究等内容提出问题，让学生们回答。有时问题层次深，学生们来不及充分思考，回答欠佳，她就会严肃地当面指导，显得现场有些难堪，但学生们事后回味，往往发现就是这些看起来不经意的谈话，解答了学科发展方向的某些前瞻性问题，发现了学术理论中的某些缺如，开拓了临床诊疗中的新思路。

对于研究生，刘敏如教授不仅经常关心他们的生活起居、清洁卫生，甚至他们的恋爱、结婚、生育，以及子女的户口入籍、上幼儿园、进小学等问题均深切关心和尽力帮助。她会帮助有困难的研究生买假期回家的火车票。她的子女说："妈妈更关心她的学生。"刘敏如总是幽默地回答："谁叫你不学医，不是我的同行！"研究生们都记得，每逢教学或科研实验耽误了吃饭时间，她都会叫上学生去她家，无论早晚，不管是面条、饺子、抄手（馄饨）、米饭，有什么吃什么。大家围成一桌，或坐或站，有说有笑。看到学生们无拘无束，吃得开心，笑得欢畅，她也惬意地微笑。就这样，他们在教学和生活交流中建立了深厚的师生之情。有几位如今已逾八旬的学生，还经常回忆起当年年轻的刘敏如老师的宽严态度和师生融洽之情。他们说："刘老是我们的恩师，亦师、亦母、亦友，情深难忘。"刘敏如教授说："中医发展希望寄托在他们身上，我和他们教学相长，传承互进。他们是我的忘年交朋友。"

6.同窗情

刘敏如教授特别重视她从小到大的同窗。"一朝同窗缘，一世同学谊"，对于同窗好友，她做到了有难就帮。特别是上了年纪后，她与周围众多从小学到大学的同窗好友经常互助关心，但凡得知友人弥留，她必去探望，如遇病故都要亲自写挽联或悼词。如邓明仲（大学同窗）病逝，刘敏如十分悲痛，写下"堂堂男儿病无情，一生清骨留后人"的挽词，遥寄哀悼之情。唐德言（大学同窗）中年患病，在住院期间刘敏如经常到医院看望他。每逢同学聚会，无论她身处何地，总是推开一切活动，参加聚会。她的中学同学写给她 80 岁生日祝词："80 年，人生路，你一路开跑不停步。60 年，医学路，你洒下了多少汗水，饱尝了多少酸、甜、苦、辣和眼泪。光荣而艰辛的历程锤炼了你、造就了你，让你能始终发散正能量，实现了你人生的价值。我们是同龄人，我们还记你儿时的情景：调皮逗人，活泼甜美，豪爽大方，热情善良，上进自尊。长大了，你成为一位拥有仁爱、仁术、仁德、仁心的好医生；你的品德魅力是我们友谊长青的基石。老了，你有颗不老的心，还在继续跑步，向医学高难度攀登。让我们共渡耄龄，同祝自己：永葆童心，大爱永恒。”如今这些好友多已辞世，但真切之情仍鼓舞着 92 岁的刘敏如为健康传业。

7.医患情

这是刘敏如教授治疗疾患中最重视的感情。她行医 70 余年，在理论与实践结合的引导下，积累了丰富的临床经验。她把自己的医学智慧、学识和大半生精力奉献给了事业和患者。临证诊病，四诊合参而首重问诊。她总是耐心倾听患者叙述病情，不轻易打断，但也不时予以有针对性的提问。对疑难病证，她常常从患者口述内容中仔细寻觅有价值的资料，作为辨证求因的依据。有的病例，她又将中医学传统四诊与现代检查诊断相结合，将中医学的病因病机与西医学的生理病理观相结合，进行分析、求因论治。临床立法严谨，立方继承古方、重视验方，用药既强调中医传统理法方药的一致性，也不时参照中药药理研究加减，临床疗效良好。

对待患者，刘敏如教授总是着眼于疑难病患者和经济困难患者的救治与帮助，她总是尽心救治和设法解决困难。不少事实不胜枚举，所以她的医患关系很好。

（二）文化修养

刘敏如教授在专业学习之余的兴趣多样。她修读文史、弹琴唱歌、下棋绘画，更是写得一手漂亮的书法。但是她说：“都是表皮，算不了修养。”她总是散发出青春的朝气。一位熟悉她的国医大师、院士在视频中祝贺她 90 岁诞辰时说道：“我们的刘老师要精气神有精气神，要风采有风采，要活力有活力，要魅力有魅力。可以说她这几十年来唱的是一支青春之歌……刘老师在我们行业内有很多的浓墨重彩。她不仅是国医大师，更是巾帼英模……她在中医妇科方面的贡献尤其多，主编过多部《中医妇科学》，影响深远，科研硕果累累，不仅在国内有诸多影响，为香港培养中医人才，还到过许多国家讲学。这些都表现了她无论是在学识成就，还是在中医药方面都有诸多贡献……她获得了中医药的全国基础人才奖。我和刘老师经常一起开会，感受到她思维活跃，站位很高。每每说到中医药如何发展，她就慷慨激昂，给我们很多的感动。我们借这个机会，祝刘老师永远年轻，给我们中医药继续做出贡献。”90岁的刘敏如教授笑着说：“过奖了！差远矣！但能得到诸方鞭策，追求美丽人生亦是幸事！”

刘敏如教授体会到，中医药具有浓郁的传统文化特色，是中华儿女在同疾病作斗争的过程中积累的经验总结，在世界医学发展的道路上起了不可估量的作用。两千多年来，中医药在不断的发展和提高中，形成了独特的理论体系和诊治方法。她深刻感受到中医文化是中国传统文化的精髓，是中国传统医学的根基，也是中医药走向世界的本钱。因此她时时告诫弟子们，务必了解什么是“文化”，为什么称“中医文化”，“中医文化”的内涵是什么，以及这些为什么是中医药学术讨论与研究的前提。中医工作者要把“传承精华，守正创新”作为发展中医的守则。

对于“文化”二字，历来有各种精辟的理解。《辞海》指出：“人类社会的生存方式以及建立在此基础上的价值体系，是人类在历史发展过程中所创造的物质财富和精神财富的总和。”的确，世界文化内容深广，不是简单的文字可以概括出来的。刘敏如教授在《辞海》注解的基础上理解：“文化”是人类生存进化所必需，是在社会历史长河中不断造就的一种行为表达形式。至今，我国优秀的传统文化是我国文化的主体，它是中华民族对生命、宇宙现象、社会进步、天文地理、政治经济等无所不包含的历史发展的表达。人类创造文化，文化记录传承认知，促进思维，观察事物，提高创造性解决问题的能力。所以文化是人类生存发展的必然产物，文化作用的本质是传承创新，文化的发展促进了各种事物的发展，提高了人类生存的质量，促进了人类社会的发展。各种事物都要依赖于文化传递、交流、发展，所以文化是人类生存依赖的根本，是一个国家发展的灵魂。

人类生存的本质是生命，生命体现在健康上。疾病损及健康、威胁生命，因而出现救治知识。随着社会文化的进步，逐渐形成了医疗行为，随文化发展而产生医学。中医即是我国原始的医疗行为中依托中华文化发展起来的、一门独具中华文化特色的医学，所以中医文化就是研究中医药学术的根，也是最本质的探讨。

近几年，社会上经常提及中医文化。什么是中医文化?

关于“中医”的称谓，要从1840年鸦片战争说起。西方文化进入中国，也带来了西方医学。为了区别于我国固有的医学，从此称西方医学为“西医”，称我国固有的医学为“中医”。

那么，什么是“中医文化”？简单地说，就是促进中医学、中药学传承创新的文化。中医师、中药师的行为文化，是在中华文化孕育下建构的一种原创的、独特的、具有系统理论和临床特色而发展的一门医学。中医文化本身不是文学文化，也不是哲学文化，但文化构建又是以文学和哲学为基础。要用这种辩证关系认识中医文化。文化起源于人类的思维，为什么人类才能产生文化？因为人的思维是高级的活态思维。即便智能机器人可以拥有大量的数据，拥有比人脑容纳更大量信息的智库，但它不具活态，所以它也比不上人类的智慧。所以，中医文化是建立在中华文化基础上的一种医学文化。为此，刘敏如教授深有体会：“中医文化是人类思维的优质产物，我承传中医思维并为之守正创新。”鉴于此，她与弟子们的交流不局限于一方一药，而是中医理念的传承。

中医文化形成的中医学具有它独特的理论体系及医疗实践作用，其主要思维方式包括整体宏观、天人合一，主要特点包括审证求因、辨证论治。中医学的基础理论是阴阳学说、五行学说、精气学说、运气学说，以及藏象、经络、气血津液、病因病机、辨治学说等内容。它的认识论“有诸内必形诸外”；诊断方法有望闻问切四诊、八纲辨证；治疗方法有内治、外治等，包括中药、方剂、针灸、推拿、按摩、气功，以及民间的单方、验方和各种简易疗法。

在中医药文化背景下，中西医应共同发展，不要耗在无谓的争端上，在发展变化中以开放的心态不断去接纳新事物与新知识，让传统中医与现代科学成为共同体。中医药经历了千年辉煌，百年沧桑，70余年的崛起发展之路，近年来也在“西方科技霸权”的影响下，经历了各种干扰，在中医政策的保护下而得到发展，并纳入了国策，成为我国主流医学之一。中西医并重，共同发展，肩负着我国 14 亿人口的健康事业。没有哪一个国家具有这样两种主流医学的服务特色，也可以说这是世界上独树一帜的医疗卫生服务模式。这是我们走向国际的资本，应予大力彰显。

同时，随着现代科学技术的发展，生物、化学、分析等领域的新技术、新手段层出不穷，这也为中医药的发展插上了新的翅膀。刘敏如教授经常说："我要尽力把我的教训、经验传授给弟子，为中医药发展服务，为健康中国服务。在临床上每开出一个重病方，就拿到大数据库中筛选一次，看看我的理法方药和大数据的符合率有多少，用筛选出来的方子在基因靶点上打靶，看在基因学方面可以打中哪些内容，再评价效果。我发现这个方法比较适合中医研究。我们要把中医药服务女性大健康的体系完善起来，促进健康中国早日实现。"

八、 养生之智

刘敏如教授几十年孜孜不倦的耕耘、求索，形成了"形与神俱而为，以应天地的生命活态表达"的健康观。这高度浓缩了她对健康的理解、对治病的追求和对患者的责任感，继而影响和奠定了她的人生观、世界观和职业观等。

刘敏如教授的健康观中，"形"是指人体外在的形态。《素问·宝命全形论》云："人生有形，不离阴阳。"《素问·生气通天论》云："阴平阳秘，精神乃治。""神"是指人体内在生理活动形于外的精、气、神的活态表达。"为"是指人的作为、行为、行动，以及适应自然环境、社会交往的能力。生命的全息加生命的活态便是生命的健康。

为什么要"以应天地"？《灵枢·岁露》云："人与天地相参也，与日月相应也。”“以应天地”，强调我们生活在一定的环境中，要根据自然环境的变化而改变，针对不同体质、不同气候和不同地域，运用不同的方法主动适应自然界的环境和变化，顺应自然、适应自然，这是天人合一观的重要部分之一，是健康的重要原则。现在常说的大健康指个人生理、心理、社会、环境相和谐的状态，被称为“四要素健康”。而中医对健康状态的解读包括：①形体健康。《素问·宝命全形论》记载：“人生有形，不离阴阳。”阴阳平衡和谐，形则健康。②心理健康。这是一种比形体健康更高层次的健康要求，属中医“神”的范畴。③社会适应性健康。这是人体健康的高级状态，是中医整体观念的体现。④道德健康。这属于健康的高层次范畴，《备急千金要方·养性序》中提到，道德可使百病不生，道德健康胜过服用药饵。品德高尚的人能遵守社会道德准则，正直仁义。如此，则可健康。

刘敏如教授虽已鲐背之年，却依然体态挺拔、精神矍铄。刘敏如教授把自己对生活的态度，总结为 3 个“自”，即自在、自律和自为。自在，即在生活中做到心态宽松，减少心理负担，兴趣多样，随性自在。自律，即生活上求自在，行为上却要自律。不是任性行为，要有底线，把握好自在和自律之间的尺度。自为，即自己要有所作为，和谐人际，有助他人。三者协调则是养生秘诀。

作为地道的成都人，刘敏如教授有着典型“川妹子”的豪爽之气。在生活起居方面，该睡，她就不拘泥于睡觉的时间、地点，到了九旬高龄依然是说睡觉就睡觉，说熬夜就熬夜。如果困了，就会马上放下自己的工作去睡觉；如果有工作必须加班，她甚至可以彻夜工作。她乘坐任何交通工具都能做到随时入睡，以养精蓄锐；当医生值夜班时，被喊醒立刻起床，事过倒头便入眠。在饮食方面，她可谓“百无禁忌”，并不像大家想的老年人就必须少盐少肉，她是想吃什么就吃什么，但不过量；保证基本营养摄入，每天吃鸡蛋、喝牛奶，保证身体蛋白质的摄入，而晚餐会多吃蔬菜水果，帮助消化；她平时也注意补充膳食纤维和维生素；不喜欢的食物，只要身体需要就不挑食，但也不会过食。

刘敏如教授认为，养生是综合的、动态的、自在的、宽松的、发展的，是在自觉或不自觉中形成的，没有什么固定的、硬套的养生方法。每个人的情况不一样，要因人而异、因地制宜，找到适合自己的养生方法。

九、 传道之术

（一）人才培养方法

刘敏如教授在中医妇科教学方面颇具匠心，她参与历次中医高等院校教材建设，先后授业于成都中医药大学（原成都中医学院）本科班、大专班、成人教育班，以及全国中医妇科高师班、进修班、海外学习班，培养硕士研究生、博士研究生等不同层次的教学对象。她能因地制宜，因材施教，致力于提高学生独立思考、分析、解决实际问题的能力。她严谨灵活的教学方法深受学生欢迎，曾荣获教育部颁发的“巾帼建功奖”。她在全国中医妇科师资班的教学中，提出“师资班双线教学法”，在中医教学界颇有影响。在她的带领下，成都中医药大学中医妇科学科被评为国家级重点学科，是教育部授予的首批中医妇科博士点之一，刘敏如教授也被评为中医妇科首批博士生导师。她培育硕、博研究生重质不求量。成都中医药大学与香港东华三院于2020年联合开办特色中医妇科人才培养班——“刘敏如班”，强化中医经典教育，鼓励学员参加中医经典等级三、四、六级考试，国家级中医经典类比赛等，并为通过的同学提供奖励，以激发学生主动学习中医经典的积极性，养成诵习中医经典的习惯。同时，“刘敏如班”注重学生学术意识、创新思维和创新能力的培养，营造浓厚的科研及实践氛围，配备妇科优秀师资，鼓励及指导学生发表人类生殖疾病方面的专业性学术论文、申请人类生殖疾病方面的研究课题等，并对学生的科研学术成果进行奖励。被评为国医大师后，刘敏如教授担负传承使命，改革传授模式，积极支持刘敏如女科医系研究院

（深圳）、北京刘敏如中医女科研究所等的创建工作。她说："这是整合传承的新形式。"旨在进行女科医系教育文化、临床实践、新药开发等研究。以"直线式"（中医妇科临床思维与实践课程传承）与"方圆式"（周边辅助学科支撑）、近距离和远程辅导相结合的方式，在学术、临床、实践、做人等方面传思维、传理念，要求传活、传实、传精，为大家开悟、传道。她经常谦虚地说这是教学相长。对于培养传承弟子，她考核严格，传承内容宽深精实。她对招收传承弟子很严格：①单位推荐，经主管部门培养计划输送者；原培养已毕业的硕、博研究生愿再为弟子者。②经师父考核。③有淘汰制和延迟毕业制。④毕业时限 4 ～ 8 年。教学方式以在原职岗位学习为主，包括线上、线下授课，结合教材自学，定期参与临床，由成都中医药大学国医大师传承工作室与公证处发放入学通知和毕业证。拜师弟子不收取任何费用。拜师仪式上，弟子们需朗读大医精诚医训，而她自费赠送传承戒指，并告诫大家要"戒谀，戒伪，戒妄"，不忘初心。

（二）人才培养成果

她培养的硕、博研究生和 75 名传承弟子多已是岗位上的骨干力量，多服务在临床第一线，成绩斐然！其中，包括国家中医药管理局重点学科学术带头人 5 名，中华中医药学会妇科分会主任委员 1 名，副主任委员及常委数名，岐黄学者 3 名，获全国名中医称号者 5 名。

刘敏如教授 2002 年受聘前往香港东华三院、香港大学临床教研中心，任顾问中医师 13 年，在香港起到了传播中医的作用。香港中医界至今与之来往密切。为此，刘敏如教授成立了"刘敏如国医大师工作室"，与成都中医药大学共同举办"刘敏如班"，至今已 4 期，在成都中医药大学九年制学生中进行选拔，每期 20 人，教学工作情况良好。对于"刘敏如班"，刘敏如教授从班级的策划到学生的遴选，再到学生的教学计划制定及传道授业，无一不亲力亲为。截至目前，"刘敏如班"共计招生 4 届，成员 80 名。该班将院校教育与师承教育结合，是做好活态传承的一个重要举措，能够加强内地与香港中医药人才的交流。

刘敏如教授一辈子教书育人，桃李天下，现传承人和已拜师弟子 123 人，学生、弟子遍布美国、加拿大、意大利、澳大利亚等国家，以及我国香港、澳门、北京、山东、河北、广东、陕西、江苏、浙江、福建、贵州、四川等地，在中医妇科科研、教学、临床、中医药开发与研究、中医文献整理与挖掘、中医药与基因结合研究、中医药服务女性大健康等领域各有建树。做到了真正的传承精华，守正创新，造福社会。

（内容摘自《国医大师传承录》第二辑 353—381 页）

刘敏如学术传承谱

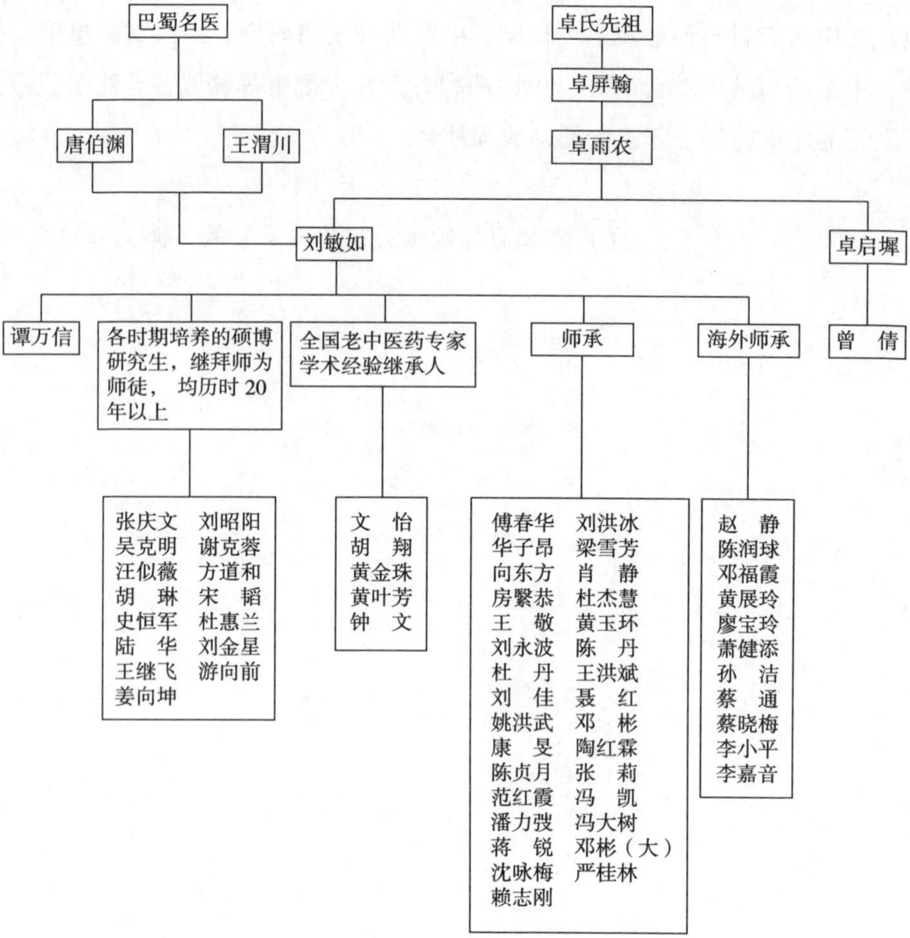

注：
一、刘敏如传承弟子来源有三方面：
1. 从 1984 年起硕博点培养又从师者；
2. 刘敏如获国医大师后公立单位推荐招收的、具有博导资历的传承人；
3. 国家中医药管理部门分配的继承人。
二、每位弟子经 4 ～ 8 年间断临床跟师和学术培养及大师考核，由成都中医药大学刘敏如国医大师工作室考核发出师证，并经国家公证处公证为传承人，其传承人均有任务。
三、现已出师传承人 75 名，尚有 48 名学生继续跟师。

（张庆文、胡翔整理，王爽编辑）

序

李克光

倏忽间，吾与刘敏如同志相识六十余载，对其耿介直爽之性、钻研开拓之功颇为赞赏。早年，吾奉调任教成都中医学院时，她刚毕业留校不久，尚在历练之中。因其勤勉好学善于思考，性格率直敢于发问，在卓雨农、王渭川、唐伯渊等女科名家的潜移默化及悉心指导下，教研水平提升甚速，堪称日新月异，渐形成自己的医教研特色，为其日后的成就奠定坚实基础。尤可贵者，她在管理方面也展现出颇强能力，给我留下了深刻印象。故而在二十世纪八十年代，四川省中医药管理局筹建之际，吾力荐她任副局长，她欣然应允。在其任上，为四川省中医药发展做出很大贡献，值得肯定。

“万事云烟忽过，百年蒲柳先衰”。遥记十年前，吾曾与她在围棋协会一晤，相谈甚欢。耄耋相聚，畅论养生延命之术，兴之所至，我将老年养生愚得“静宁观世态，淡泊养身心”书赠与她，“以介眉寿”。《礼记》言：“七十不与宾客之事。”如今吾已过百岁，日常深居简出，闭门谢客。但吾尚关注着她的信息，据悉她一直在全国各地为中医女科的传承和发展而奔走，做了很多实事，吾为之欣慰。

前些时，门徒马烈光专程诣吾寒舍，带来刘敏如同志的托付和资料，言其将再创新作《刘敏如女科承传医文集选》。吾闻之不胜感慨。

“莫为之前，虽美而不彰”。中医发展莫不赖传承，传承乃中医受术之基。吾之术，即源自家传及董师等前辈；刘敏如之术，源自建校时各位女科前辈大家。薪火相传，遂得永续不绝。中医之传承，在文，在悟。一部《黄帝内经》，研读者不同，所得亦不同，遂能分出伤寒、温病及其他学派。故中医传承亦重“文以载道”，集文以示前人论述之原貌，可供后人各自体悟，各有发挥，多路突破，齐头并进。因此，刘敏如新作，以集选形式成书，契合中医传承特色，嘉惠后学，其功匪浅，洵乃中医女科传承之宝也。

大作付梓之际，不揣鄙陋，爰志数语以贺之，并寄传承之望！

李克光

甲辰季秋

序 诸国本

医学女科的重要性，首先应该从人类学的角度去考察和认识。

38亿年前，地球上出现了单细胞生命体。经过漫长的演变过程，生物从氤氲中消长，人类从进化中成形，终于走在生命世界的顶端，以男女形态和交媾方式繁衍成长。中医学的天人合一观念，重视人与自然的相应联系，在医学女科中体现得尤为明显，对医学女科的发展具有根本性的指导意义。

从人类学的角度认识人体，中医女科是生命科学的源泉。一切对女性的探索、保护和合理调摄，促进了人类的繁荣与进步。然而长期以来，某些传统观念对女性社会地位及身心健康的束缚，对女性在恋爱、婚姻、生育、养老及家庭生活等方面的种种干扰，都造成严重不良后果，至今留有余痕。女性问题是一个国家和民族发展的根本问题，研究、关注和维护女性的生存健康是对人类文明进步的不可或缺的贡献。

早在殷商的甲骨文中，就有“育疾”（即妇女生育疾病）的记载。《史记·扁鹊仓公列传》讲述了战国时期名医扁鹊和仓公的故事：“扁鹊名闻天下，过邯郸，闻贵妇人，即为带下医；过雒阳，闻周人爱老人，即为耳目痹医；来入咸阳，闻秦人爱小儿，即为小儿医；随俗为变。”这不仅说明扁鹊的医术高明而且全面，也反映了当时的医学已有基本的分科。扁鹊对妇科、老年科、五官科、小儿科的疾病都能随时出诊，应对自如，以至誉满天下，载于史册。

之后，从长沙马王堆汉墓出土的《胎产书》，到唐代孙思邈《备急千金要方》的“妇人方”，宋代陈自明的《妇人大全良方》，明代王肯堂的《女科证治准绳》，明末清初的《傅青主女科》等，仅仅是女科一类，其古籍浩如烟海。这些古籍为中医女科奠定了基础。

近几十年来，随着社会发展和医学实践的积累，中医女科迎来了新的发展机遇，也取得了历史性的发展成就。其中，《刘敏如女科承传医文集选》系列的出版，站在人类进化的历史高度，以社会进步的宽阔视野审视女性大健康问题，为继承发展中医学提供了具有时代特点的学术思想和实践经验，是中医学基础理论守正创新、中医女科临床汇通求变的具有代表性的标志之一。

刘敏如今年已届 91 岁高龄。年轻时受教于成都中医药大学，受卓雨农、唐博渊、王渭川、黄绍芝等老一辈中医专家的亲自教诲和临床指导。在以后 70 余年的中医医业生涯中，深刻感受到中医文化是人类智慧的优质产物。中医学是我国的原创医学，为人类健康做出了不可磨灭的贡献。秉承扎实的中医基本功，在中医全科基础上，她专攻中医妇科学。她紧跟中西医学的前沿知识，以衷中参西思想为核心，在学术思维、学术内涵、学研方法上取得不少具有特色的创新成果。

中医的医学文献，存量巨大，汗牛充栋。但精华极多，糟粕也不少。既有不少遗漏，也有良莠不分，或错引错解。今天全面继承古训，首先要做一番系统整理工作。于是她在文献学研究的基础上，从整理女科文献开始，与助手黄玉环历经 8 年时间，编著完成《女科医典传承新编》一书。在编著时，刘敏如接受历史教训，实事求是，谨慎从事，克服“医籍鉴别难度大，创新评估标准少”等困难，不雷同于既往的医籍文献整理，体现了以“承”为先，承传统、溯源流、启发展的精神，达到回溯源头、去伪存真、去粗存精、正本澄源、发展创新的目的。

近两百年来，西学东渐。中医学与西医学互相碰撞，团结合作，各展所长。中医发皇古义，融汇新知，不少临床思维和学术观念需要深入讨论，取得共识，升华为理论，进入医学教育。刘敏如系统地梳理了她的学术观和健康观，认为“形与神俱以应天地是生命活态的基本表达”。在前人研究的基础上，提出“脑－肾－天癸－冲任－胞宫”女性生殖轴调控理论；“以肾为根，保阴为本”“以血为证”。她鉴于中医妇科疾病学发展滞后，提出盆腔疼痛证、盆腔瘀血证、女阴白色病变证等中医妇科新病种；对西医发现而中医尚未论及的新病种，主张做相应探讨，如西医妇科的“卵巢早衰”，她首先论证属中医妇科的“经水早断”；西医妇科的“多囊卵巢综合征”，她论证取名为“胞中脂膜壅塞诸证”，等等。她特著《中医妇科病种补遗研究》，从中医基本理论层面发展中医妇科疾病学。她的老师卓雨农主编的《中医妇科治疗学》，是刘敏如一生的专业指南。她专门撰写《卓雨农中医妇科治疗学方剂解读研新》一文，做了别开生面的创新解读。她的弟子整理她平生数万例医案，编著了《刘敏如医案实录》。按刘敏如的要求，其中既有有效验案，也有失败案例和不全记录案例，她一一做了求实分析。其他如《衷中参西大妇科学》《刘敏如柳丝杂记》等十几部著作，她都亲策亲力，和弟子团队教学相长，传承相长，努力完成她的传承使命。

刘敏如从事教学、科研、医疗工作 70 余年，是医、教、研、管复合型人才，是中医界承上启下的代表人物。她自幼受到全程普及教育、10 年的医学教育及不同岗位的工作锻炼，为她的文化素养和专业修养奠定了基础。

在传承教学上，刘敏如提倡全面继承，立体带教。以导师为中心，老、中、青围成圆圈，医、教、研相互沟通，知识呈放射状散发，主题成圆心般凝聚。她认为，做学问志趣要高，基础要牢。练好通功，才有专功；建好塔基，才有塔尖。她认为一个人的教养决定其对事业的追求。人首先要有思想，有主见，有风骨，能独立思考，不随波逐流。中医的现代化，继承而不泥古，发展而不离宗。可以衷中参西，但中医不能西化。正所谓守正创新，守正就是要守住底线，防止异化，使创新有根有据。

凭借几十年的医学耕耘成果，特别是在中医女科领域取得的成就，刘敏如获得国家以及地方授予的多项殊荣，包括国医大师、中国中医科学院学部委员等。但她谦虚地说，人生重在贡献，不必看重浮名。她认为迄今为止编写的系列著作尚为粗浅之作。她注重实际，反对浮华。成为国医大师以后，她提出不让岁月走过场，不把“大师”当资本，不把“大师”当花瓶，把主要精力放在学术传承方面。她认为学术继承主要是传递思维、理念和基础理论，传经验要传活、传实、传精、传深。她主张因材施教，有教无类，打破门户之见和流派之别，接收不同专业基础的学生，以便于中医学的多学科研究，取得教学相长的效果。她十分重视学生的人品、文品、医品，提出戒谀、戒伪、戒妄的“三戒”原则，要求自己和弟子在人品、学品、医品上互督互勉。她思想解放，思维敏捷，兴趣广泛，善于合群。她老而康泰，忙而有序，动静有度，养生有道。她庄谐自若，医患如亲，桃李芬芳，下自成蹊。学生们誉她是“教学上的严师，生活上的慈母”。

在艰苦曲折的特殊年代，每个人脚下的路都是不平坦的，但刘敏如的一生，基本上是幸运的。她生于成都，攻于女科，立于讲坛，成于改革，临风而不着雨，盛名而不居功。晚年的她，非常欣赏著名英国记者、国际旅游诗人莫里斯的人生态度。有人问莫里斯，人老了是什么感觉？莫里斯回答说：“伴随着年老而来的宝贵的自由，如果我愿意，我可以看书、玩电脑一直到凌晨四点，然后再一觉睡到过午；如果我愿意，我可以独自一人听着五六十年代优美的旋律而翩然起舞；如果我愿意，我可以为我逝去的爱情一洒伤心之泪……”刘敏如的率真、洒脱、任性、执着，都很像莫里斯。她把她的学问、思想、作风甚至脾气全都传给了她的弟子。她的团队有功力和活力，更有风格和风采，像一股早春的清流，活泼而富有生机。

当代中医药的发展，面临很好的机遇，也存在诸多困难和问题。中医学术的守正创新，说来容易，实现甚难。既要防止丢失退化，也要防止效颦异化。面向世界，面向未来，刘敏如“爱我中华，兴我国医”“健康中国，从我做起”，将毕生心血凝聚在《刘敏如女科承传医文集选》系列著作中。这套著作以女性大健康为背景，以中医女科为核心，贯通古今，环视中西；总结自我，纵横团队；前承师友，后启来人；其内容浩繁宏博，结构奇中有正，策划匠心独运，最后达到立德、立功、立言的目的。刘敏如在多个场合呼吁，中医学发展要在传承传统经典理论的基础上，创造中医学的新观点、新学说、新理论。她在中医女科领域率先垂范，垒字成书，认真做到了这一点。当新书付梓之际，吾乐而为之序。

诸国本

2024 年 11 月 19 日

序

余曙光

我在四川省中医药文化发展促进会刘敏如中医传承研究专委会成立暨第四届成都中医药大学“刘敏如班”开班仪式上，见到我校终身教授、91 岁的刘敏如国医大师。她一如既往健康美丽，思维敏捷。她在讲话中说：“我还有劲做好传承工作……”我深受感动，深表敬意！作为现任校长的我对她甚是了解。

《刘敏如女科承传医文集选》系列丛书即将陆续出版，邀我为序。为前辈书作序乃是重任，思之再三，认识到于公之责，于私之敬，应对老教授予以支持。经过学习了解，我深感这是一部刘敏如教授历经 20 余年策划、亲任总主编的中医妇科书，一套符合“传承精华，守正创新”精神的系列著述，“体现中医学术高度的真实性、传承性、实践性，具有与时俱进的活态‘象’”。我深受教益！

刘敏如教授从医传道授业 70 余载，桃李满天下。作为中医领域的杰出代表，她不仅医术精湛，更是医德高尚。作为我国首位女国医大师，刘敏如教授在中医妇科领域的卓越贡献和深厚造诣，不仅为无数患者解除了病痛，更为中医的传承与发展树立了典范。近年来，刘敏如教授身负传承使命，改革传授模式，以中医妇科临床思维与实践传承为主线，以多学科交叉融合为支撑，深研与普及相结合，教学相长，提高了传承效果，引领中医传承模式的创新发展。这是她步入老年却文思喷涌、著述丰厚的基础。

承岐黄薪火，传国医精粹。这是我们中医药事业经久不衰、创新发展的要诀所在。刘敏如教授和她的弟子的系列著述，独具学术特色，为中医学术思想和临床经验传承提供了多维空间和崭新舞台，搭建好刘敏如教授学术思想传承的平台，进一步巩固和提升中医妇科医、教、研、管综合能力，不断推进与创新中医传承人才培养模式，不断促进复合人才及学科建设的发展壮大，是我们共同的责任，是四川省推进国家中医药综合改革示范区和中医药强省建设的学术支撑，也是著书立说的目的所在。

中医药的传承与发展任重而道远，更是新时代赋予我们的责无旁贷的历史使命。刘敏如教授是中医妇科领域的领军者，其学术思想与精髓是中医药宝库中的珍贵财富。

成都中医药大学将一如既往地支持中医药的传承创新工作，刘敏如中医传承系列丛书与传承研究专业委员会相得益彰，携手并进，共同努力，为中医药事业的繁荣发展贡献力量。

岐黄之志，薪火相传，国医精髓；千秋伟业，悬壶济世，福泽人间。

特此敬以为序！

余曙光

2024 年 11 月 20 日

INTRODUCTION 前言

《刘敏如女科承传医文集选》(以下简称《承传集选》)是当代中医大师刘敏如教授担任总策划的一套系列丛书。它不是单一的专著，但它比丛书集中，比选集宽泛，比专著系统。刘老特别强调：冠以“刘敏如女科”，不是“门派”属性，而是在守正中医学基本理论和临床实践的基础上，突出中医女科带有时代特征和独立见解的学术内涵。

刘敏如教授说：“我年轻时候，老师卓雨农告诉我，学习中医要正本溯源，取其精华，去其糟粕。尽管我在中医教、研、医工作中体会到中医文献的传承意义，但直到我步入老年，方才悟到卓老师教导的分量，可惜我至今未能做好！在内容认知、承传方法上，存在不少空白。还有大量的难题和困惑，迫切需要研究和整理，从中医文献、理论探索和临证实践中寻找答案。”

因此，刘老从 70 岁至今 92 岁的 20 余年间，著述 10 余种，以广阔的视野和深刻的经验，力求体现中医学术的真实性、实践性和传承性，喷涌内在的中医思维，描绘独特的活态“象”，展现与时俱进的风采。她不无感慨地说：“20 余年来，我在写作时需要大量的查新、记录、收集、整理等工作，全靠众多弟子和‘义工’志士组成的学术团队的努力配合，否则不可能有如此的学术累积。同时还依靠有关领导、海内外友好人士及忘年之交的多方支持。”总之，这套丛书是在刘老 70 余年辛勤耕耘的基础上，依靠学术团队绵绵不断的集体奋斗所结出的丰硕成果。除了体系完整、传承创新、结构独特、信息量大之外，具有聚焦集成、编辑新颖等学术特点。

《刘敏如女科承传医文集选》的第一部《女科医典传承新编》,

其先行的六部（《本草论》《基础论》《痛经论》《外治论》《不孕论》《闭经论》）重在溯源中发掘精华；《卓雨农妇科治疗学方剂解读》（上下册）承读师著，发挥研新；《刘敏如女科医案》实录经验，融会新知；《中医妇科病种补遗研究》是一部突破固步的首创著作，具有中医病种发展的意义；《衷中参西大妇科学》是女性大健康的学术支撑；还有《刘敏如中医之路七十年》是当代中医发展的历史见证；《刘敏如女科习用方》乃女科必备之书。这些著作均体现了承传集在中医女科学术上的承、传、扬一以贯之的逻辑思维。同时，书中不避讳传承创新存在的主客观问题，如医籍鉴别难度大、创新评估标准少等。这些问题都待今后深入研究。尽管如此，编者们不辞劳苦，广取资源，放眼未来，根于实践，不拘一格，不纠缠于各书体例不统一，编写格式不雷同等形式问题。目前已编著四部出版，六部紧跟完成，其余的将陆续完稿。我们深信，这套系列丛书是著者、编者和助力者对真实世界的贡献，具有承上启下的现实意义，有利于女性健康和新一代幸福生活，是一项千秋万代的事业。

由于全书内容庞浩，古籍近著兼收，编著过程较长，其疏漏、错误及不足之处，望读者指正。

特别鸣谢有关人士给予本套系列丛书的鼓励。

有关领导：李蒙、王国强、殷大奎、诸国本、李大宁、屠志涛、朱丹枫、田兴军、刘毅、余曙光、郑川、万德光、国锦琳、杨明、高存亮、陶海霖、王国辰、罗建、刘峻杰、李俊德、刘志龙等。

资深学者：马有度、李兴培、刘元洪、何光鉴、杨实诚、徐经世、肖承悰、哈孝廉、张吉金、国培、哈孝贤、刘德齐、冯大庆、夏中和、张如宾、周训论，以及何嘉琳、钱丹凝、陈佳月、李春清、吕松涛、宋刚、李刚、杨慧芳、李元庆等友人。

港澳友好人士：王定一、陈跃莊、冯柏乔、吴维新、杨淑贞、杨超成、何超蕸、梁景芳、苏佑安、邓明慧、曾庆业、李爱清、王立恒等。

附：新书预告

《刘敏如女科承传医文集选》系列著述：

一、《女科医典传承新编》

包括《本草论》《基础论》《痛经论》《外治论》《不孕论》《闭经论》

二、《卓雨农妇科治疗学方剂解读研新》

三、《刘敏如医案实录》

四、《中医妇科病种补遗研究》

五、《衷中参西大妇科学》

六、《刘敏如学术发言视屏录》

七《刘敏如柳丝杂记》

八、《刘敏如医生的故事》

九、《刘敏如临床习用方手笔》

十、《刘敏如传承人心悟录》

十一、《刘敏如医教研管行踪记》

十二、《中医之路七十年见证》

《刘敏如女科承传医文集选》编委会

2023 年 11 月 28 日

PREFACE 序

《女科医典传承新编》相关的文献搜集、整理与数据分析工作始于2016年。其目的是理清女科医系的发展脉络，追溯女科特有理论的源与流，去伪存真，精准传承，促进女科医系的发展创新。

我们的研究工作是以某个问题或某个疾病为核心，纵向地、大范围地收集相关历史医籍文献，并进行系统性的梳理和研究。

研究的范围从使用药物汇总及特征分析、方剂的汇集与综合对比分析，到梳理理论的溯源及应用情况等。

研究方法与研究工具，一是“以点带面”的文献研究方法为主导，二是充分利用现代的数据分析方法与软件工具，将以往用人力无法完成的大量的数据对比与分析工作交由电脑完成，我们只需对结果做出分析。

在这一过程中，我们下的是苦功夫、慢功夫，一点点分析琢磨。针对某个病种或问题点，如痛经、肾功能等，依线索将所能寻找到的有价值的历史医籍文献一一罗列，再录入数据库，从用药、方剂组成、证型、治法、理论源流等方面进行分析和整理。如为了理清女科用药规律及女科用药在女科治疗理论发展过程中的演变，我们建立了一个含800多味中药的数据库，其中包括某一味中药所在不同历史时期的主要本草文献中的记录。如果我们要研究汉唐的方，我们就调取汉唐时代的本草文献记录；我们要研究宋元的方剂，就调取那一时代的文献记录。以这种方式来一点点地开展研究，力图展现并回溯那个特殊的历史时期的用药规律、理论渊源及医家写下并记录这些文字时的灵感闪现。这是一项有趣的工作，可以历久而不烦心，会在眼前渐渐呈现出一张清晰的历史脉络图。上面标识着中国医药历史发展进程与女科发展历史中，中医人耗心竭力而汇聚成的点点繁星，光耀后世。

我们用力最深、耗时最多的有两处：一是女科常用中药的整理；二是对女科主要涉及的、中医基础理论中的部分核心问题从源到流的整理与分析。

首先，对女科中药整理的基础是要先摸清楚女科疾病的用药规律。比如每个时代哪些中药是常用的？后代又有什么变化？它需要进行大量的基础数据录入、计算等工作。然后是对中国历代的本草文献进行梳理，理清其源与流，这样才能选取最有代表性的、某一时代的医家最可能参考的著作，防止做无用功，或是研究结果出现大的偏颇。偏或不全的问题是难免会存在的，我们只想尽力纠正这种偏，尽可能地全，而使其不断趋向于“正”。女科中药的研究整理，是对女科各病种所使用方剂进行分析的基础性工作。

对女科所主要涉及的、中医基础理论中的部分核心问题从源到流的整理与分析，是一项会不断产生惊喜与疑惑的工作。如肾、三焦的功能，冲任督带的作用。如“冲脉从动气生”“督脉过心”“任督相交”“三焦之气发腠理”等。单独看某一部文献中的记述，可能会发现问题，但将很多文献汇总起来再看时，它就会自动形成一条条解决问题的通路，令人欣喜。

在发现问题，并一步步解决问题的过程中，我们所发现的具有代表性的问题主要有以下几个：

一、中医发展历史进程中的“断层”现象

我们亦将之称为中医发展过程中的“非连贯接续”现象。当我们从历史发展的角度，审视中医发展进程，发现不管是中药，还是方剂，还是中医的

理论，都存在一个“非连贯接续”的现象，即“断层”。时间大概在“五代十国”，从唐末到北宋150余年的战乱时期，这一段时间新出现的东西少，且在这之前的理论和用药与在这之后的理论和用药差异较大。虽然都是在中医这个理论体系之内，但也有前后不能贯通之说。

这种现象在中药方面体现得比较明显，主要是对药物的认识不同。现以当归为例。

汉《神农本草经》：“味甘，温。主咳逆上气，温疟寒热，洗洗在皮肤中，妇人漏下绝子，诸恶疮疡，金疮，煮饮之。一名乾归。生川谷。”

汉《名医别录》：“味辛，大温，无毒。主温中，止痛，除客血内塞，中风痓，汗不出，湿痹，中恶，客气虚冷，补五脏，生肌肉。生陇西。二月、八月采根，阴干。”

二者皆成书于汉，内容有可见的相似性。

唐《新修本草》：“味甘、辛，温、大温，无毒。主咳逆上气，温疟寒热洗洗在皮肤中，妇人漏下绝子，诸恶疮疡，金疮，煮饮之。温中止痛，除客血内塞，中风，汗不出，湿痹，中恶，客气虚冷。”

该书为官修本草，被誉为“中国第一部由政府颁布的药典，也是世界上最早的药典”，与汉代本草一脉相承。

宋《本草衍义》：“《药性论》云：‘补女子诸不足。’此说尽当归之用矣。”

该书成书于宋，《药性论》成书于唐，但这里有引用错误，其完整的原文是“止呕逆，虚劳寒热，下痢腹痛齿痛，女人沥血腰痛，崩中，补诸不足”。“补诸不足”与《名医别录》的“补五脏”意义相近，但与“补女子诸不足”相去甚远。“补女子诸不足”应视为《本草衍义》作者寇宗奭的个人观点。

元《汤液本草》：“易老云：用头，则破血；用尾，则止血；若全用，则一破一止，则和血也。入手少阴，以其心主血也；入足太阴，以其脾裹血也；入足厥阴，以其肝藏血也。头能破血，身能养血，尾能行血。用者不分，不如不使。”

《汤液本草》作者王好古，为易水学派的创始人张元素的弟子。今人对当归的认识与此书有很深的渊源。

从以上文献中我们可以看到，当归的主治范围明显缩小，由汉唐时期的温中、发表、除痹、补虚、止呕、止痛、疗疮、可治妇人下血，变为宋金元时期的“活血养血”“补女子诸不足”。这个转变过程过于突然。中药方面这种例子还有很多，如地黄，《名医别录》中言其可“破恶血，通血脉”，到了宋元时期，就变成了“凉血补血，被肾水真阴不足”（出自《药类法象》）。前后文献记载的变化过程不够连贯，接续有困难。这一问题是否由于我们今天见到的文献亡佚较多所引起的呢？并非如此。因为虽有文献亡佚，我们仍能找到每个朝代的代表性本草著作。我们又对中医理论、辨证原则方面的文献进行汇总，汇总的结果佐证了这一“断层现象”的存在。它不仅体现于中药，还体现于中医理论的其他方面。

如以闭经为例。我们先统计了由汉至唐的文献中所有有关闭经的病因病机内容。那个时期是以辨病因、病机为主的，不会总结为后世我们常见的诸多证型。病因病机是立体的描述，辨证更倾向于病机发展过程中某个时期矛盾的集中体现和治疗切入点。统计后发现，提及因胃气虚导致闭经的内容只有1条，涉及经脉（主要是冲任、胞络、手太阳经、手少阴经）的占大多数；其他脏腑未有提及，仅提到了“肝脉”，这属于脉法的内容。

到了宋金元时期，虽前代医书仍存世，也有记录，但在闭经的病因病机分析与治疗上开始重视脾胃等脏腑。最关键的是整体辨证思路的改变，从以经脉入手的病因病机分析，突然转变为从脏腑的角度进行分析。这样的转变其背后存在着对于人体运行机理的不同认识。女性的生长发育、孕育胎产等过程与经脉的关系非常紧密。在汉唐时期，人们常常是从经脉的角度来认识、分析这些问题的。从宋金元起，转而从脏腑入手。

如果我们再进一步去研究中医一些基础理论中的概念在各个不同历史时期的文献记录，这一“断层现象”的演变线索会变得更为明晰。例如：

在早期的中医理论中，“命门－肾间动气－冲脉”是一个密切联系的轴。这一理论在唐代的影响较大，《黄帝内经太素》中有非常多的相关论述。从这一理论出发来解释冲任、胞宫、胞络等的关系比较容易。冲为血海，为五脏六腑之海，而冲脉从动气生……同样是命门、元气之类的概念，两宋、金元时期多论“命门－相火－三焦”，又引入了丹田、君火、相火、水之精、坎之气等理论要素，务要使中医生理活动的运转过程与术数理论中坎离、君相之说相符合。这就由务实转为务虚，脱离了人体的经脉体系，很难解释命门、相火、冲任的关系。它们与女性经带胎产、生理病理变化过程的关系很难直接讲清楚。医生只能从命门、肾、脾、胃、元气、肝、胆等的相互关系中间接地去解释这个问题。

产生这一现象的原因，百余年战乱与割据引起的医籍亡佚与人员（医生）、物资（药物）的交流困难是大的时代背景因素，某些医家所代表的医学流派及重要典籍的“消失”可能是主要原因。如《汉书·艺文志》所记载的《扁鹊内经》《扁鹊外经》《黄帝内经》《黄帝外经》《白氏内经》《白氏外经》《白氏旁篇》，今天我们只能看到《黄帝内经》，余书皆已亡佚。而北宋时期的医家比我们能看到的还要少，仅能看到《黄帝内经》中的《素问》。《灵枢》在北宋以前亡佚不传，至北宋元祐年间才由高丽回归，此即今流传的《灵枢》之祖本。而直到南宋时期，史崧所献《灵枢经》二十四卷本，才使此书得以再次广泛流传。众所周知，《灵枢》所载内容多与经脉相关。这或许可以解释上述中医发展过程中的“非连贯接续”现象，即“断层”现象产生的一部分原因。另外，《黄帝内经太素》这一体现唐代医学理论水平的重要医籍在宋金元时期也是没有广泛流传的，很可能当时已经亡佚。现在我们看到的《黄帝内经太素》一书是在民国初年，由中国驻日大使馆官员杨守敬由日本手抄带回中国。因医籍之亡佚，交流之困难，宋金元时期的医家不得不另辟蹊径，或许这也是我们今天的中医理论体系得以丰富的原因，抑或是“断层”现象产生的原因。

二、如何更深入地理解古医籍中的方剂与药物

我们分析一个方剂和其中的药物，目的是学习其治疗方法及用药思路，或是进一步探究其与辨证、病因病机之间的关系。这就要求我们了解其时代背景。这里面又包括很多细节，如某位医家在创立这个方时，他能看到的本草医籍可能有哪些，那个时代的中医理论有哪些基本的特色，他可能受到哪些医家的影响。或者更深入一点，那个时代的工艺水平、炮制方法等。更有甚者，还需关注某个历史时期的社会中有哪些特殊的“喜好”，如魏晋时期的服金石之风。如此既需细致，又要广泛，需要我们不断地花时间去探索、去总结。

例如，《金匮要略》的方剂，需参看《神农本草经》与《名医别录》。《备急千金要方》的方剂可参看《新修本草》或《千金翼方》的本草部分。宋金元的方剂，《珍珠囊》及《汤液本草》是重点，其次是《本草衍义》。明清的方子，如果医家本人写过本草学著作，则参看其本人作品，无则可先参看《本草纲目》。这一时期的本草学著作较多，作者阐发的角度多有不同，但仍建议以《本草纲目》为起始点。《本草纲目》未载的药物则看《本草纲目拾遗》或《滇南本草》等地方性本草学著作。

研究李东垣，需同时参看张元素和王好古的著作，他们有师承关系。可能一本书未讲透的点在另外一个人的著作中会写到。钱乙不仅仅是一位儿科专家，他的立方思路对整个时代都有影响。他用五脏五行的方式来辨证立方，精于术数。这在《宋史》上有相应的记载。

汉代的炙甘草，之所以叫炙甘草，因为真的是以“烤”来炮炙。那个时代还没有铁锅来炒甘草，所以与后世之蜜炙甘草不同。橘皮在唐代不分新、

陈，也未有陈皮一说。见到“桂心”一说，当知它实际是去掉了粗皮的“肉桂”，而不是桂枝。金石类药物的运用在唐代是一个高峰，这是受魏晋服食之风的影响。金石类药物药性悍烈，但用之得当也确有奇效。后世文献的追寻，在道医类文献中较多，一般的本草书中则记载较少。

最不应出现的一个错误就是用现代中药学中的归经理论去分析汉唐及宋金元时期的中药，原因是归经理论始自张元素，但他的归经理论是与药物的阴阳理论相衔接的，并且是以药物的阴阳理论为基础的，更倾向于升降浮沉之说。如论某药是阳中之阴或阴中之阳，然后才是引经报使。与后世的某药入某经，实为药物作用的归属部位的观点有很大不同。

药物的功效是理论总结的结果，但谈中药既需要看功效又要了解主治。部分药物主治的内容并不在药物功效所概括的范围内，如白术可“利腰脐间血”，此记载出自《名医别录》，有医者用大剂量白术治腰痛，已验证有效。早期本草文献中所列“主治”是值得重视的，是临床经验的总结。

三、冲、任、督、带四脉不仅是通路，更有其特殊功能

奇经八脉的独特性主要体现在两点：一是它们的走行。它们的走行不像十二经脉那样的规律，更为复杂，所经历之脏腑更多，还会出现与十二正经并经而行的现象，尤以冲脉最为明显。冲脉分为三支，其上行的一支和下行的一支都会并少阴经而行。在走行过程

中，任督二脉还会出现同时走身前和身后，形成环形相交循环往复的现象。这部分中医文献可与丹道修行的相关文献相互印证，《奇经八脉考》中也有记载。它们的走行是与其功能相配合的。二是它们并不像十二经脉一样，主要是作为气血的通路和联络的媒介，反而像脏或腑一样具有自己独特的功能。这部分的内容是有确切文献记载的，主要是在《灵枢》和《黄帝内经太素》之中，其他隋唐时期的文献也有涉及。以冲任为例：

1.任脉

①《黄帝内经太素》曰："此脉上行，为经络海，任维诸脉，故曰任脉。"

②唐代杨玄操曰："任者、妊也，此是人之生养之本。"

2.冲脉

①《黄帝内经太素》曰："冲脉从（肾间）动气生。"

②《黄帝内经太素》曰："冲脉，气渗诸阳，血灌诸精。"

③《灵枢》曰："夫冲脉者，五脏六腑之海也……渗诸阳，灌诸精。……渗三阴。"

④《灵枢》曰："冲脉者，为十二经之海。"

⑤《脉经》曰：冲脉者，阴脉之海也。

3.冲任共同作用的功能

①《黄帝内经太素》曰："二脉并营心包……任冲二脉气血俱少，精气尽，子门闭，子宫坏，故无子。"

②《诸病源候论》曰："此二经（手太阳经、手少阴经）之血，在于妇人，上为乳汁，下为月水，冲任之所统也。"

③《灵枢》曰："冲任不盛，宗筋不成（杨上善注：宗筋即二核及茎也）。"

④《黄帝内经太素》曰："任冲之血独盛，则澹聚渗入皮肤，生毫及毛。毛，即须发及身毛也。"

可见生殖功能的完成，无论男女，皆与冲任二脉关系巨大。它是与人体"肾间动气"直接相关的。冲脉是从动气生。冲乃盛壮之意，"其气壮盛，故曰冲脉"（《黄帝内经太素》）。因其气壮盛，故才可以"气渗诸阳，血灌诸精”“渗三阴”。人们习惯上认为奇经八脉之气血是从十二经脉、十五络脉满而溢出。这种观点与诸多汉唐时期的文献记载有不相符之处，值得深入思考、研究、印证。

四、三焦功能与元气的关系更为密切

三焦功能的重要性，在于其通行“元气”，为“元气之别使”“经营五脏六腑”。它不仅是通路，更是发挥作用的场所。它不是一个单纯的腑，更是贯通上下、内外，联系了诸多脏腑功能的作用集中点。而它之所以有这样的功能，核心仍是“元气”。元气有着引导、推动的作用。上焦与心肺的功能、中焦与脾胃的功能、下焦与肝肾的功能是相互交叉在一起的。重新认识三焦，有助于深入认识并理解五脏六腑功能的相互配合与统一性。

三焦重要性的另一点体现是它与心的关系，三焦与“心主”相表里（《难经》）。心主即“心主之脉”，心之包络。三焦又源于肾间动气。在一定程度上，可以说三焦沟通了肾与心、精与神。

五、脏腑辨证与八纲辨证之外的新思路

一个新的辨证视角、治疗方法的起点，往往对我们是新鲜的，

但对中医漫长的历史而言可能是有人经行的，是可以顺着前人的脚步前进的。

①从辨证转为辨病因和辨病机，细究疾病的产生和发展过程，推荐《诸病源候论》。这本书记录了那个时代人们的辨病思路，并掺杂了今人未必清楚、了解的一些基础理论内容。

②选择组方药物时，要注意其历代本草中曾列出并反复出现过的“主治”。如麦冬“止烦躁”，薏苡仁“主筋急拘挛，不可屈伸”，五味子“强阴，益男子精”，旋覆花“消胸上痰结唾如胶漆，心胁痰水，膀胱留饮”，槐角治“子脏急痛”，柴胡“主心腹肠胃中结气，饮食积聚”，川芎“疮家止痛”等。

③从经脉的角度重新思考疾病病位与传变过程，尤其适用于女科。如某医治疗乳汁过多，从很多角度治疗皆无效，后采用了养心之法治愈。依汉唐时期的理论，“手太阳小肠经、手少阴心经之血上为乳汁，下为月水，皆冲任之所统”，乳汁和月水的问题是可以从心来论治的。

④五行理论虽然贯穿于中医的基础理论之中，但用药方面比较难以把握。有两部书在依五行而用药方面比较精当，一本是钱乙的《小儿药证直诀》，一本是敦煌遗书《辅行诀脏腑用药法要》。

在整理古籍完成《女科医典传承新编》中所发现的这些问题，不只存在于中医女科领域，可能是中医各科的普遍性问题，希望有更多的中医药研究者深入这些领域进行探索和研究。我们在这里做的工作主要是抛砖引玉，希望对研究者有所启迪。

《女科医典传承新编》编委会

2023 年 8 月 18 日

编写说明

中医药学是在中华文化长期锤炼中不断汲取各时期的哲学、天文学、数学、地理、军事等知识而传承发展起来的，中医药历史文献整理是继承发展中医药的首要任务。有关中医药文献整理研究历来受到中医药学术界重视，而且中医药各学科已有不少整理研究，但多按传统方法梳理历代文献，免不了堆砌庞杂，所以中医药文献整理的内容与方法一直是值得研究的课题。特别是内容的去伪存真与整理方法的突破可以说是中医药文献整理的一项改革工程。

编写这部《女科医典传承新编》，目的是为女科医系的发展脉络正本清源，追溯女科特有的理论与临床辨证遣方用药的真实原创，去伪存真，精准传承，促进"女科医系"的发展创新。

本书的编写，以新的文献研究方法为主导，数据分析技术为辅助，二者有机结合，实现中医药文献整理的突破，现分述如下：

一、以"以点带面"的文献研究方法为主导

流传至今的中医女科古代医籍，总数量并不多，仅数百部，但涉及中医女科的中医古籍数量却非常庞大，本草、方书、医经、脉学、针灸……几乎无书不论女科。如何用最短的时间找到最有价值

的信息，并找到这些零散信息之间的内在联系，是每一个中医药人都会面对的问题。

“以点带面”——先圈定重点古籍，确定所选医籍的基础范围，在此基础上逐渐向外扩展的方法——是解决这一问题的极佳途径。即首先圈定在中医女科发展进程中最有影响、最有代表性的医籍范围（初期共48部，包括《山海经》《史记·扁鹊仓公列传》《胎产书》《黄帝内经》《针灸甲乙经》《黄帝内经太素》《神农本草经》《金匮要略》《外台秘要》《褚氏遗书》《经效产宝》《产宝诸方》《坤元是保》《妇人大全良方》《四库全书提要》《医学衷中参西录》《沈绍九医话》《妇科治疗学》《王渭川妇科治疗经验》《唐伯渊医案》等）。在此基础上向外扩展，以点带面。不在初始阶段对研究可能出现的结果和各种情况做任何预设，而是像寻宝一样，依其所提示的线索，逐步有序地开展文献检索工作，扩大或缩小工作范围。零散的信息会逐步聚拢、汇集成重要的节点，点会连成线，以揭示中医女科发展脉络，提示中医女科及中医药发展史上的每一个重要节点。在此基础上，我们再对同一线索下具有某些共通特征的相关文献进行多维度的对比研究。

这种文献研究方法突破了辨伪、辑佚、校勘、集注等传统文献研究模式，既是继承又是创新。它充分利用了百年来中医文献学者们的研究成果。在大量电子化的中医古籍以及各种出土、回流的古籍珍本中，又从历史发展的全新角度审视它们，从中寻找中医女科发展的历史脉络。

本套丛书的一个重要特点是所选录的文献范围并不是固定的。它有两个范围，一个是基础的文献范围，涵盖了女科发展进程中占有重要学术地位的医籍文献。第二个是根据所探索的主题，由已知文献范围内搜集到的线索向外扩充，不设上限，也不仅仅在中医古籍范围内进行查检，所涉及的可能是丹道相关的文献，也可能是历书或是前人杂记。

接下来，我们将研究过程中所使用过的重点文献，做一个概要性的介绍。

①《胎产书》：该书是长沙马王堆汉墓出土的帛书，为现存最早的妇产科学专著。

②《五十二病方》：长沙马王堆汉墓出土，是已知我国最早的医学方书，

有妇产科及儿科内容。现存最早的女科外治法记载便出自这部书的“婴儿索痉”。

③《养生方》：该书于长沙马王堆汉墓出土，是一部以养生为主的方书。其中有滋阴壮阳、房中术等方面的内容，也有阴部肿胀的治疗方。此书有阴道纳药的记载，早于《金匮要略》。

④《金匮要略》：东汉张仲景著《伤寒杂病论》，成书后不久即散失。北宋时期，一位叫王洙的翰林学士在馆阁残旧书简中发现了《伤寒杂病论》的残本，叫作《金匮玉函要略方》，有伤寒、杂病及妇科内容。后林亿等人对此书进行了校订，重新编次，删去了伤寒部分，只保留了杂病及妇科部分，即我们今天看到的《金匮要略》一书的祖本。其中妇人病三篇，提到了妇人三十六病，为妇科常见病、多发病，是中医女科辨证治疗的起点。其方剂的组成与《备急千金要方》《千金翼方》中所记载的方剂有相似之处，可互参。

⑤《神农本草经》：该书非一时一人之作，约在东汉集结整理成书。马继兴先生的观点是，该书“包括了夏、商、周各代，初期简帛医籍中广大劳动人民在医疗实践中所累积的药学成果，而其基本定稿至少不晚于战国末期”。该书在药物作用的记载中，明确指出了可用于治疗哪些妇科疾病或症状。这一部分内容又可与《名医别录》《本经集注》《新修本草》等书相互印证，是必不可少的文献资料。

⑥《名医别录》：该书是现存最早的一种较完整的《神农本草经》补注本，增加了药物品种，对《神农本草经》所记载的药物、药性及功用有新的思考。故同一种药物在这两部书中所记载的药性可能是不同的，而功用会相近。《名医别录》的内容较《神农本草经》更易读懂，讲解更为详细。这也是一部由诸多医家创作，最后编集整理而成的本草著作，主要内容约完成于东汉末年至三国之间。它也是阅读《伤寒论》《金匮要略》的必备参考书。

⑦《吴普本草》及李当之《药录》：李当之及吴普皆为华佗的弟子。这两部书均已失传，是清代学者从其他各种文献中辑佚而出

的。其重要性在于可从中窥见扁鹊、华佗这一派的学术观点。他们对药物的药性、主治功能等多有发挥。

⑧《脉经》：该书为晋代王熙（叔和）所撰，是一部非常重要的诊脉学著作。其中保存了大量的古医籍内容，但相当多的部分今已失传。可与《黄帝内经》《难经》《黄帝内经太素》等书相互印证。

⑨《褚氏遗书》：南齐时期褚澄编，系唐朝人从褚氏椁中发现石刻，后整理成书。内容不长，观点清晰明了，尊重女性，发前人所未发。

⑩《诸病源候论》：该书为隋代太医博士巢元方为首的医官所撰。全书将疾病分为67大类、1737候，内容非常全面。详列内、外、妇、儿各科多种病症的病因及病机分析，附导引法，但针灸、方剂等治疗方法较少。治疗上可参看《外台秘要》《医心方》等书，都大量引用了《诸病源候论》的内容，并附有方剂。该书体现了那个时代的医学水平。其对疾病病因及病机转变过程的分析非常值得参考。需要注意的是，它所构建的医学理论体系与今人所熟知的体系是有区别的，有些内容晦涩难懂。

⑪《备急千金要方》及《千金翼方》：唐代孙思邈所撰。此书参考了大量唐以前的医学文献，结合孙氏本人的医学观点而写成，是一部综合性医书，内容丰富，有非常高的文献价值和医学价值。例如，作者引用了《华佗神方》的内容，证明华佗一派的医书曾经传世；引用了《伤寒论》，成为《伤寒论》的一个重要传本系统。需要了解的是，我们今天看到的这两部书是经宋代林亿等人校订的，非它的原貌，也不是它的全貌。从现有资料看，它的用药受到《伤寒论》等书的影响，又自成体系。一些在《黄帝内经》中仅有只言片语的理论性内容，常常在《备急千金要方》中可以找到后续。

⑫《外台秘要》：唐代王焘所撰。该书是在广泛收集前代文献的基础上编撰而成，卷帙浩大。它在内容上与《诸病源候论》《备急千金要方》皆有重复之处。因《诸病源候论》《备急千金要方》等书在流传过程中都有所缺失，故《外台秘要》的文献价值显得尤为突出。

⑬《徐之才逐月养胎方》：北齐徐之才撰。其内容保存于《诸病源候论》和《备急千金要方》之中，它是在帛书《胎产书》的基础上补充而成。

⑭《医心方》：928 年，日本人丹波康赖撰，它保存了大量在中国已亡佚的医籍内容。

⑮《经效产宝》：该书又名《产宝》，唐代昝殷撰。原书论述胎产诸病证治，分 52 篇，载医方 378 首。北宋末年，有人在刊行《经效产宝》一书时将时贤的《产经》、李师圣《妇人产育保庆集》等混入，作为续编。故此书虽撰于唐，但其内容为唐宋医籍之合刊。陈自明撰写《妇人大全良方》时曾引用此书的部分内容。

⑯《太平圣惠方》：该书是一部大型官修方书，北宋初年由医官院在全国征集经验医方的基础上编纂而成。它虽是方书，但保留了大量的理论内容，值得细读。

⑰《圣济总录》：该书是北宋时期另一部大型官修方书，但因撰成于北宋末年，未经刊刻北宋便已被金所灭。它的初刊本刊于金朝大定年间，后元朝又曾再度刊行，内容较《太平圣惠方》更为全面、细致。北宋时期，已知的妇科医籍多被收入《太平圣惠方》《圣济总录》，单独传世者甚少。

⑱《普济本事方》：南宋许叔微撰。该书载方 300 余首，皆临床各科试验有效者。成书于作者晚年，叶桂曾对此书加以评释，有《本事方释义》一书传世。

⑲《三因极一病证方论》：南宋陈言撰。该书是宋代一部重要的、有代表性的方书。

⑳《严氏济生方》：南宋严用和撰。该书是宋代另一部重要的方书，所录妇科内容较其他相类似的方书更多。

㉑《妇人大全良方》：南宋陈自明撰。该书是在广泛收集各家妇产科方论的基础上编撰而成，并加入了作者的个人见解。作者于晚年又做了部分补充。该书是一部重要的妇产科专著，对后世影响非常大。明代薛己曾对此书进行校释，名《校注妇人大全良方》，这是医者学习妇产科的必读之书。

㉒《女科百问》：南宋齐仲甫撰。该书用一问一答的形式论

述经、带、胎、产诸证，用语精妙，简洁易懂。遗方多有可取之处，值得细读。

㉓《儒门事亲》：金代张从正撰。本书收载张氏医论、医案30篇，亦有妇科内容。

㉔《格致余论》：元代朱震亨撰。该书涉及女科部分多有创见。

㉕《丹溪心法》：本书是在杨珣整理朱氏遗文的同时，收载戴原礼等人的论述编辑而成。书中有妇科内容，其用方和治疗思路对后世影响较大。

㉖《兰室秘藏》：元代李杲撰。本书是李杲去世后由罗天益撰序刊行，女科内容较李杲的其他著作略多。

㉗《女科证治准绳》：明代王肯堂撰。本书流传较广、影响较大，汇编了前代的妇产科成就。明代武之望的《济阴纲目》是在该书的基础上改编而成，内容相似度高，但更有条理。

㉘《沈氏女科辑要》：清代沈尧封撰。本书也是在汇编前代妇产科成就的基础上，加以个人见解而成书。这本书对后世的影响较大，王孟英和张山雷分别为其作注，对临床医生来说值得一读。我们现在所看到的版本，大部分是王氏作注的本子，在书中有明确标示。张山雷作注的本子名为《沈氏女科辑要笺正》。

㉙《傅青主女科》：该书系陈士铎从傅氏生前所撰的《辨证录》卷11、12中摘出，影响极大，传本甚多，为妇科必读之书。傅氏用方及理论有受道医影响的痕迹，用方极简，言理往往也只有寥寥数句，却是精妙巧思，发人所未发。读《傅青主女科》建议兼读《辨证录》全本，更易理解傅氏用方及辨证思路。傅氏的医学思想受道家的影响，有丹道的影子，补阳药的选用与配伍可窥其端倪。

㉚《竹林寺女科》：该书是杭州萧山竹林寺僧所撰写的妇科著作。最初是由"窃录"而得的秘本，后又有多种刊本并行于世。我们今天所看到的这部书多是几种影响较大刊本的合刊本。它的特点是对妇科经、带、胎、产诸证的分类较他书更为细致，如将女性的"经证"按年龄进行划分，符合临床实际，用方亦简洁明了。

㉛《妇人规》：明代张介宾撰。张介宾是研究《黄帝内经》的大家，此书中他于妇科理论多有发挥和创见，属于妇科必读之书。

㉜《医宗金鉴·妇科心法要诀》：清代吴谦等撰。本书是由政府组织编撰的一部医学丛书，内容简洁明了，选方平和，有清代医学教科书的性质。

㉝《女科经纶》：清代萧埙编撰。本书资料非常丰富，但少创见。

㉞《妇科玉尺》：清代沈金鳌编撰。该书亦是以汇集前代资料为主，少创见，有资料价值。

㉟《达生篇》：清代亟斋居士撰，这是一部多有创见、学术价值颇高的产科专著。

㊱《血证论》：清代唐宗海撰 。本书成书于清末，作者是中西汇通派的代表人物之一。他对血的生成、功能、作用有详细论述，富有创见。中医历来有“女子以血为本”之说，故此书对理解女性之生理、病理，以及经、带、胎、产诸证有重要的参考价值。

二、运用“以经注经”的方式，解决基础理论系统梳理中的难题

“经”不仅是中医学的经典著作，还可以像成无己那样，以《黄帝内经》等经典注《伤寒论》。我们需要在此基础上，利用中国传统文化的经典著作如《诗经》《说文》《吕氏春秋》等相关内容来注释中医学的经典，解决我们在中医学范围内难以解决的一些问题，包括中医基本理论的缺如和含糊不清问题。如：需要了解二十八宿计时法，才能解决营卫运行的具体时间；需要运用训诂学的知识对文

字进行深入解读，才能渐次理解何为“三焦”；需要用《难经》与《黄帝内经》中的内容进行对照、注释，才能一步步理清上、中、下三焦的具体功能及其发挥功能的必要条件等。这就比传统文献整理方法更能体现中医药学源于中华文化及认识生命健康与疾病的动态思维特色。

这一方法的运用主要见于《基础论》中，如“三焦源流考辨”“肾与其他脏腑、经脉之关系”“冲、任、督、带四脉走行与功能的系统梳理（唐及唐以前）”等。

初步理清了三焦与营卫一些悬而未决的基本问题，并对肾的诸多功能及它与各脏之间的关系进行了系统梳理，亦对奇经八脉体系里文献中有明确记载但一直未引起足够重视的内容进行了说明，以期有利于临床辨证拓展思路。

以上所运用的方法，训诂学的、天文学的、术数学的……以及“以经注经”等等，都不是全新的，是历代先贤运用过的。我们只是创造性地将其结合在一起，不再只是对经典进行注释，而是试图从新的视角，站在新时代的高度，为满足我们新的需求，解决我们亟待解决的问题。我们想知道中医的基本理论、基本概念等，在它产生之初究竟是怎么样的，它的本来面目是什么……这些是埋藏在每一个中医人心中，一直悬而未决，似清楚又模糊的问题。我们运用这些方法研究，可能不是最佳选择，也可能我们在运用过程中会找到更好的方法。但不管怎样，我们每前进一步便不会后退，因为我们踩在先贤的肩膀上，足够稳、足够真实，后来的人也将踩在我们的肩膀上前进。这就是从认识思维到创新思维的过程，以升华对事物的再认识和再发展，也是中医继承发扬的必然过程，是为了更好地发展。

三、立于古人视角，对妇科常用中药进行系统梳理

初步成果见于《本草论》中。古人对药物的认识大体来自三个方面：一是取类比象，如植物何时发芽，何时开花，何时结果，花如何，果如何，种子如何，根如何。结合天地阴阳之气变化的规律，来理解某一种药物的特性，从而推断它的用途。二是临床实验，在懵懂中试、用、调，既承受它的益处，也承担它的坏处，慢慢确定它可以用于治疗何种症状、哪些问题。三是思考与总结，朴素的辩证法与临床实验的结合，加入“人”的灵性思维。如某味药作用于人体什么部位（脏腑、上中下三焦），它的气是升是降还是守中，是寒还是温，有哪些效用，是祛邪还是扶正……

今人所学所用，多是思考和总结的结果，秦汉之时有《神农本草经》《名医别录》，宋元之时也有《珍珠囊》《证类本草》《本草衍义》等，明清之时除旷世巨著《本草纲目》外，还有诸多医家依自身经验结合历代本草而撰写的著作，如《本草述钩元》《本草从新》等。异彩纷呈却也众说纷纭，何者为是？何者为非？理论和经验的不断总结，已经将今人框在了一个圈圈里。义理看似皆通，用之临床，或效，或不效；依之观古籍，或通，或不通。

我们以《神农本草经》《名医别录》为本，参以《本草图经》《证类本草》《新修本草》《本经集注》《本草衍义》《汤液本草》《本草纲目》《珍珠囊补遗药性赋》《本草崇原》《本草求真》《长沙药解》《本经疏证》《神农本草经读》《本草思辨录》《本草经解》《本草问答》《汤液本草》《神农本草经百种录》《本草正义》诸书，择其要者而选录之，以期不同

时代、不同医家的著作相互印证、对比，方便读者。选录的内容集中于三个方面：①古人理解药物具有某种特殊功能的原因，如药物的生长环境、生长特点等。②药物因之而具有的特性。③药物功效在不同历史时期的变化。④宜用与不宜用的情况。⑤有助于理解药物特性的某些传说、逸闻等。希望对读者理解药物的药性、功效、用法有所裨益。因篇幅所限，亦为方便读者阅读，我们的摘录没有选择通篇摘录的方式，而是择其要点而录之。中医古籍浩如烟海，我们在选录过程中难免挂一漏万，有所不足，希望读者理解。

我们选择药物的依据，是从女科的实际应用出发。从文献上看，女科的用药与其他科并无明显的区别。在女科医典文献整理研究的过程中，我们以刘敏如主编的《中医妇科学》(二版）的疾病目录为依据，以在中医女科发展进程中最有影响、最有代表性的医籍为基础，用“以点带面”的方式逐步向外扩展文献范围，最终完成了女科主要病种的文献搜集和系统梳理工作。在经、带、胎、产方面各选一二主要病种，对古籍文献中的女科用药进行了抽样统计。

1. 抽样统计

所选病种为：不孕症、妊娠腹痛、带下病、产后恶露不尽、痛经、闭经、崩漏。

2. 药物品种

治疗以上疾病，各不同历史时期所使用过的药物品种统计如下：

（1）药物品种（表1）

表1　不同历史时期治疗不同疾病所使用的药物品种数

疾病	总品种数	汉唐	宋金元	明清
不孕症	319种	190种	190种	212种
妊娠腹痛	275种	64种	81种	242种
带下病	415种	117种	254种	284种
产后恶露不尽	207种	54种	116种	155种
痛经	214种	66种	172种	129种
闭经	305种	112种	223种	232种
崩漏	487种	218种	291种	313种
总体	800种	340种	494种	546种

从上表可以看出，越是复杂的疾病，人们所使用的药物品种数越多，而且治疗某一疾病所用的中药品种是随着时代发展而增加的。

（2）常用药物

我们发现在这些药物的使用中，有的药物使用得非常多，有的药物使用得少，有的药物只是偶尔使用。我们对各病种的常用药物进行统计发现，以不孕症为例，各不同历史时期对药物的使用差异还是比较明显的（表2）。

表2　不同历史时期不同药物的使用频次

总体	频次	汉唐	频次	宋金元	频次	明清	频次
当归	190	干姜	46	肉桂	51	当归	105
人参	146	肉桂	44	当归	49	川芎	83
肉桂	145	细辛	37	人参	39	茯苓	83
川芎	142	人参	36	干姜	35	熟地黄	80
茯苓	130	当归	36	牛膝	35	人参	71
熟地黄	108	花椒	36	川芎	34	白术	65
干姜	107	川芎	25	细辛	32	白芍	62
细辛	87	茯苓	25	花椒	31	香附	59
白术	86	大黄	24	附子	29	肉桂	50
花椒	82	附子	22	熟地黄	28	牡丹皮	35

经统计后，我们将汉唐时期、宋金元时期、明清时期使用最多的前100味中药做对比，发现有53味中药相同，然后在其余中药中选择常用、易得、品种无争议的药物48味，将这101味中药作为本草文献重点整理的对象。具体如表3。

表 3　本草文献重点整理药物

53 味			48 味		
阿胶	黄芪	乌贼骨	石菖蒲	僵蚕	枸杞子
艾叶	黄芩	吴茱萸	石膏	荆芥	红花
白术	桔梗	五味子	水蛭	卷柏	黄柏
白芷	龙骨	细辛	葶苈子	麻黄	火麻仁
半夏	鹿茸	续断	菟丝子	没药	藿香
柴胡	麦冬	泽兰	乌药	虻虫	姜黄
赤石脂	芒硝	紫石英	五灵脂	木香	酸枣仁
川芎	牡丹皮	炙甘草	香附	前胡	莪术
大黄	牡蛎	苍术	小茴香	羌活	
当归	牛膝	肉桂	杏仁	三棱	
地榆	蒲黄（蒲灰）	白芍	禹余粮	桑寄生	
杜仲	人参	熟地黄	远志	砂仁	
防风	肉苁蓉	干姜	泽泻	蛇床子	
茯苓	桂枝		䗪虫	柏子仁	
附子	山茱萸		知母	鳖甲	
甘草	赤芍		栀子	补骨脂	
藁本	生地黄		枳实	侧柏叶	
厚朴	生姜		竹茹	大枣	
花椒	石斛		紫苏	丹参	
黄连	桃仁		代赭石	地骨皮	

在此基础上增补薏苡仁、百合、贝母、瞿麦、马齿苋、滑石、茵陈 7 味常用药，共计 108 味。

文中中药的性味，主要依《神农本草经》和《名医别录》而定。如《神农本草经》《名医别录》未收载的药物，各本草书中无太大争议的，皆依

《本草纲目》；如差异较大，则依现有文献范围内能查到的该药物的最早出处文献，或论之最详且成理者而定。归经方面，因诸书差异极大，众说纷纭，疑问较多，未做重点选录。作为补充，我们对药物的升降浮沉特性做了重点选录。

四、系统搜集女科常见病种的理论、治法、方药等相关文献进行汇总

（一）以传统文献学研究方法作为辅助手段

传统文献学研究的作用体现在以下几个方面：①确定古籍版本。了解古籍的存世情况，精选版本，保证信息录入的准确性。②对古籍及其作者之间的相互关系进行分析。对相近或有学术渊源的文献进行归类处理，有助于理清女科医系的发展脉络。

（二）所涉及的中医女科疾病范围

以刘敏如主编的《中医妇科学》（二版）疾病目录为依据，对古代文献中的相关内容进行整理。

共涉及崩漏、闭经、不孕症、堕胎小产、滑胎、难产、热入血室、胎漏、胎动不安、胎死不下、胎萎不长、痛经、月水将断、脏躁、癥瘕、子宫脱垂、子烦、子咳、子淋、子满、子痫、子悬、子喑、子晕、子肿、妊娠恶阻、妊娠腹痛、妊娠身痒、妊娠小便不通、产后大便难、产后恶露不净、产后发热、产后腹痛、产后痉病、产后排尿异常、产后身痛、产后血劳、产后血晕、产后自汗盗汗等 39 个病种。

除此之外，“带下疾病”“乳病疾病”“前阴疾病”“月经伴随诸症”“月经不调”等古代文献病名与现代中医妇科学病名所涉及的内容有差异，采用选择性整理。有出现部分病种合并梳理的情况，总病种数大概在 40 ～ 50 个。

（三）文献的纳入与排除标准

1. 有症状、有说理、有方药内容的文献

（1）纳入标准

①症状、原理与用药能相互对应，且治疗有效；或是原理虽然不够清楚，但症状、用药能对应，治疗有效，亦选入。

②时代较早的方书、综合性医书，如《金匮要略》《备急千金要方》《外台秘要》等有症、有方的内容，即便文献原文医理解释过于简单，亦选入。

③同一问题的论述，内容虽相似，但原理有所不同，症状有差异，用药有出入，剂量有所不同者，皆选入。

（2）排除标准

①症状、辨证、用药相互矛盾且多次治疗无效者，不选。

②同一问题的论述，原理、症状、用药、剂量完全相同者，仅选最早一条，余不取。

2. 以病因病机的说理性内容为主，无方药的文献

（1）纳入标准

有益皆选。对于临床辨证有所帮助、有助于开拓思维者，皆选入。尽量做到单个病种所有主要理论观点无遗漏。

（2）排除标准

①于前代内容没有新的认识发挥，只是重复转述者，只选原始文献出处的，余不选。

②过于术数化、贬低女性、封建思想残余的内容不选。

③明显违背现代医学常识的内容不选。

3. 无说理，症状较少，有方药内容的文献

（1）纳入标准

有益皆选。对于临床用药有所帮助、有助于拓展思路的皆选入。

（2）排除标准

①只是重复抄录前代方药，药物、剂量皆不变的，只选原始文献出处内容，余不选。

②过于术数化、贬低女性、封建思想残余的内容不选。

③明显违背现代医学常识的内容不选。

以上相关内容汇总于《痛经论》《不孕论》《闭经论》《外治论》中。因外治法相关文献的特殊性，选用原则在以此为本的基础上略有出入，主要体现在理论内容较少、方药相关内容较多。

五、符合中医内在逻辑规律的数据分析方法的运用

《女科医典传承新编》历史文献梳理过程中所使用的数据分析工具是上海道生医疗科技有限公司研发的“中医药多维趋势分析系统”，运用该软件我们得以对每一种疾病在各个不同历史时期的遣方用药规律及特点进行分析。主要包括以下方面：

1. 各不同时期的药物使用情况

如：治疗闭经在汉唐时期曾运用过哪些中药，药物的使用频次及药性特点如何，并将其与宋金元时期、明清时期进行对比研究。

2. 对各不同时期的方药进行综合分析

通过软件对治疗某一疾病的不同历史时期的方剂进行综合分析，

分析其方药的升降、寒热、补泻、对症等方面的趋势。并可计算出较有代表性的方剂，即基本方。然后对不同历史时期的方剂进行对比。

如：汉唐时期用于治疗痛经的方剂，虽然从理论上认为寒是主要的病因之一，但从整体用药上看，有偏于寒者，亦有偏于热者。方剂的药势上偏于“降”。从方剂的功效上能看出重视活血、消癥、温里散寒、消积荡滞与通经的相互配合。组方用药比后世略显猛烈。

3. 构建女科疾病中药药对及关联组信息库

方剂是在中医理论指导下，针对病因病机及症状而设立的药物组合。我们所整理和分析的是所治主症完全相同的一组方剂。该组方剂数可达数百，包含从汉唐至明清医家们对某一疾病治疗的经验总结。故对其方药组成规律进行分析有其必要性和可行性。

此外，我们还对每个病种不同历史时期辨证、证型的演变情况进行了统计分析，具体见《闭经论》《痛经论》《不孕论》相关章节。

中医的数据分析工作需要中医人来做，因为只有中医人才能理解这其中所蕴含的固有逻辑，才不会打破数据间的有效连接。中医的理、法、方、药之间，辨病与辨证之间，治疗的切入点与重点的选择之间，有可被分析的逻辑，也隐含着人的灵性与悟性。实践是检验真理的唯一标准，临床也是检验数据分析方法的唯一标准，数据分析需着眼于临床价值。

六、数据分析相关方法的简要介绍

《女科医典传承新编》涉及的文献数据是百万级的。内容涵盖医理、中药、方剂、医案、针灸……既多且杂，时间跨度从先秦至近现代。辨证方法、用药理论等几经演变，医家众多，个人学术观点、用药习惯差异大，如何凝炼其中的辨证、遣方用药规律是我们面对的最大挑战。

（一）数据搜集与治理

数据治理有两个难点，一是药物的处理，二是症状的处理。药物的问题主要是一药多名、一名多药。一个药物在不同的历史时期可能有不同的名字，也可能同一个名字在不同的历史时期为不同的药物。这种情况要非常小心地处理。整个过程耗时极多，最后我们不得不建立起一个涵盖 800 多味中药的总库（数据库）。症状的处理极为繁复，如一个痛经的描述，我们统计下来有 20 种以上的说法，散见于不同时期的古籍文献中，因工作量过大，故我们重点做了药物的数据分析，症状的相关处理与分析延后。

（二）数学建模相关问题

为更好地完成古代文献的数据分析工作，我们用 1 年的时间构建了数学模型，编写了软件，实现了古代文献数据的初步量化分析。

数学建模过程中最需重视的是尊重药物与方剂的本来面目与历史特征。要理解方剂，要理解古人的辨证思路，“药”是必过之关。但中医的“药”在汉唐、宋金元、明清各时期差异极大，它是整体割裂下的少量延续，而不是整体延续下的部分割裂。一个证据就是：现代人极少能看懂汉唐的用药，对于它用某味药的原因基本只能揣测，甚至各持观点，如经方的各个派别就是一例。

用于女科的药物并不是只用于女科，而是各科皆可用。它们在不同的时代有不同的理解方式，运用的方式也不同，情况极为复杂。要理解百年前、千年前、数千年前的方剂，我们任何一个人凭自己的认识都是不客观的、片面的，极有可能会发生错误的。我们需要去思考，前人组这个方的时候，可能看过、学过哪些本草书籍，在可能的范围内，尽可能去模仿。所以分析古籍中方剂和中药的一个原则，就是仅用它同时代及该时代以前的本草相关书籍为借鉴，尊重它们的时代特色，还其本来面目。这在数学建模的过程中极为重要。它涉及中药标准参数的问题，用不同的参数去分析同一组方剂会得到不同的结果，而只有一种是最接近立方人本意的。

综上，在本丛书的编写过程中，于立方立法方面尊重方剂与药物的时代特色，并在数据分析的过程中一以贯之。利用数据分析技术完成某一时代治疗某一病证方剂的多维分析，供临床参考应用。

注重拓展中医人的知识面，以天文、地理、训诂等方面的知识来对中医领域中有争议的问题进行注解，以文献为依据提出个人观点，并详列文献原文于上，方便阅读与思考。

在疾病的认识方面，对不孕、痛经等妇科常见病进行时间跨度为两千余年的系统文献搜集、整理工作，理清其相关生理、病理、用药、辨证、治法等问题，寻找其演变脉络，提炼女科辨证、遣方用药规律。

系统性地对中医女科文献进行梳理与重整，这是一项之前从未进行过的工作。它将回答我们一个问题：中医对女科生理、病理、治法、辨证的认识是怎样一步步演变成今天这个样子的？这可以帮助我们理清思路，正本清源，去伪存真，继承创新。

我们希望本丛书能为中医妇科临床医生、中医妇科教学及科研工作人员、医学院校学生们提供一种新的文献研读方法。将经过系统整理与汇总的医籍文献提供给读者，使读者花较短的时间，即可纵览女科相关基础理论、常用中药、单病种治法方药等方面的历代文献，迅速获取有效信息，拓展思路，应用于临床及科研领域。使古代医家的智慧、经验能够更好地传承下去，帮助我们迈向新的征程。

特别感谢上海道生医疗科技有限公司的大力支持和经济资助。

感谢道生医疗中医数据与算法研究部各位同事的辛勤付出和刻苦工作。

感谢母校成都中医药大学提供学术出版基金资助本套丛书的出版。

因时间有限，待整理的文献量很大，疏漏在所难免，望读者海涵！

《女科医典传承新编》编委会

2023 年 8 月 18 日

《女科医典传承新编》
外治论

CONTENTS 目录

第一章

中医女科外治法古今文献概述与历史沿革

刘敏如教授指出："我们对女科外治法一向有所忽略，实际中医外治法在中医临床中颇具特色和疗效，因此有重拾和传薪的时代需要。"根据刘敏如教授的要求，我们对中医女科外治法的古今文献进行了系统检索与分类统计，基本摸清了中医女科外治法文献的分布情况及所涉及的病种、治疗手段、治疗方法等。

中医文献浩如烟海，要摘录出全部的中医外治法文献，在时间、人力上有一定难度。但是，文献的分布是有其特定规律的，女科外治法的发展和演变也有其特定轨迹。在发展过程中，起决定性作用的内容往往集中于某人、某部或某几十部特定医籍，它们是我们工作的重点。

一、中医女科外治法文献的分布情况

1. 中医外科学专著中的女科外治法

中医外科学专著中涉及的女科外治法以乳痈、乳疮、乳岩、阴疮等疾病的治疗最为多见，其他内容较少。外科专著中记载的治法往往非常精细，如对乳痈各期的不同治法，对溃烂、疮口久不敛的治疗措施，以及如何清洗疮面、如何外敷药物、如何配合内服药、对意外情况如何处理等，均有详细的描述。有些用药及治法不仅对现代中医女科外治法有借鉴价值，对于外科学亦有一定借鉴价值，尤其是在提高疗效、降低医疗费用等方面。

2. 方书中的女科外治法

在南宋以前，女科外治法的内容多载于各类方书之中，如最早的女科专篇见于《金匮要略》[1]，其中涉及女科外治的共四条，包括治疗妊娠小便不通"刺泻劳宫及关元""经水闭不利，脏坚癖不止，中有干血，下白物，矾石丸主之（阴道纳药）”“阴寒，温中坐药，蛇床子散主之”“阴中蚀疮烂者，狼牙汤洗之”。但《金匮要略》并不是最早记载“阴道纳药”法的著作，最早的记载见于马王堆汉墓出土的《养生方》。本书约成书于战国，抄写于秦汉之际。

方书中的女科外治法内容多于女科专著中的外治法内容，因为大型的方书如《备急千金要方》《圣济总录》《太平圣惠方》《普济方》等往往是一个时代医学成就的集中体现，内容包罗万象，因此民间验方类的方书更值得重视。外治法因其简、便、廉、验的特点常为“铃医”所采用，他们往往有独门的绝技，如药物温脐法助孕，用熏蒸法治鬼交、神志不清等，为他书所未载。

3. 中医妇产科专著中的外治法

现存最早的妇产科专著是《胎产书》，其中并无外治法内容。南宋时成书的《妇人大全良方》是一部里程碑式的著作，它改变了女科外治法内容主要载于方书的历史。在它之前有一部书，名为《经效产宝》，有人错误地将其称为第一部妇产科专著，但经过版本和内容的考证，它虽产生于晚唐，但内容经过后世多次增补，于北宋末年重刊，我们难以确定其中的内容是产生于唐还是宋，且其中涉及女科外治法的内容只有 18 条、6 个病症，远少于《妇人大全良方》的 99 条、33 个病症。故《妇人大全良方》才是里程碑式的著作，《经效产宝》从内容到意义都远逊于它。

《妇人大全良方》之后，女科外治法的内容便主要见于妇产科专著，尤其是针对经、带、胎、产诸疾，治疗比较规范、系统。

4. 出土古医书中的外治法

出土古医书中的外治法如《足臂十一脉灸经》《阴阳十一脉灸经》《五十二病方》《养生方》以及武威汉简、敦煌卷子等都属于此类。

最早的中医女科外治法记载见于马王堆出土、成书于战国时期的《五十二病方》，其中有“婴儿索痉”的内容。据马继兴先生考证，此条是专门用于治疗产妇痉病的医方，原文如下：“索痉者，如产时居湿地久，其肎直而口扣，筋挛难以伸，取封殖土冶之，□□二，盐一，合挠而烝，以遍熨直肎攀筋所，道头始，稍□手足而已。熨寒□□复烝，熨干更为。令。”

本病病因是产妇在分娩时居湿地久。症状表现为背部肌肉强直，牙关紧闭，全身肌肉痉挛，难以伸展。治疗的方法是温熨法。取两份蚁穴周围小丘上的黄黏土研末，和一份食盐混合搅拌，再放在火上蒸热，然后用这种温热的盐土进行温熨，治疗时要用温盐土遍涂背部强直和痉挛的肌肉，由头部开始，向下依次熨至手、足。待盐土逐渐冷却后再次加热，再蒸再熨，反复施用，方为灵验。

最早将针灸用于女科疾病治疗的记载见于《阴阳十一脉灸经》[2]，足厥阴脉“是动病”有“妇人少腹肿”之文。《阴阳十一脉灸经》是针灸学的专著，记载经脉的走向与经脉病的表现，虽未明确说明选穴，但当是用针或灸法无疑。在1300余年后的《圣济总录》[3]中有“女子疝，及少腹肿，溏泄遗溺，阴痛面尘，目下眦痛，太冲主之”的记载，所选穴位正是肝经的原穴。足以证明中医女科外治法有着旺盛的生命力，哪怕朝代更替、世事变迁，它从未断绝，并不断向前发展。

上文已经提过，阴道纳药的最早记载见于《养生方》[2]，在该书中它用于促进阴道正常分泌，所用药物有茯苓、牛角鳃等，溶剂是醋。此外还有用药巾外擦、阴道纳药的方法提高女性性欲的内容，今天或可用于治疗女性性欲低下或促进优生优育等方面，常用药物有桂、干姜、矾石、皂荚等。《金匮要略》选择矾石丸作阴道纳药当与其有一定联系。

用蚁穴土治疗女科疾病，同样载于《备急千金要方》[4]：“治子死腹中，若衣不出，欲上抢心方：急取蚁蛭土三升，熬令热，囊盛熨心下，令胎不得上抢心。”它在治疗方法和用药上都体现了与前代的继承关系，对今天亦有一定借鉴价值。

5. 其他类

这类书比较复杂，如病源类著作，本草类、医案类、医经类、名家专著类都属此列。首先，医经类文献如《黄帝内经》《难经》虽有外治法的记载，但并无女科外治法的具体内容。它们的成书也晚于《阴阳十一脉灸经》。

《诸病源候论》[5]值得研究，它有用“导引”治疗不孕症和乳结核的记载，非常有特色。《本草纲目》虽为本草学巨著，但涉及女科外治法的内容并不多，只有 140 条，且方法和用药多与前代重复。医案类的医籍治疗女科诸病多是以内治为主，偶有用外治法的，主要限于阴挺、产后小便不利等，方法用药亦无特殊。名家专著类，如《格致余论》《丹溪心法》等，涉及女科外治法的内容并不多，他们对疾病、对女性生理病理的分析更值得重视。

从古代文献的整体上看，女科外治法可以分为两大类，一类是针灸类，另一类是非针灸类。非针灸类以应用药物为主，辅以各种外治手段，如外敷、涂擦、外洗、阴道纳药、坐药等。而针灸作为中医重要的治疗手段之一，它会同时出现在外科专著、方书、妇产科专著及其他各类著作中，针灸专著类文献与他书内容在女科外治法领域重叠率较高，因时间和人力所限，故暂未对针灸专著类文献进行系统检索，此部分内容可能有部分缺漏，待人力、时间充裕后可再行补充。

二、文献范围

在前期工作的基础上，我们以马继兴先生的《中医文献学》[6] 以及刘敏如教授圈定的女科重点文献范围为依据，在每一个中医女科外治法可能涉及的领域内选择重要的、有代表性的文献进行检索。采用重点抽样、连点成线、以线带面的方式，围绕中医女科外治法的发展历程为核心，力图理清中医女科外治法文献所涉及的病种、治疗方法、治疗手段、时代特色、用药特色等方面的内容，选取其较为精炼实用者，以期达到去粗取精、去伪存真、古为今用的目的。所选古籍文献如下，共计 76 部。

1. 外科专著

（1）《刘涓子鬼遗方》：成书于5世纪初，约东晋末与刘宋初之际，由龚庆宣于499年将此书重加厘定次序后传世。它是古代医生考试时的必考书之一。

（2）《仙授理伤续断方》：唐代蔺道人著。本书是骨伤科专书，内容论述整骨手法及效验方，后被收入《道藏》。经查，其中无女科外治法具体治法的内容，但用药有可借鉴之处。

（3）《卫济宝书》：宋代东轩居士著。本书传世极少，后收入《永乐大典》和《四库全书》。

（4）《外科精要》：南宋陈自明著。作者主要参考了李迅的《集验背疽方》，伍起予的《外科新书》，以及曾孚先的著作（所撰书名未详）。后元代朱震亨又对此书作了补充，名《外科精要发挥》。明代熊宗立在陈氏原著基础上加以补充，名《外科精要附遗》。薛己将陈氏书进行了改编，加了按语和病案，改名为《校注外科精要》。

（5）《仙传外科集验方》：明代杨清叟著。本书也被收入《道藏》，有妇儿科病症。

（6）《外科精义》：元代齐德之著。后被收入《东垣十书》及《古今医统正脉》等丛书。

（7）《外科理例》：明代汪机著。本书内容丰富，条理清晰。

（8）《外科心法》：明代薛己著。

（9）《外科发挥》：明代薛己著。

（10）《外科大成》：清代祁坤著。

（11）《洞天奥旨》：清代陈士铎著。

（12）《医宗金鉴·外科心法要诀》：清代吴谦等著。

（13）《外科证治全生集》：清代王惟德著。本书内容丰富，条理清晰。

（14）《疡医大全》：清代顾世澄著。

（15）《理瀹骈文》：清代吴尚先著。

2. 方书

（1）《金匮要略》：汉代张仲景著。

（2）《肘后备急方》：原名《肘后救卒方》，简称为《肘后方》。葛洪将《玉函方》（已佚）一书中简易有效的药方整理成书，为仓猝救治急病所需而编，原书86篇。公元500年，陶弘景将原书合并为79节，此外又增加22节，共101节。隋唐时的各种古传本，对原书有增删、调整、修改。现存的《肘后方》内容是不全的，它的佚文可见《外台秘要》等唐代方书。北宋《证类本草》也可为参照。需要指出的是，此书未经北宋校正医书局校刊，高丽和辽都有此书的刊本。南宋时，金也有刊本问世（杨用道本），是出自辽本。杨用道本在逐篇之末增入了“附方”，均系选自《证类本草》，且标有出处，书名改为《附广肘后方》。此后演变出了元明的各种刊本。明清的《肘后方》多出自杨用道本，但都不是完整的。

（3）《备急千金要方》：唐代孙思邈著。

（4）《千金翼方》：唐代孙思邈著。

（5）《外台秘要》：唐代王焘著。

（6）《小品方》：本书又名《经方小品》，东晋陈延之著，原书已佚。现存《小品方》是从《外台秘要》《医心方》《证类本草》等书中辑出的。

（7）《华佗神方》：原书提有汉代谯县华佗元化撰、唐代华原孙思邈编集，但疑为非一时一人之作。该书用药简练，较为实用。

（8）《医心方》：日本丹波康赖著。本书成书于北宋，所保存的多为唐及唐以前的医籍内容，书中引用的大部分医籍现已亡佚，故有极高的文献价值。

（9）《太平圣惠方》：北宋初年，全国征集经验医方，以王怀隐为首的医官在此基础上编纂此书。自982年起开始编纂，至992年撰成。本书收辑了多种古佚医书的内容，但未记明出处。

（10）《圣济总录》：宋徽宗赵佶敕撰，1118年撰成。因金兵南侵，本书未颁行便被携往金国，由金国刊行，故不易在南宋医书中见到。该书的女科外治法内容明显少于《太平圣惠方》。

（11）《御药院方》：元代许国桢著。北宋初内府专供皇族用药的机构叫御药院，金元沿袭之。宋代的书早佚，但部分佚文存于《证类本草》。元代许国桢的《御药院方》尚存，但与宋本无太多相似性。

（12）《太平惠民和剂局方》：本书是宋代太医局编撰的一部成药处方配本，多次经过修订和补充。该书中外治法的内容极少。

（13）《苏沈良方》：本书为北宋沈括所撰的《良方》与苏轼所撰的《苏学士方》两书的合编本。

（14）《普济本事方》：宋代许叔微编。

（15）《三因极一病证方论》：宋代陈言编。

（16）《严氏济生方》：宋代严用和编。

（17）《普济方》：明代朱橚、滕硕、刘醇等编。《普济方》与《太平圣惠方》等方书的重复率较高，故我们重点检索了针灸内容，即《普济方·针灸门》。

（18）《急救仙方》：宋代佚名氏撰。本书原系道家抄录多种医方的汇编，收入《道藏》，内容很杂，有专门的妇产科药方。

（19）《串雅外编》：清代赵学敏编。本书极有特色。

（20）《串雅内编》：清代赵学敏编。本书极有特色。

（21）《串雅补》：清代鲁照著。

（22）《验方新编》：清代鲍相璈著。

（23）《急救广生集》：清代程鹏程、赵建新著。

3. 妇产科专著

（1）《褚氏遗书》：南齐褚澄编。本书撰于南齐，成书于唐。

（2）《经效产宝》：唐代昝殷撰，产科名著。北宋末年，有人在刊行《经效产宝》三卷时将时贤的《产经》、周颋传授备急方论道及宋代李师圣等人撰写的《妇人产育保庆集》等，合为一卷作为《产宝》的续编，此刊本有影宋本传世，同时也是1956年人卫影印本的底本。

（3）《产宝诸方》：本书作者不详，成书于南宋。《四库全书》据《永乐大典》辑出复辑本一卷。

（4）《坤元是保》：本书始撰于宋代，昆山郑氏女科代有增改，真正成书在明代。

(5)《妇人大全良方》：南宋陈自明著。

(6)《女科百问》：南宋齐仲甫著。元明以后有人将此书拆为五卷本，更名为《产宝百问》，托名朱震亨所撰。

(7)《广嗣纪要》：明代万全著，收入《万密斋医书十种》中。

(8)《济阴纲目》：明代武之望著。本书是对《女科证治准绳》内容重加编次而成。

(9)《景岳全书》：明代张介宾著。

(10)《女科玉尺》：清代沈金鳌著。

(11)《女科要旨》：清代陈修园著。

(12)《傅青主女科》：清代傅山著。一说清代陈士铎参考傅氏生前经验撰写《辨证录》，其中卷十、十一、十二即为《傅青主女科》。

(13)《医宗金鉴·妇科心法要诀》：清代吴谦等著。

(14)《女科经纶》：清代萧埙著。

(15)《达生篇》：清代亟斋居士著。

(16)《大生要旨》：清代唐千顷著。

(17)《胎产心法》：清代阎纯玺著。此书曾被沈棪增订。

(18)《产孕集》：清代张曜孙著。

(19)《沈氏女科辑要笺正》：清代沈尧封辑成《沈氏女科辑要》一书，书中引用历代医家的学术观点，并附治疗方剂，条理清晰，简便实用，对后世影响很大。王孟英曾为之作注，又有张山雷为之笺正，故名《沈氏女科辑要笺正》。

(20)《竹林女科证治》：竹林寺诸僧所撰。竹林寺建于南齐年间，至清末已历107世。该书非一人一时所作，成书并流传于清。

(21)《宋氏女科秘书》：明代宋林皋著。

(22)《女科撮要》：明代薛己著。

(23)《妇科秘方》：年代及作者不详，有人认为它是竹林女科的另一个版本，但二书内容并不相同。

4. 出土古医书

马王堆汉墓出土古医书《养生方》《五十二病方》《阴阳十一脉灸经》《杂疗方》内容引用自《马王堆古医书考释》一书。

《求子方书》《头、目、产病方书》内容引用自《敦煌医书之妇科方书残卷集萃》一文。

5. 其他

(1)《诸病源候论》：隋代巢元方等撰。

(2)《丹溪心法》：元代朱震亨著。该书非朱氏自撰，而是他的学生根据其学术经验和平素所述纂辑而成。

(3)《格致余论》：元代朱震亨著。

(4)《东垣试效方》：金代李杲著。

(5)《卫生宝鉴》：元代罗天益著。

(6)《儒门事亲》：金代张从正著。

(7)《医林改错》：清代王清任著。

(8)《血证论》：清代唐宗海著。

(9)《医学衷中参西录》：民国张锡纯著。

三、 取舍标准

1. 纳入标准

女科经、带、胎、产诸病及妇人杂病，采用外治法进行治疗的；或以外治法为主，配合内服药物进行治疗的。

2. 排除标准

（1）明显不符合现代医学常识的，如难产时在儿脚底画符，或让产妇手持槐枝、患乳痈用梁上尘加醋外敷等。

（2）后世医籍从症状描述到治疗方法与前代医籍完全相同者，只取最早记载。

四、 初步结果

从以上诸书中，共摘录中医女科外治法文献资料1700余条，每一条代表一个病/症的一种治法，所涉及内容可分为三部分：首先是疾病类，占绝大部分内容，后面会详细说明；其次是预防保健类，如妊娠时病令子不落、固孕法、助产法等；再次是涉及夫妻房室行为及优生优育的内容，此部分文献有明显的时代性，战国至唐较多且内容丰富，宋及宋以后很少。

此外，女科外治法文献常与美容、泽发、香体类文献同时出现在一部书的不同章节之中，皆因女性爱美之天性使然，此次检索还搜集到大量的美容类文献，内容非常丰富，疗效亦让人期待，会另文详述。

1. 战国至清末、民国的中医女科外治法文献所涉及的中医病种、症状

因文献的时间跨度长达2000余年，加之古代汉语的自身特点及医生习用语言的差异，文献中的疾病及症状描述用词千差万别，如女子子宫下脱，现代的中医病名是“阴挺”，但在古代会被描述为“阴暴出、阴户坠下一物、阴脱、产后阴下脱、产后肠出不收、产后阴癞”等等，有几十种不同说法。为准确对古代文献进行分类、统计，我们根据教科书定义及古今文献的历史沿革情况，逐条对病名、症状名进行了处理。

处理方法如下：与教科书定义相符的统一使用教科书病名，如阴挺、乳

痛等；教科书中没有，但不同时期的文献中频繁出现，且病因、症状、治法都比较清楚的，以文献内容为依据进行整理，取一文献中经常出现且较有代表性病名来统一称呼，作为“新增病名”；在古代文献中只是零星出现，或虽频繁出现但病因、症状、治法不够明确，作为症状名保留，如白沃等。

中医古籍中涉及妇科外治法内容甚为丰富。如下表所列病症，在古籍中均列有外治方法，可供读者检索，故挖掘研究。

处理后共得到中医病名、症状名 291 个。其中教科书病名 57 个，1100 余条，占大部分；新增病名 13 个，150 余条；症状名 221 个，390 余条。

（1）教科书病名与古代文献中真实使用的病名对照

教科书病名与古代文献中真实使用的病名对照见表 1–1。

表 1–1 教科书病名与古代文献中真实使用的病名对照表

教科书	古代文献
胞衣不下	胞衣不出；胎衣不下；妊娠堕胎胞衣不出；胞衣不下；息胞；产后胞衣不出
胞衣不下（难产沥浆）	难产沥浆 / 胞胎不下
崩漏	月崩去血；胞漏下血；漏血；胞漏下血不禁；下血 / 漏血；月水不断；崩中；血崩不止；崩中 / 漏下；漏下不止；崩漏 / 月经不调 / 带下；漏下，苦血闭不通，逆气胀；不字，经水暴下；漏血，腹胀满不得息，小便黄；漏血不止；血崩；血崩 / 月事不调；胎中痛恶血；月水不以时休止；月事过时不止；月事不绝；月事不调带下崩中；因产恶露不止；崩中带下；经漏；月水不禁
鼻衄	鼻衄
闭经	经闭；月水不通；月闭；月事不通；不下月水；少腹坚痛，月水不通；经不通；月脉断绝；月闭溺赤；经闭不通；月水不通；月事不调。王月则闭；月水不下；不月水；月经不调；月水不来；月水不来；闭经
不孕症	断绪；绝子；无子；全不产；断绪；绝嗣不生；绝嗣；小腹大字难；绝产；不生子；宫冷不孕；不孕；子脏虚冷久无子；子宫寒冷不能受孕；无子绝嗣；全不产及断绪；绝孕；绝产；女子不字；不字
不孕症（阴冷）	断绪产道冷；无子阴中寒
不孕症（子脏闭塞）	子脏闭塞不受精

续表

教科书	古代文献
产后便秘	产后大便不通；产后大肠结燥秘涩，气壅胀闷欲死；产后大便不通；产后下部闭塞，大便秘结不通；产后大肠热燥，糟粕结硬，大便不通；产后大小便不通
产后恶露不绝	恶露不绝；因产恶露不止；产后恶露不止；产后恶露不绝
产后腹痛	产后腹痛；血晕 / 产妇腹痛
产后痉证	产后痉病
产后乳汁不行	无乳；乳少；乳汁不通；产后缺乳
产后乳汁自出	产后乳自出
产后身痛	产后遍身疼痛；妇人产后浑身疼；产后身痛
产后小便不通	产后大小便不通；产后小便不通；产后小水不通腹满
产后血晕	产乳晕绝；产后血晕；产后血脱；产妇血运，不省人事；产后血迷血晕
产后自汗、盗汗	产后出汗不止
带下病	带下；赤白沥；赤沃；白崩中；带下；赤白带下；淋带赤白；带下久不瘥引下恶水；带下赤白；下赤白；白沥；白带
堕胎、小产	妊子不成；堕胎腹痛
滑胎	数堕胎；妊不成数堕落；胎屡堕；妊娠三月数堕胎
经行吐衄	月经逆行；经逆
难产	难产；逆生；横产及侧；逆产；产难；产时子但趋谷道；逆产足出；横产手出；横生倒产；胞破产难；产难横生；子鞠不能下；儿已露顶而不生；交骨不开；难产危急；倒产逆生；难产数日不下；横产；偏产；碍产；坐产；倒产；冻产；横生胎动
难产(临产晕厥)	临产晕绝；临产晕厥
热入血室	热入血室
妊娠身痒	孕妇遍身瘙痒
妊娠小便不通	妊娠卒不得小便；孕妇转胞；孕妇小便不通；转脬；孕妇转胞小便不通；孕妇胎坠压胞不得小便胀极危困；伤胎，怀身腹满，不得小便
乳癖	乳癖

续表

教科书	古代文献
乳岩	乳岩
乳痈	乳肿；乳吹；妒乳；乳痈；奶发；乳痈妒肿；发乳房；产后不自乳；吹奶；乳蓄结痈；妒乳肿痛；乳热肿；妒乳肿；妒乳病；妒乳及痈；奶痈；吹乳；妒乳乳痈；乳痈肿疼痛；产后乳疽乳痈；产后妒乳；吹乳 / 结乳 / 乳痈；吹乳肿痛；产妇乳上结核 / 乳痈；产后勒乳成痈；乳上生痈；吹乳乳痈；乳痈吹乳；吹乳妒乳；乳痈乳痈；产后妒乳，结滞成痈肿；产后妒乳成痈肿，或已破脓血未散；产后乳肿热痛；产后乳痈欲结未结，脓攻疼痛；产后乳痈肿痛，脓不消散；产后乳痈破，脓血不尽；乳肿痛；产后妒乳并痈；乳痈乳吹
乳痈（初起）	乳痈初起；乳痈初发
乳痈（久不瘥）	乳痈久不瘥；乳痈日久肿痛不愈；乳痈久不收口
乳痈（敛疮口）	敛疮口
乳痈（脓成不溃）	脓成不溃
胎死不下	死胎；死胎不下；子死腹中，妊身热病子死腹中；子死腹中不出；子死腹中；产至数日子死腹中母气欲绝；胎死腹中
痛经	行经头晕 / 少腹痛
头痛	头痛
脱肛	脱肛若阴下脱；脱肛
阴疮	阴疮；阴䘌（阴中有疮）；阴中痛生疮；阴中疮；阴中生疮；阴虫疮；阴户生疮；阴部湿淹疮；阴外生疮；阴户生疮或痒或痛或肿；阴疮虫；阴肿生疮；阴肿痒痛
阴吹	阴吹
阴挺	阴挺；阴暴出；阴户坠下一物；阴脱；产后阴下脱；产后肠出不收；产后阴癞；产后阴脱；阴癞；胞落颓；阴下脱；胞下垂注阴下脱；阴下脱出；子脏挺出数痛；阴下挺出；下挺出；阴脱下；阴脱出外；阴脱出；子脏挺出；阴中痒脱下；阴挺出；产后阴脱下痛；产后子脏挺出；产后阴肿下脱；产门恶出；产后子肠下出；产后劳，阴脱；阴挺出下脱；子肠下不收；产后子宫不收；产肠出；产后肠不收；产后阴肿下脱；子宫大痛 / 产后生肠不收；子宫不收；产后子宫不敛；产后子肠不收；子宫脱出；产后子肠掉出一截；产后阴户不闭或脱出；阴门突出；产后阴户脱下；阴户突出；子宫不敛；子肠不收；产后子宫不收阴门突出；气血俱虚，劳力过度，阴中突出一物，不能行动着席；产后生肠不收；产后劳动，阴脱不收；产后抬出，因用力太过，阴中突出一物，如茄子之状；产后膀胱脱出；阴挺下脱
阴挺（大肠堕下）	胞落子生大肠堕下

续表

教科书	古代文献
阴挺（盘肠生）	产后肠不收；盘肠产；盘肠生；盘肠生肠干不上；儿袋拖出；产连肠脱下（盘肠产）；临产儿尚未生有物先出形如胞衣
阴痛	阴中痛；产后阴痛；阴痛；阴肿痛；阴中肿痛；阴燥痛；阴肿坚痛；阴肿；阴户疼痛；阴中痛，少腹坚急痛；小腹肿，阴痛引心下；阴中痛引心下，及小腹内绞痛，腹中五寒；阴门肿痛；阴中肿痛不可近
阴痒	阴痒；苦痒；阴中痒；苦产门痒无计；阴痒有虫；产后阴痒；产后阴中如虫行痒；阴痒不止；阴痒生虫；阴中生细虫；阴中有虫；阴中虫痒；阴痒三虫作祟
月经过多	经水过多
月经过少	月事少
月经先后无定期	月事不时
癥瘕	黄瘕；青瘕；血瘕；脂瘕；胞中瘕；燥瘕；狐瘕；鳖瘕；痞块；癥瘕；胎瘕；胞中瘕；胞中有大疝瘕积聚与阴引；症瘕；癥；瘕聚
子淋	妊妇淋病；妊娠小便涩
子痫	妊痫
子悬	胎动冲心；子悬
痢疾	赤白里急
瘰疬	瘰疬
梅核气	梅核气
泄泻	水泄痢；肠鸣泄注；泄痢不止；飧泄
小便不通	转胞；转胞，不得小便，又主胞闭塞，及小腹急；转脬；小便不通

异名越多者，代表着在古代文献中出现的频次越高，即医生采用外治法进行治疗的频次越多。排名占前的几位无疑是乳痈、阴挺、崩漏、闭经、不孕症、癥瘕、阴痛、阴痒、阴疮、带下病等。这对我们的启示意义在于，疾病的治疗可以外治法为主，或用外治法配合内治疗效可能更佳。

上述病种的外治法原始文献出处请见附表 1，有兴趣者可自行查检。

（2）新增病名与异名对照

新增病名与异名对照见表 1–2。

表 1–2　新增病名与异名对照

新增病名	异名
产后阴肿痛	产后阴肿痛；阴肿痛；产后阴户肿痛；阴门肿痛；产门肿痛；产后脏中风冷，阴肿痛；产后阴冷 / 阴中痛
产后玉门不闭	产后玉门不闭；产后阴道开不闭；产后冷玉门开不闭；产劳玉门开而不闭；产劳 / 玉门不闭；产门不闭；玉门不关；
催生	催生；催生下胎
催生 / 去胎	催生去胎
妇人遗尿	遗尿不知出；遗尿
交接出血	交接辄血出；交接出血；妇人交接出血
交接痛	交接即痛；阴阳辄痛不可忍
去胎	得温病欲去腹中胎；去胎；欲取胎；孕妇病欲去胎
乳头破裂	乳头裂破；乳头破裂；乳头裂开
阴宽	玉门宽；阴冷大；阴宽大；阴宽；阴大；玉门宽冷
阴冷	阴冷；阴寒；阴冷肿痛；子门冷；阴冷痛；妇人阴冷；阴门冷肿；阴中寒
阴虱	阴虱疮；阴户生虱
阴蚀	阴蚀；阴蚀疮；阴蚀欲尽；阴中蚀疮；阴中蚀疮烂；阴户蚀疮疥癣灭火丹及诸恶疮；阴蚀四边肿烂疼痛；阴疳阴蚀
欲断产	欲断产；断产；欲绝产；无子；绝孕

需要说明的是，“去胎”是古代的堕胎方法，“欲断产”是古代的绝孕或避孕方法，效果不详。关于催生和去胎，有的方法和药物是只用于催生的，有的方法和药物既可催生，又可去胎，古人分得比较详细。这四条与其说是病名，不如说是某一类方法的总称。产后玉门不闭与阴挺有关联，但古代文献中大多分立，故遵其原文。

上述病种的外治法原始文献出处请见附表 2，有兴趣者可自行查检。

（3）症状名

古代的医生对于症状的描述是极为细致的，会根据症状的不同而使用不同的治疗方法，并不断寻找这些症状间的联系与共性，值得我们参考。以乳房疾病为例，它列出了乳疮、乳核、乳硬、乳花、乳疖、乳疽、乳悬、乳卸、乳癣、乳忽缩入等20余种不同的症状名，且附有不同治法，有的还附有多种。

具体请参考附表3。

2. 战国至清末、民国的中医女科外治法文献所涉及的治疗方法、治疗手段

文献中涉及的治疗方法、手段，据粗略统计，主要有二十余种，如灸法（又分为直接灸、隔物灸等）、针刺法、涂脐法（涂上不久即洗去）、贴脐法（药物贴脐或置于脐中，不加热，如用贴脐法治孕吐）、温脐法（药物贴脐或置于脐中，加热）、药物穴位贴敷（常见部位是头顶心、足底、心下三寸等）、拭身法（药汤擦身，主要见于妊娠伤寒诸疾）、药物外敷患处、阴道纳药、熏蒸法（夜烧笼中，妇坐其上，以被蒙之，露头在外）、外洗法、熨法（熨周身或局部）、吹鼻法（治产后头痛等）、熏洗法、燃药烟熏法（令病人吸入药烟，用于乳悬等症）、坐浴法、坐干药法（药汁泼地，烧令地热，坐其上）、取嚏法（用治胎衣不下等）、阴中纳管法（先以细竹管纳阴中，捻药点燃以烟熏之，或用有嘴瓦罐煎药，以药气熏之）、导引法、按摩法等。

之所以说是粗略统计，是因为古人常数法并用，或先用某法，再用某法，或是在不同的部位用不同的药物和方法等等，使用同样的方法，也会根据不同的部位、症状、轻重而换用不同药物，种种变化，不一而足，是根据治疗的需要灵活变通而来。

用药简、方法简，但治疗过程中充满巧思，灵活多变，这是中医女科外治法的重要特征。

3. 战国至清末、民国的中医女科外治法文献所涉及的主要药物

女科疾病在使用外治法进行治疗时，选用的药物是非常之广的，尤其是治疗妊娠诸疾的时候，伴外感则用麻黄，有内伤时加用人参。但整体上，常

用于外治法的药物往往是以下药物中的某几种相互配合，①有芳香气味，走窜之性。②清热解毒除湿。③生肌敛疮，消肿排脓。④杀虫止痒。⑤止痛。⑥止血。⑦祛邪杀蛊。⑧收湿敛疮。⑨破血、行气。⑩缓和药性。⑪ 软坚散结化痰。

以《本草纲目》[7] 为例，该书中提到用于女科外治的药物主要有：粉锡、皂矾、莪术、三棱、香附、牛膝、生地、马鞭草、紫菀、大黄、甘遂、莨菪、乌头、使君子、番木鳖、小麦、枣、胡椒、吴茱萸、没药、干漆、五加、蜈蚣、蚁垤、乌爹泥、铅丹、密陀僧、铁精、丹砂、滑石、炉甘石、石灰、水银粉、食盐、石硫黄、矾石、甘草、丹参、白及、贝母、山慈菇、石蒜、白茅、蛇床子、木香、紫苏、艾、茺蔚、小蓟、大蓟、龙葵、葶苈、狼牙、蓖麻、半夏、射干、芫花、莽草、龙舌草、菖蒲、胡麻油、赤小豆、醋、韭、芜菁、生姜、马齿苋、杏仁、桃仁、银杏、桂、丁香、椿樗、槐、枳壳、地骨皮、五倍子、蝎、蛇蜕、蟾蜍、田螺、五灵脂、鹿角、乱发、黄明胶等。

此外，麝香、当归、川芎等亦是女科外治常用药。

综上，最早的中医女科外治法文献产生于战国，成熟于汉，唐时已大量应用于临床实践，方法多种多样，除治疗疾病外，尚用于预防保健、优生优育等领域，用药简，方法简，但治法极为灵活。到了北宋初，前代的成绩被总结并加以传承，但在北宋末年左右，女科外治方法的记载在官修方书中大量减少，以《圣济总录》为代表。妇产科专书中有所保存，亦有新增内容。这一时期南宋的医家在继承性方面好于金元的医家，但金元的医家在开创性方面要好于南宋的医家。对前代文献继承最好者首推日本医家丹波康赖编著的《医心方》。明清及民国时期，女科外治法的发展虽然缓慢，但并未停滞，方法的创新性方面首推张介宾、赵学敏，内容的丰富性方面首推《普济方》，惜与前代方书重复内容太多，又有错漏讹误，使其价值打了折扣。

特别需要指出的是，在战国至清末的文献中，医生在应用外治法治疗女科疾病时是极少详细辨证型的，多是以患者主要症状为依据进行施治。这有两种可能：①应用外治法首先要辨的是主症，它的重要性大于证型。②外治法治疗的部分病症是患者极为痛苦、难以忍受的，如阴脱、阴疮、乳悬等，急则治其标是中医的治疗原则，也是外治法直接、显效快的自身特点所决定的。

另外，女科外治法的组方中，单味药独用或三五味药组合使用的情况最为多见，针灸选穴亦多在三个以下。大处方有，但比较少见，多是用于治疗复杂的疾病，如不孕症等。用药简练是此一时期女科外治法的另一特点。

古籍文献浩如烟海，现代的临床医生有向其学习、继承创新的需求，以女科外治法而言，用药、取穴都有可改进、可借鉴之处，通过这次对古今文献的系统梳理，我们基本理清中医女科外治法文献所涉及的病种、治疗方法、治疗手段、时代特色、用药特色等方面的内容。

文献的作用是引导我们根据线索查到所需内容。中医外治法在中医药学的发展中是比较薄弱的，有必要进一步挖掘发扬。首先继承、梳理其外治方法，进而发掘其精华。由于历史漫长，涉及面大，资料繁杂，取舍分寸难以把握，加之时间、人力所限，此项工作难度较大，故而我们采取了先搜集、再整理的方法，因此难免庞杂。读者在学习参考时当注意去粗取精、去伪存真。

第二章

女科疾病外治法历代文献梳理

一、月经类疾病

（一）崩漏

1.《备急千金要方》[4]

漏血，少腹胀满如阻，体寒热，腹遍肿，刺阴谷，入四分，灸三壮。在膝内辅骨后，大筋之下，小筋之上，屈膝乃得之（《甲乙》云：漏血，小便黄，阴谷主之）。

女子不字，阴暴出，经漏，刺然谷，入三分，灸三壮，在足内踝前起大骨下陷中。

2.《备急千金要方》[4]《千金翼方》[8]

（各书均记载以下内容）

女人胞漏下血不可禁止，灸关元两旁相去三寸。

3.《急救广生集》[9]

针灸妇人病不怀孕

经血过多崩中漏下，通里穴（针三分，灸五壮）。

漏下不止，阴谷穴（针四分留七呼，灸三壮）。

崩漏月信不调带下，血海穴（针五分，灸五壮）。

以上诸病穴法，治之各有奇效。若已有孕者，切忌不可针灸，至嘱至嘱（《针灸经》并《广嗣全书》）。

4.《类经图翼·针灸要览》[10]

血崩不止

膈俞、肝俞、肾俞、命门、气海、中极（下元虚冷，血崩白浊）、间使、血海、复溜、行间。

5.《普济方·针灸门》[11]

治经候过多，其色瘀黑，甚者崩下，吸吸少气，脐腹冷极，则汗出如雨，尺脉微小。由冲任虚衰，为风冷客乘胞中，气不能固。可灸关元百壮。宜鹿茸丸。

鹿茸丸（出自《医方大成》）

鹿茸（燎去毛，酥炙）、赤石脂、禹余粮（制）各一两，艾叶（一方无艾叶）、柏叶、附子（炮）各半两，熟地黄（洗，焙）、当归、续断各三两。

上为细末，酒糊为丸如桐子大，空心温酒下三十丸。一法用蜜丸亦可。

治血崩不止（《资生经》），穴大敦。

治崩中，穴合阳。

治崩中漏下，穴石门、气海。

治女子漏血不止，穴交信、阴谷、太冲、三阴交。

治女子漏下不止，穴三阴交、太冲。

治漏血，小腹胀，体寒热，腹满肿，及漏血，小便黄，穴阴谷。

治妇人经血过多不止，并崩中者，穴三阴交、行间、通里。用毫针刺后，各灸二七壮。凡灸虚则炷火自灭，实则火吹灭。

治经漏，穴太冲、然谷。

治白崩，及血伤，带下赤崩，灸小腹横纹，当脐孔直下百壮。又内踝上三寸左右百壮。

治漏胞，下血不禁，关元灸两傍三寸，百壮。

治妇人漏血不止，少腹急引阴痛，腹胀如蛊，女子如妊娠（《济生拔粹方》），穴阴交，灸三壮。

治崩中漏下涌，穴石门。

治崩中因产恶露不绝，穴中都。

治漏下恶血，月事不调，逆气腹胀，穴气海。

治崩中，穴阴交、石门。

治漏下赤白，及腹大坚，食不化，面色苍苍，穴天枢。

治女子月事不绝，带下，产后恶露不止，绕脐冷痛，穴阴交。

治难产，月水不禁，横生胎动，针三阴交。

治胎动，崩中下痢，贲气上逆，针石门，一寸四分。

治漏胞见赤，灸胞门五十壮，灸气海五十壮。

治崩中带下，穴针灸中极。

治胎中痛恶血，月水不以时休止，腹胀肠鸣，气上冲胸，穴天枢。

治月事过时不止，穴隐白，刺立愈。

治月事不绝，穴阴交。

治月事不调带下崩中，因产恶露不止，绞脐痛，穴气海。

6.《千金翼方》[8]

崩中带下，因产恶露不止。中极穴在关元下一寸，妇人断绪最要穴，四度针（中极穴）即有子。若未有，更针入八分，留十呼，得气即泻。灸亦佳，但不及针，日灸三七至三百止。

产难、月水不禁、横生胎动，皆针三阴交。

妇人下血，泄痢赤白，漏血，灸足太阴五十壮，在内踝上三寸百壮，主腹中五寒。

7.《圣济总录》[3]

妇人漏血，腹胀满不得息，小便黄，阴谷主之（《千金》云：漏血，小腹痛，胀满如阻，体寒热，腹遍肿）。

妇人漏下，苦血闭不通，逆气胀，血海主之。

女子漏血，太冲主之。

女子不字，经水暴下，然谷主之。

8.《小品方》[12]

灸腰痛法

令病人正踦立，以竹杖柱地，度至脐，以度注地，背正，灸脊骨上，随年壮。灸竟藏竹，勿令人得之。灸丈夫痔下血及脱肛不入，及息下长泄利，妇人女子月崩去血，乍止乍发，及滞下淋沥，长去赤白杂汁，皆灸此。

9.《医心方》[13]

《千金方》月水不断方：灸内踝下白肉际青脉。

又方：灸脐左右各一寸五分，各三百壮。

又灸崩中方：灸小腹横纹，当脐孔直下，一百壮。

又方：灸关元两旁，相去三寸。

（二）闭经

1.《备急千金要方》[4]

少腹坚痛，月水不通，刺带脉入六分，灸五壮，在季肋端（一作下）一寸八分。

月闭溺赤，脊强互引反折，汗不出，刺腰俞，入二寸，留七呼，灸三壮，在第二十一椎节下间。

月水不通，奔泄气，上下引腰脊痛，刺气穴，入一寸，灸五壮，在四满下一寸。

女子不下月水，痹惊善悲不乐，如堕坠，汗不出，刺照海，入四分，灸二壮，在内踝下四分。

大泉、照海主不字，阴暴出，淋漏，月水不来，多闷而心下痛（又云：照海主阴挺下血，阴中肿或痒，漉青汁若葵汁）。

中极主拘挛腹疝，月水不下，乳余疾，绝子，阴痒。

漏下，若血闭不通逆气胀，刺血海，入五分，灸五壮，在膝膑上内廉白肉际二寸半。

2.《华佗神方》[14]

华佗治室女经闭神方

黄芩、牡丹、桃仁、瞿麦、芎䓖各二两，芍药、枳实、射干、海藻、大黄各三两，虻虫七十枚，蛴螬十枚，水蛭五十枚。

上以水一斗，煮取三升，分三服。服两剂后，灸乳下一寸黑圆际各五十壮。

3.《急救广生集》[9]

针灸妇人病不怀孕

经闭溺血，腰俞穴（针二分留七呼，灸五壮）。

以上诸病穴法，治之各有奇效。若已有孕者，切忌不可针灸，至嘱至嘱。(《针灸经》并《广嗣全书》)

4.《济阴纲目》[15]

通经下取方，曾试验神效。

海蛤粉五钱，苦葶苈、牙皂各二钱半，巴豆（略去油）、天花粉五钱，苦丁香、红娘子各一钱半，麝香少许。

上为细末，每用一钱，葱汁同捣为丸。薄绵裹，以五寸竹管纳阴户中，候热时，先通黄水，次则经行。

5.《普济方・针灸门》[11]

治女子经不通，穴会阴。

治月脉断绝，穴关元。

治不月水，惊悲不乐，如堕坠，汗出面黑，病饥不欲食，妇人淋沥，阴挺出，四肢淫泺心闷，及月水不调，嗜卧怠惰，手足偏枯不能行，穴阴跷。

治月水不通，穴太冲。

治经逆，四肢淫泺，阴暴跳，小腹偏痛，又云：主女子淋，阴挺出，月水不来，穴阴跷。

治月闭溺赤，脊强互引反折，汗不出，穴腰俞。

治经闭不通，穴中极。

治小腹坚痛，月水不通，穴带脉、侠溪。

治妇人经脉不通，穴曲池、支沟、三里、三阴交。如经脉壅塞不通者，泻之立通。如经脉虚耗不行者，补之经脉益盛，即通行矣。

治血不通（《卫生宝鉴》），刺会阴入二寸，留七呼，灸三壮。

治带下瘕聚，因产恶露不止，月脉断绝，下经冷（《资生经》），穴关元。

6.《圣济总录》[3]

女子血不通，会阴主之。

月水不通，奔气上下，引腰脊痛，气穴主之。

妇人少腹坚痛，月水不通，带脉主之。

7.《圣济总录》[3]《普济方·针灸门》[11]

（各书均记载以下内容）

妇人月事不调，王月则闭，男子失精，尿有余沥，刺足少阴经，治阴，在足内踝下动脉是也。

8.《血证论》[16]

妇人经闭，脏坚癖不止者，中有干血，湿热腐变，化出白物，矾石末纳入阴户。

9.《医心方》[13]

《病源论》云：妇人月水不通者，由劳损血气，致令体虚，受风冷也。

《千金方》治月水不通方

葶苈子一升，捣，蜜和，如弹丸三枚，绵裹，纳阴中，入三寸，一宿易，有汁出止。

10.《女科要旨》[17]

矾石丸

矾石三分（烧），杏仁一分（去皮、尖）。

上二味，末之，炼蜜为丸，如枣核大，内脏中，剧者再内之。

歌曰：经凝成癖闭而坚，白物时流岂偶然（蓄泄不时，胞宫生湿，湿反生热，所积之血，转为温热所腐，而白物时时自下）？矾石（用）三分杏一分，纳时病去不迁延。

烧矾，驱湿热，且涩能固脱；佐以杏仁之苦润，去其干血；一外纳之方，亦兼顾不遗，可知古法之密。

（三）经行吐衄

1.《备急千金要方》[4]

经逆，四肢淫泺，阴暴跳，疝，小腹偏痛，刺阴跷，入三分，灸三壮，在内踝下容爪甲（即照海穴也）。

2.《华佗神方》[14]

华佗治月经逆行神方

犀角、白芍、丹皮、枳实各一钱，黄芩、橘皮、百草霜、桔梗各八分，生地一钱，甘草三分。

水二升，煎取八合，空腹服下，数剂自愈。又或以茅草根捣汁，浓磨沉香服五钱，并用酽醋贮瓶内，火上炙，热气冲两鼻孔，血自能下降。

（四）痛经

《急救广生集》[9]

针灸妇人病不怀孕

食蛊，行经头晕、少腹痛，内庭穴（针三炙留十呼，灸三壮）。以上诸病穴法，治之各有奇效。若已有孕者，切忌不可针灸，至嘱至嘱。（《针灸经》并《广嗣全书》）

（五）月经过多

《坤元是保》[18]

经水过多，吸吸少气，脐腹极冷，汗出如雨，尺脉微小者，冲任虚衰，气不能固也。当补其气，灸关元百壮，穴在脐下正中三寸。

（六）月经过少

《备急千金要方》[4]

赤淫时白，气癃，月事少，刺中髎，入二寸，留七呼，灸三壮，在第三空，夹脊陷中。

（七）月经先后无定期

《普济方·针灸门》[11]

治月事不时，血结成块，肠鸣腹痛，不嗜食，穴天枢。

治月事不来，来即多，心下闷痛，目䀮䀮不能远视，阴挺出，小便淋沥，腹痛，穴水泉。

（八）癥瘕

1.《备急千金要方》[4]

小腹胀满，痛引阴中，月水至则腰背痛，胞中瘕，子门寒大小便不通，刺水道，入二寸半，灸五壮，在大巨下三寸。

2.《华佗神方》[14]

本症原因，为妇人月水新下，未满日数而中止。因饮食过度，五谷气甚，溢入他脏，血下走于肠胃之间，流落不去，内有寒热，与月水会合，是生血瘕。其候腰痛不可俯仰，横胁下有积气，牢如石，少腹背膂腰股皆痛，阴里若生子，月水不时，令人无子。

治用：干姜、乌贼骨（炙）各一两，桃仁（去皮、尖，熬）一两。

上捣散，酒下二方寸匕，日二。

并用：大黄、当归各半分，山茱萸、皂荚（去皮、子，炙）各一两，细辛、戎盐各二十六铢。上捣散，以香脂为丸如指大，以绵裹纳阴中，正坐良久，瘕当下，养如乳妇之法。

3.《华佗神方》[14]《外台秘要》[19]

（各书均记载以下内容）

华佗治妇人黄瘕神方

本症之原因，为妇人月水始下。若新伤坠，血气未止，卧寝未定，脏腑虚弱，因向大风便利，是生黄瘕。其候四肢寒热，身重淋露，卧不欲食，左肋下有气结牢，腰背相引痛，月水不利，善令人不产。

治用：皂荚（炙，去皮、子）、蜀椒各一两，细辛六分。

上捣散，以三角囊大如指，长二寸贮之，取纳阴中，闷则出之，已则复纳之，恶血毕出，乃洗以温汤，三日勿近男子。

华佗治妇人青瘕神方

本症之原因，为妇人新生未满十日起行，以汤浣洗太早，阴阳虚，玉门四边皆解散。又或当风睡卧，及居湿地及湿席，不自谨慎，能令恶血不除，结热不得散，则生青瘕。其候左右胁下有气，喜唾，不可多食，四肢不欲动摇，恍惚善梦，手足肿，面目黄，大小便难，令人少子。

治用：戎盐一升，皂荚（炙，去皮、子）五钱，细辛一两六钱。

上捣散，以三角囊大如指，长三寸，贮之，纳阴中，但卧瘕当下，青如葵汁。

华佗治妇人脂瘕神方

本症原因，为妇人月水新下。或生未满三十日，其人未复，以合阴阳，遂生脂瘕。其候四肢肿满痛痹，腰背如刺，腹中切痛，时或头眩，月水不时，大小便血不止，令人无子。

治用：皂荚（去皮、子）十八铢，矾子（烧）六铢，五味子、蜀椒、细辛、干姜各半两。

上捣散，以香脂和如大豆，着男子阴头，以合阴阳，不三行，其瘕乃愈。

4.《急救广生集》[9]

针灸妇人病不怀孕

血蛊癥瘕、浑身肿、单腹胀，行间穴（针三分留十呼，灸三壮）。

以上诸病穴法，治之各有奇效。若已有孕者，切忌不可针灸，至嘱至嘱。(《针灸经》并《广嗣全书》)

5.《济阴纲目》[15]

皂荚散

疗黄瘕导方。八瘕之由，皆自胞门子户感受，故用此方以导之。

皂荚（炙，去皮、子）一两，川椒（去汗）一两，细辛一两半。

上捣散，以三角囊，大如指，长二寸，贮之，纳阴中，欲便闷则出之，已则复纳之。恶血毕出，乃洗以温汤，三日勿近男子，忌生菜等。

疗青瘕坐导方

戎盐一升，皂荚（炙，去皮、子）半两，细辛一两。

上捣散，以三角囊，大如指，长三寸贮之，纳阴中，但卧瘕当下，青如葵汁，养之如产法。

疗血瘕攻刺腹胁时痛导药方

大黄、当归各半两，山茱萸、皂荚（去皮、弦）各一两，细辛、戎盐各二钱半。

上捣，以香脂（香脂即油胭脂）丸如指大。每用一丸，绵裹纳阴中，正坐良久，瘕当自下，养如乳妇法。

疗脂瘕方

皂荚（去皮、子）七钱半，矾石（烧）二钱半，五味子、蜀椒（去汗）、细辛、干姜各半两。

上捣散，以香脂和如豆大，纳阴中。

导散方

皂荚（炙，去皮、子）、吴茱萸、当归、蜀椒（去汗）、干姜、大黄、戎盐各一两，细辛（炒）、矾石（烧）、五味子各二钱。

上捣筛为散，以轻绢袋，如指大长三寸，盛药令满，纳阴中，坐卧随意，勿行走，小便时去之，别换新者。

阿魏膏

治一切痞块。

羌活、独活、元参、官桂、赤芍药、穿山甲、生地黄、大黄、白芷、天麻、两头尖各五钱，红花四钱，木鳖子（去壳）十粒，槐柳、桃枝各三钱，乱发鸡子大一团。

上用香油二斤四两，煎黑去渣入发，煎发化，仍去渣，徐下黄丹煎，软硬得中，入芒硝、阿魏、苏合油、乳香、没药各五钱，麝香三钱，调匀，即成膏矣。摊贴患处，铺平半指厚，以纸盖，用热熨斗熨良久，如硝耗，再加熨之，二时许，方贴膏药。

6.《景岳全书·妇人规》[20]

阿魏膏

见《外科钤古方》，治一切痞块，更服胡连丸。

羌活、独活、玄参、官桂、赤芍药、穿山甲、生地黄、两头尖、大黄、白芷、天麻、红花各半两，木鳖（去壳）十枚，乱发一团，槐、柳、桃枝各半两。

上用麻油二斤四两，煎药黑，去渣，入发再煎，发化，仍去渣，入上好真正黄丹，煎收软硬得中，入后细药，即成膏矣。

阿魏、芒硝、苏合油、乳香、没药各五钱，麝香三钱。上，凡贴膏药，须先用朴硝随患处铺半指厚，以纸盖，用热熨斗熨良久，如硝耗，再加熨之，二时许方贴膏药。若是肝积，加芦荟末同熨之。

胡连丸（《验方新编》）

安胎圣药也。

条芩四两（以沉水为佳），白术（无油者）四两，莲肉（去心）二两，砂仁（微炒）、炙草各一两，共为末，用山药多煮、糊为丸，米汤下。

熨痞方（见《古方八阵·攻阵》）

一层用麝香二三分掺肉上，二层阿魏一二钱，三层芒硝一二两铺盖于上。

上，先用荞麦面和成条，量痞大小围住铺药于内，以青布盖之，随烧砖四五块，轮流布上熨之，觉腹中气行宽快，即是痞消之兆。以手烘热摩之亦妙。内须服调养气血之药。

7.《类经图翼·针灸要览》[10]

癥瘕

三焦俞、肾俞、中极、会阴。

子宫子户，左子宫，右子户，在关元旁各开三寸，《千金翼》以三寸为气门穴，详奇俞类。复溜。

8.《女科经纶》[21]

《甲乙经》曰：女子胞中瘕，子门有寒，引髌髀，水道主之。

9.《普济方·针灸门》[11]

治胞中有大疝瘕积聚，与阴相引，穴大溪。

治癞疝崩中，腹上下痛，肠澼，阴暴败痛，穴合阳、中都。

治癞疝崩中，穴中都。

治妇人阴痛，引心下小腹绞痛，灸膝外边上方一寸宛宛中。

治妇人瘕聚瘦瘠，穴三焦俞灸百壮，三报，内廉后宛宛中，随年壮。又气海灸百壮。

治妇人癥癖，肠鸣泄痢，绕脐绞痛，穴天枢百壮，三报，勿针。

治女子血瘕，按之如汤沃股内，穴曲泉。

治妇人癥瘕，肠鸣泄利，绕脐绞痛，穴天枢，灸百壮，三报之，勿针。

治血瘕，穴漏谷、曲泉。

治妇人瘕聚，穴关元。

治女子瘕聚，脚膝无力，穴膀胱俞。

治瘕聚，灸气海、天枢各百壮。

治带下瘕聚，因产恶露不止，月脉断绝，下经冷（《资生经》），穴关元。

10.《圣济总录》[3]

少腹胀满，痛引阴中，月水至则腰背痛，胞中瘕，子门有寒，引髌髀，水道主之（《千金》引髌髀作大小便不通）。

11.《太平圣惠方》[22]

黄瘕者，妇人月水始下，或新伤堕，血气未止，卧寝未定，五脏六腑虚羸，精神不理，因向大风便利，阴阳开，关节四达，中于风，气从下上入阴里，稽留不去，名为阴阳虚，则生黄瘕之聚。令人苦，四肢寒热，身重，淋露不欲食，左胁下有血气结牢，不可得抒，苦腰背相引痛，月水不利，令人不产，小腹下阴中如刀刺，不得小便，或时寒热，下赤黄汁，令人无子也。

青瘕者，妇人新产，未满十日起行，以浣洗太早，阴阳虚，玉门四边皆解散，子户未安，骨肉皆痛，手臂不举，饮食未复，内脏翕翕，又当风卧，不自隐障，若居湿地，令人苦寒洒洒，心腹烦闷，恶血不除，结热不得散，后变化生青瘕。瘕聚在左右胁背膂上，与肩髆腰下挛急，两足肿，面目黄，大小便难，其候月水不通，或不复禁，状如崩中。此自过所致，令人少子。

治黄瘕皂荚散方

皂荚（去子、皮，炙焦黄）二两，川椒（去目）一两，细辛一两半。

上件药，捣罗为末，作三角囊，大如指长三寸贮之，以内阴中。欲便则出之，已则复内之，候恶血出毕，乃以温汤洗之。

治青瘕戎盐散方

戎盐一合，皂荚（去皮、子，炙黄焦）半两，细辛一两半。

上件药，捣罗为末，以三角囊大如指长三寸贮之，以内阴中，但卧，瘕当下青如葵汁，将养如产法也。

血瘕者，妇人月水新下，未满日数而中止，因饮食过度，五谷气盛，溢入他脏，若大饥寒，翕翕不足，呼吸未调，而自劳动，血下走肠胃之间，留落不去，内有寒热，与月水合会为血瘕之聚。令人腰痛，不可以俯仰，横胁下有积气，牢如石，小腹里急，背膂疼，腰胯下挛痛，若生风冷，子门僻，月水不时，乍来乍去。此病令人无子也。

治妇人血瘕，攻刺腹胁时痛导药方

川大黄半两，当归半两，山茱萸一两，皂荚（去皮、子，炙黄焦）一两，细辛一分，戎盐一分。上件药，捣罗为末，以香脂丸如指大，每以绵裹内阴中，正坐良久瘕当下，养如产妇之法。

胎瘕者，妇人月水新来，若产未满三十日以合阴阳，经脉分，胞门伤，子户失禁，关节散，五脏六腑津液流行阴道，瞤动百脉，关枢四解，外不见其形，子精与血气相遇犯禁，子精化，不足成子，则为胎瘕之聚。令人支满，里急痛痹，引小腹重，腰背如刺，四肢不举，饮食不甘，卧不安席，左右走，腹中切痛，时瘥时甚，或即少气，头眩，身体疼解，苦寒恶风，膀胱胀，月水乍来乍去，不依常度，大小便血不止。如此者，令人无子也。

治妇人胎瘕方

皂荚（去皮、子，炙令焦）三分，白矾（烧灰）半两，五味子半两，川椒（去目）半两，细辛半两，干姜半两。

上件药，捣罗为末，香脂和如指大，深纳阴中。其瘕乃愈。

12.《外台秘要》[19]

一曰黄瘕。黄瘕者，妇人月水始下，若新伤坠，血气未止，卧寝未定，五脏六腑虚羸，精神不定，因向大风便利，阴阳开闭，关节四远，中于风湿，气从下上，入于阴中，稽留不去，名为阴虚，则生黄瘕之聚，令人病苦四肢寒热，身重淋露，卧不欲食，左胁下有气结牢，不可得抑。苦病腰背相引痛，月水不利，则善令人不产，少腹急，下引阴中如刺，不得小便，或时寒热，下赤黄汁，病苦如此，令人无子。疗当刺关元气冲，行以毒药，有法疗治，瘕当下即愈矣。

二曰青瘕。青瘕者，妇人新生未满十日起行，以汤浣洗太早，阴阳虚，玉门四边皆解散，子户未安定，骨肉皆痛，手臂不举，饮食未复，内脏吸吸，又当风卧不自隐障，若居湿地及湿席，令人苦寒洒洒入腹中，心腹烦闷沉淖。恶血不除，结热不得散，则生青瘕之聚，在左右胁下，藏于背膂，上与肩胛腰下，挛急两足，腹下有气起，喜唾，不可多食，四肢不欲动摇。恍惚善梦，手足肿，面目黄，大小便难，其候月水不通利，或不复禁，状如崩中，此自过所致，令人少子，疗之当刺胃管，行以毒药，有法瘕当下即愈矣。

三曰燥瘕。燥瘕者，妇人月水下，恶血未尽，其人虚惫。而以夏月热行疾步，若举重移轻，汗出交流，气力未平，而卒以恚怒，致腹中猥咽不泄，经脉挛急，内结不舒，烦满少力，气上达膈中背膂。少腹壅急，月水与气俱不通利，而反以饮清水快心，月水横流，溢入他脏不去有热，则生燥瘕之聚，大如半杯，上下腹中苦痛在两胁下，上引心而烦，害饮食，食欲呕吐，胸及腹中不得太息，腰背重，喜卧盗汗，足酸削，久立而痛，小便失时，忽然自出若失精，月水闭塞。大便涩难，有此病者，令人少子，疗之以长针，按而刺之法度，行以毒药，瘕当下即愈矣。

四曰血瘕，血瘕者，妇人月水新下，未满日数而中止，因饮食过度，五谷气盛，溢入他脏，若大饥寒，吸吸不足，呼吸未调，而自劳动，血下走肠胃之间，流落不去，内有寒热，与月水合会，则生血瘕之聚，令人腰痛，不可俯仰，横胁下有积气，牢如石，少腹里急苦痛，背膂疼，腰股下痛，阴里若生子风冷，子门僻，月水不时，乍来乍去，有此病者令人无子。疗之，瘕当下即愈矣（方缺）。

《古今录验》疗妇人血瘕攻刺腹胁时痛，导药方

大黄、当归各半分，山茱萸一两，皂荚（去皮、子，炙）一两，细辛、戎盐各六铢。

上六味捣，以香脂丸如指大，每以绵裹纳阴中，正坐良久，瘕当下，养如乳妇之法。

五曰脂瘕。脂瘕者，妇人月水新下，若生未满三十日，其人未复，以合阴阳，络脉分，胞门伤，子户失禁，关节散，五脏六腑津液流行，阴道瞤动，。百脉关枢四解，外不见其形，子精与血气相遇犯禁，子精化，不足成子，则生脂瘕之聚，令人支满里急痛痹，引少腹重，腰背如刺，四肢不举，饮食不甘。卧不安席，左右走腹中切痛，时瘥时甚，或时少气，头眩，身体疼解，苦寒恶风，膀胱胀，月水乍来乍去，不如常度，大小便血不止，有此病者，令人无子，疗之当刺以长针，行以毒药，瘕当下即愈矣。

六曰狐瘕。狐瘕者，妇人月水当日数来，而反悲哀自恐，若以远行，逢暴风疾雨，电雷惊恐。衣服湿沉，罢（音疲）倦少气，心中恍惚未定，四肢懈堕振寒。若寤寐脉气绝，精神游亡，邪气入于阴里不去，则生狐瘕之聚，食人子脏，令人月水闭不通。少腹瘀滞，胸胁腰背痛，阴中肿，小便难，胞门子户不受男精，五脏气盛。令人嗜食，欲呕喜唾，多所思，如有身状，四肢不举。有此病者，终身无子，其瘕有手足，卒成形者杀人，未者可疗，以长针急持刺之，行以毒药有法，瘕当下即愈矣。

八曰鳖瘕。鳖瘕者，妇人月水新至，其人剧作，罢（音疲）劳汗出。衣服润湿，不以时去之。若当风睡，足践湿地，恍惚觉悟，蹠立未安，颜色未平，复见所好，心为开荡，魂魄感动，五内脱消，若入水浣洗沐浴，不以时出，而神不守，水气与邪气俱入至三焦之中，又暮出入，玉门先闭，津液妄行，留落不去，则生鳖瘕之聚。大如小杯，令人少腹内切痛，恶气左右走，上下腹中苦痛，若存若亡，持之跃手，下引阴里，腰背亦痛。不可以息，月水不通，面目黄黑，脱声少气。有此病者，令人绝子，其瘕有手足，成形者杀人，未者可治之，疗有法度，以长针按疗之，行以毒药，瘕当下即愈矣。

13.《外台秘要》[19]《太平圣惠方》[22]

（各书均记载以下内容）

又疗妇人绝不复生，及未曾生，皆以脂瘕腹中有块，以汤煎自下，尚不受子，导散方：

皂荚（炙，去子皮），吴茱萸、当归各一两，蜀椒（汗）二两，细辛（熬），矾石（烧）、五味子各三分，大黄、戎盐各二两，干姜二两。

上十味捣散，以轻绢袋如指大长三寸，盛药令满，纳阴中，坐卧随意，勿行走，小便时去之，别换新者。

14.《血证论》[16]

瘀血在经络脏腑之间，则结为癥瘕。瘕者或聚或散，气为血滞，则聚而成形；血随气散，则没而不见。……癥之为病，总是气与血胶结而成，须破血行气，以推除之。……攻血质宜抵当汤、下瘀血汤、代抵当丸。攻痰水宜十枣汤。若水血兼攻，则宜大黄甘遂汤，或秘方化气丸。外治法，贴观音救苦膏。

抵当汤

大黄二钱，桃仁三钱，虻虫三钱，水蛭三钱。

代抵当汤

大黄（酒炒）一钱，莪术一钱，山甲珠三片，红花一钱，桃仁三钱，丹皮三钱，当归三钱，牛膝二钱，夜明砂三钱。

十枣汤

大戟一钱，芫花一钱，甘遂一钱，大枣十枚，共为末。大枣十枚，煎浓汤送下一字。下水饮如神。

大黄甘遂汤

大黄二钱，甘遂一钱，阿胶二钱。

观音救苦膏（《验方新编》）

此膏能治百病，或贴或服，应验如神。外治者用布摊贴，内服者作丸如绿豆大，每服七粒，切不可多。孕妇忌用。

大黄、甘遂（研）、木鳖（研）、蓖麻子（研）各二两，生地、川乌、草乌、三棱、莪术各一钱，巴豆（研）、羌活、黄柏、麻黄、皂角、肉桂、枳实、真红芽大戟、白芷各八钱，香附、芫花、厚朴、杏仁（研）、穿山甲、防风、天花粉、独活、全蝎、槟榔、桃仁（研）、细辛（研）、五倍子、元参各七钱，蛇蜕、黄连各五钱，当归一两五钱，蜈蚣十条。

上药合三十六天罡之数，预先斋戒，将麻油五六斤浸五日，后用火熬。

熬药时忌妇人、鸡、犬，并忌污秽，斋戒沐浴于净室内……用柳枝搅匀，熬至滴水成珠，再加水飞黄丹二斤四两，密陀僧四两，不老不嫩收入瓷罐，放水中拔尽火气听用。

15.《女科撮要》[23]

一妇人内热作渴，饮食少思，腹内近左初如鸡卵，渐大四寸许，经水三月一至，肢体消瘦，齿颊似疮，脉洪数而虚，左关尤甚，此肝脾郁结之症，外贴阿魏膏，午前用补中益气汤，午后以加味归脾汤。两月许，肝火少退，脾土少健，仍与前汤送六味地黄丸，午后又用逍遥散送归脾丸。又月余，日用芦荟丸二服，空心以逍遥散下，日晡以归脾汤下，喜其谨疾，调理年余而愈。

阿魏膏

治一切痞块。

羌活、独活、玄参、官桂、赤芍药、川山甲、生地黄、两头尖、大黄、白芷、天麻各五钱，红花四钱，槐柳、桃枝各三钱，木鳖子（去壳）三十枚，乱发（如鸡子大一块）。

上用香油二斤四两，煎黑去柤，入发再煎化，仍去柤，徐下黄丹，煎软硬得中，方入芒硝、阿魏、苏合油、乳香、没药五钱，麝香三钱，调匀成膏矣。摊贴患处，内服芦荟丸等。黄丹须真正者效。凡贴膏药，先用朴硝随患处铺半指厚，以纸盖，用热熨斗熨良久。如硝耗，再加熨之，熨二时许方贴膏药。若是痞积，加芦荟末同熨。

补中益气汤

治元气不足，四肢倦怠，口干发热，饮食无味，或饮食失节，劳倦身热，脉洪大而无力，或头痛发热，或恶寒自汗，或气高而喘，身热而烦。

黄芪（炙）一钱五分，甘草（炙）、人参、当归（酒拌）、白术（炒）各一钱，升麻、柴胡各三分，陈皮一钱。

上姜枣水煎服。

归脾汤

治脾经失血，少寐发热，盗汗，或思虑伤脾，不能摄血妄行；或健忘怔忡，惊悸不寐；或心脾伤痛，怠惰嗜卧，饮食不思。

人参、白术、白茯苓、黄芪（炒）、当归、龙眼肉、远志、酸枣仁（炒）各一钱，木香五分，甘草（炙）五分。

上姜枣水煎服。

加味归脾汤

即前方加柴胡、山栀。

六味丸

一名地黄丸，加肉桂一两，名加减八味丸。

治肾虚发热，作渴唾痰，小便淋沥，头晕眼花，咽燥唇裂，齿不坚固，腰腿酸软，自汗盗汗，便血诸血，失喑，水泛为痰之圣药，血虚发热之神剂。

熟地黄（杵膏）半斤，山茱萸肉、干山药各四两，牡丹皮、白茯苓、泽泻各三两。

上各另为末，和地黄加炼蜜丸桐子大。每服七八十丸，空心食前白滚汤下。地黄须自制。

逍遥散

甘草（炙）、当归（炒）、芍药（酒炒）、茯苓、白术（炒）、柴胡各一钱。上水煎服。

芦荟丸

治肝疳口舌生疮，牙龈腐烂，或遍身生疮等症。

大皂角、青黛、芦荟（研）、朱砂（研）、麝香（研）各一钱，干虾蟆（用皂角各等分，烧存性，为末，一两，入前项药）。

上为末，蒸饼糊丸，麻子大。每服五七十丸，米饮下。

（九）胞中痛 / 恶血 / 崩漏

1.《备急千金要方》[4]

胞中痛、恶血，月水不以时休止，腹胀肠鸣，气上冲胸，刺天枢入五分，灸三壮，去肓俞一寸半。

2.《圣济总录》[3]

女子胞中痛，月水不时，天枢主之（《千金》云：腹胀肠鸣，气上冲胸）。

（十）月经未曾来

《普济方·针灸门》[11]

治女人从小至大，月经未尝来，服黄芩牡丹汤两剂后，灸乳下一寸黑员际，各五十壮。

（十一）经后期血虚有寒

《理瀹骈文》[24]

通经膏

《纲目》云：过期不行，宜补血行气，四物、香附、红花、蓬术、木通、官桂、苏木、姜黄、延胡、灵脂。

此膏主温经通经，治经后期血虚有寒者。或腹中积冷，临经作痛，或兼寒湿带下，或经闭久成痞满肿胀之症。凡欲通者并宜之。

上贴心口（心主血），中贴脐眼（脾统血），下贴脐下（肝藏血），兼贴对脐、两腰等处。

导经末子：附子、肉桂、当归、元胡、灵脂、蓬术、青皮、灵仙、川芎、酒芍、红花、乌药、香附、苍术、厚朴、郁金、半夏、丁香、木通、大黄（醋炒）、蚕沙（炒），吴萸、黄连（同炒）各一钱，巴霜五分，共研末，每以半厘糁膏上贴。

又调经末子，不论前后、多少、痛或不痛，当归一两，川芎五钱，白芍、茯蓉、灵脂（炒）、延胡（炒）、白芷、苍术、白术、乌药、茴香、陈皮、半夏各三钱，柴胡二钱，黄连同吴萸（炒）各一钱。先期者加条芩、丹皮、地骨皮各二钱，后期者加官桂、干姜、艾各二钱，干血痨加桃仁、红花、大黄、生姜、红枣，血瘕再加马鞭草，各为粗末，或醋或酒炒，熨心腹脐下并缚脐。如冷再炒，每日用之，以调为度。

如热结血闭，古用四物，同凉膈散，实者用清阳膏，虚者用滋阴膏，贴心口脐下。劳心血闭，心火上行，用养心膏，贴心口。滋阴膏，贴脐下。胞络闭或挟痰，用清心化痰膏，贴心口。脾胃郁结，气血凝滞，用金仙膏，贴胸口并脐上。凡通经须防骤下崩脱，慎之。

全当归五两，酒川芎、苍术、熟地、乌药、半夏、大黄、酒芍、附子、吴萸、桂枝、红花各二两，羌活、独活、防风、党参、黄芪、白术、萸肉、白芷、细辛、荆芥穗、秦艽、制厚朴、青皮（醋炒）、陈皮、枳实、苏木、生香附、炒香附、生灵脂、炒灵脂、生延胡、炒延胡、生蒲黄、炒蒲黄、莪术（醋炒）、三棱（醋炒）、姜黄、灵仙、草果、山楂、麦芽、神曲、槟榔、南星、杏仁、桃仁、菟丝饼、蛇床子、杜仲、续断、熟牛膝、车前子、泽泻、木通、炙草、甘遂（煨）、葶苈、黑丑（炒黑）、巴仁、益智仁、大茴、川乌、五味子、良姜、远志肉（炒）、黄连、炮山甲、木鳖仁、蓖麻仁、柴胡各一两，炒蚕沙、飞滑石各四两，发团二两，皂角一两六钱。

生姜二两，葱白、韭白各一两，大蒜头、桂枝各四两，槐枝、柳枝、桑枝各八两，凤仙全株，菖蒲、干姜、炮姜、白芥子、艾、川椒、胡椒、大枣各一两，乌梅五钱。

共用油二十四斤，分熬丹收。再入雄黄、枯矾、官桂、丁香、木香、降香、乳香、没药、砂仁、轻粉各一两，牛胶（酒蒸化，如清阳膏下法）四两。

（十二）月经先期

《理瀹骈文》[24]

固经膏

《纲目》云：经水先期者，宜凉血，四物加芩、连、知、黄柏、艾、附、草、胶。过多者，四物加芩、术、蒲、侧柏、艾、附、草、胶。治崩漏，有补中益气与六味地黄合用法。又火旺，用凉血地黄；气陷，用益胃升阳。

此膏主举经升提，固经收涩，补阴清火。治经先期，血虚有热者，或经行过多，先后不定者，或经行不止，阴虚不足以制胞络之火。或崩中，阴虚而阳搏之也。有因心郁者，有悲哀太甚而致者，有内伤中气下陷者。暴下曰崩，崩断非寒病，然日久则阳亡。或漏下，淋沥不断为漏下，有降而无升也。或兼湿热带下，或五旬后经行者，大都是热，皆可用。

血崩有用蒲黄炒、灵脂炒、发灰、牛胶醋熬者。又《摄生》用归尾三钱，黑荆穗二钱，白芷、川芎各一钱，升麻、柴胡各五分。二方即是收涩升提之法。如合用敷脐下，可助膏力。清阳膏升，滋阴膏收，并可参。

上贴心口，中贴脐眼，下贴丹田，或兼贴对脐、两腰。

全当归三两（血能归经则不至妄行矣），丹皮（酒炒）、柴胡、酒芍、生地、黄芩、知母、麦冬、地骨皮、川芎、贝母、黄连各二两，羌活、防风、连翘、薄荷、蔓荆子、紫苏、独活、藁本、细辛、丹参、党参、黄芪、熟地、元参、白术、天冬、赤芍、白薇、苍术、萸肉、淮山药、枳壳、桔梗、麦芽、郁金、贯众、青皮、陈皮、半夏、胆南星、白芷、升麻、葛根、黄柏、黑山栀、生甘草、熟牛膝、杜仲、续断（炒）、桑白皮、椿白皮、樗白皮、秦皮、醋炒延胡、醋炒蒲黄、醋炒香附、黑荆穗、黑灵脂、地榆炭、瓜蒌皮（炒）、五味子、五倍子、诃子肉、乌贼骨、煅龙骨、煅左顾牡蛎、炮山甲、炒黑蚕沙各一两，龟板、鳖甲各二两，炮姜炭五钱。

生姜二两，葱白、大蒜、韭白各四两，紫花地丁（即大蓟）、益母草、槐枝（连实）、柳枝、桑枝各八两，茅根、干荷叶、侧柏叶、霜桑叶、薄荷叶各二两，凤仙草半株，苍耳草全株，艾、乌梅各一两。

两共用油二十四斤，分熬去渣后并熬丹收。再入陈壁土、枯矾、百草霜、发灰、赤石脂、紫石英（煅）各一两，牛胶（酒蒸化，如清阳膏下法）四两。

（十三）月经不调

1.《类经图翼·针灸要览》[10]

血结月事不调：气海、中极、照海（月事不行）。

2.《普济方·针灸门》[11]

治妇人断绪，又因恶露不止，月事不调，血结成块，穴中极。

治月水不调，穴阴包、交信。

治月事不调，泄利不止，贲气上下，引腰脊痛，穴气海。

治月脉不调，穴血海、带脉。

治月水不调，血结成块，穴间使。

（十四）月经不利

1.《备急千金要方》[4]

月水不利，奔豚上下并无子，灸四满三十壮，穴在丹田两边，相去各开寸半。丹田在脐下二寸是也。

月事不利，见赤白，而有身反败，阴寒，刺行间，入六分，灸三壮，在足大趾间动应手。

月水不利，或暴闭塞，腹胀满癃，淫泺身热，乳难，子上抢心，若胞不出，众气尽乱，腹中绞痛，不得反息，正仰卧，屈一膝，伸一膝，并气冲上，针入三寸，气至泻之，在归来下一寸，动脉应手。

月水不利，见血而有身则败，乳肿，刺临泣，入二分，灸三壮，在足小趾次趾间，去侠溪一寸半。

2.《普济方·针灸门》[11]

治月水不利，身热腹痛，瘭疝，阴肿，难乳，子上抢心，痛不得息，气冲腰痛不得俯仰。穴气冲。

治月事不利，季胁支满，乳痈，心痛周痹，痛无常处，逆气，喘不能行。穴足临泣。

治月事不利，见赤白而有身，则败阴寒。穴行间。

治月水不利，见血而有身，则败乳肿。穴足临泣。

治月水不利，或暴闭塞，腹胀满，癃淫泺，身热乳难，子上抢心，若胞不出，众气尽乱，腹中绞痛，不得反息。穴气冲（正仰卧，屈一膝伸一膝，并气冲针上入三分，气至泻之）。

3.《普济方·针灸门》[11]《千金翼方》[8]

（各书均记载以下内容）

治月水不利，贲血，上下无子，穴四满，灸三十壮。

4.《圣济总录》[3]

月事不利，或下赤白阴寒，行间主之。

妇人月水不利，灸四满，二穴在丹田两边相去各一寸，《甲乙经》云：一名髓府，在中注下一寸，冲脉、足少阴之会，各灸五壮，炷如半枣核大，兼治妇人无子。

（十五）下苍汁

《普济方·针灸门》[11]

治女子下苍汁不禁，中痛引小腹疼，大便不利，寒湿内伤，穴下髎。

二、 带下病

1.《备急千金要方》[4]《普济方·针灸门》[11]

（各书均记载以下内容）

赤白沥，心下积胀，腰痛不可俯仰，刺次髎，入三寸，留七呼，灸三壮，在第二空挟脊陷中。

大赫，主女子赤沃。

2.《急救广生集》[9]

针灸妇人病不怀孕

赤白带下，带脉穴（针六分，灸五壮）。

劳疸、赤白带下，兼治男子下元诸虚，精冷无子，肾俞穴（针禁，灸三壮）。

以上诸病穴法，治之各有奇效。若已有孕者，切忌不可针灸，至嘱至嘱。(《针灸经》并《广嗣全书》)

3.《济阴纲目》[15]

茱萸浴汤

治下焦虚冷，脐腹疼痛，带下五色，月水崩漏，淋沥不断。

吴茱萸（汤泡）、杜仲（炒，去丝）、蛇床子、五味子、丁皮各一两，木香、丁香各半两。

上锉，如麻豆大。每用半两，以生绢袋盛，水三大碗，煎数沸，乘热熏下部，通手淋浴，早晚二次熏洗（此茱萸汤至下四方，皆外治法，于上热下寒、难服温补之药者宜之，盖以人功挽回造化，今罕知此。亦有病者不能言，医者无以应，徒自待毙而已）。

坐药龙盐膏

治带下。

玄胡索五钱，厚朴三钱，当归、茴香、炒黄盐、酒防已、肉桂、红豆、龙骨各二钱，川乌头（炮）、丁香、木香各一钱半，良姜、木通各一钱，全蝎五枚，枯矾五分。

上为末，炼蜜丸，如弹子大。绵裹，留丝在外，纳阴户内。

胜阴丹

为上药力小，再加三钱，内加行性热药。

羌活、柴胡各二钱，大蒜一钱，破故纸（与蒜同焙）一钱，三柰子、川乌头、大椒各五分，甘松三分，升麻、枯白矾各二分，全蝎二个，麝香少许。

上为细末，同前法制用（上为末，炼蜜丸，如弹子大。绵裹，留丝在外，纳阴户内）。

回阳丹

此东垣先生方。

全蝎、升麻、甘松各二分，草乌头、羌活各三分，大椒、三柰子、荜茇、枯矾各五分，大蒜、破故纸各二钱，水蛭（三条炒焦）二钱，川乌头、柴胡各七分，虻虫（去翅足，炒）三个，炒黄盐（必用之药，去之则不效）一钱。

上为细末，依前制如指尖大。用绵裹，纳阴户中，觉脐下暖为效。

如圣丹

治妇人经脉不调，赤白带下。

枯矾四两，蛇床子二两。

上为末，醋糊丸，如弹子大，用胭脂为衣。绵裹放阴户中，定坐半日，热极再换。大抵月水不通，赤白带下，多因子宫不洁，服药难效，下取易痊，且速效而不伤脏气也。

一方用枯矾、川乌各等分，炼蜜丸，如弹子大，绵裹纳阴户中，治带下绝产。

矾石丸

治妇人经水闭不利，脏坚癖不止，中有干血，下白物。

矾石（烧）三钱，杏仁一分。

上二味末之，炼蜜丸枣核大。纳阴中，剧者再纳之。

4.《类经图翼·针灸要览》[10]

淋带赤白

命门、神阙、中极（七壮，治白带极效）。

余用前五淋穴。

5.《普济方·针灸门》[11]

治妇人赤白，里急瘛疭，穴五枢。

治女子月事不绝，带下，产后恶露不止，绕脐冷痛，穴阴交。

治带下瘕聚，因产恶露不止，月脉断绝，下经冷（《资生经》），穴关元。

治带下，穴气海、小肠俞。

治带下赤白，及胁下气转连背，痛不可忍，穴带脉。

治带下，月事不调，穴中髎。

治带下，穴阴交。

治带下赤白，恶合阴阳，小便闭涩不通，但是虚乏冷极，皆宜灸，穴曲骨。

治白沥，穴上髎。

治赤白淫，时白气癃，月事少，淫泺及主下苍汁不禁，赤沥阴痒痛，引小腹控抑不可俯仰，穴中髎，腰尻交（刺腰尻交者及胛上，以月死生为痏数，发针立已，一云下髎）。

治赤白沃中，阴干痛，恶合阴阳，小腹膜坚，小便闭，穴曲骨。

《资生经》王氏云：有来觅赤白带药者，并以镇灵丹与之。镇灵丹，能活血温中故也，以其神效故书于此，但有孕不可服尔。若有灸带脉穴，尤奇于此丹也。有妇人患赤白带，林氏得予针灸经，初为灸气海穴未效。次日为灸带脉，有鬼附患身云：昨日灸亦好，只灸我未着，今灸着我，我今去矣，可为设酒食祭我。其家如其言祭之，其病立起。此实事也。予初怪其事，因思晋景公膏肓之病，盖有二鬼焉，以其虚劳甚矣，鬼得乘虚而居之。今此妇人之疾，亦有鬼者，岂其用心虚损，故有此疾鬼乎，亦乘虚居之耳。灸既着穴，其鬼不得不去，虽不祭之可也。自此有来觅灸者，必为之，按此穴，莫不应手酸疼，予知是正穴也，灸之无有不愈。其穴在两胁季肋之下一寸八分。有此疾者，速宜灸之。妇人患此疾，而丧生者甚多，切不可忽，若更灸百会尤佳，此疾多因用心使然故也。

治带下，穴间使，灸三壮。

治绝嗣不生，漏下赤白，穴泉门，十壮，三报。

治下血泄痢，赤白漏血，穴足太阴，五十壮（腹中生寒百壮）。

治漏下赤白，月水不利，穴阴交，灸三七壮（一作三十壮）。

治下血漏赤白，穴营池四穴，二十壮（一作三十壮，在内踝前后两边池上脉）。

治漏下赤白，四肢酸削，穴漏阴，三十壮（在内踝上五分，微动脉上）。

治赤白漏泄注，阴阳穴灸随年壮，三报之（在足拇指下，屈里表头白肉际是）。

治带下，穴小肠俞。

治女子疝，赤白淫下，时多时少，暴腹痛，穴蠡沟。

治女子漏下赤白及血，灸三阴交。

6.《千金翼方》[8]

白崩中，灸少腹横纹，当脐下孔直下一百壮。又灸内踝上三寸，左右各一百壮。

妇人漏下赤白，月水不利，灸交仪，穴在内踝上五寸。

妇人下血，漏赤白，灸营池四穴三十壮，在内踝前后两边池上脉，一名阴阳。

妇人下赤白漏，泄注，灸阴阳穴，随年壮，三报之，在足拇指下屈里表头白肉际。

7.《圣济总录》[3]

治妇人诸疾灸刺法

妇人血伤，带下赤白，灸小腹横纹，当脐直下，一百壮。又灸内踝上三寸左右，各一百壮。炷如半枣核大。

妇人下赤白，里急瘛疭，五枢主之。

治妇人带下久不瘥，引下恶水方

干姜（炮）、末盐、藜芦（炙）、杏仁（去皮、尖、双仁，炒，研）各一两，青矾（炼汁尽）半两。

上五味，捣研极细，炼蜜和剂，捻如栀子大，以绵裹纳阴中，即恶水下。

8.《圣济总录》[3]《普济方・针灸门》[11]

（各书均记载以下内容）

女子下赤白，腰俞主之。

9.《外台秘要》[19]

《救急》疗带下方

以灶下黄土，水和为泥，作弹子丸百枚，曝干，以火烧热彻，以三年酢渍一丸，绵裹纳玉门中，唯深，待冷即易之。新患者三十丸瘥，久者五十丸，余皆自知即佳。

10.《医学衷中参西录》[25]

带下似滞下之说，愚向持此论。后观西法，亦谓大肠病则流白痢，子宫病则流白带，其理相同。法用儿茶、白矾、石榴皮、没石子等水洗之。

内治白带法，用没石子一两捣烂，水一斤半，煎至一斤，每温服一两，日三次。或研细作粉，每服五分，日二次亦可。又可单以之熬水洗之，或用注射器注射之。

按：没石子味苦而涩，苦则能开，涩则能敛，一药而具此两长，原与拙拟清带汤之意相合。且其收敛之力最胜，凡下焦滑脱之疾，或大便滑泻，或小便不禁，或男子遗精，或女子崩漏，用之皆效验。今之医者，多忽不知用惜哉。又东人中将汤，治白带亦甚效。玉烛汤下，载有其方，可采用。若以治赤带，方中官桂、丁香，宜斟酌少用，苦参宜多用。

11.《备急千金要方》[4]

女人漏下赤白及血，灸足太阴五十壮。穴在内踝上三寸，足太阴经内踝上三寸，名三阴交。

女人漏下赤白，月经不调，灸交仪三十壮。穴在内踝上五寸。

女人漏下赤白，灸营池四穴三十壮。穴在内踝前后两边，池中脉上，一名阴阳是。

女人漏下赤白，泄注，灸阴阳，随年壮，三报。穴在足拇趾下屈里表头白肉际是。

12.《备急千金要方》[4]《千金翼方》[8]

（各书均记载以下内容）

女人漏下赤白，四肢酸削，灸漏阴三十壮。穴在内踝下五分，微动脚脉上。

13.《华佗神方》[14]

华佗治白沃神方

妇女经水不利，子脏坚僻。中有干血，即下白物如浆，是名白沃。以：

矾石（烧）、杏仁各一分。

捣末，蜜和丸枣核大，纳子脏中，日一易。

14.《三因极一病证方论》[26]《金匮要略》[1]

（各书均记载以下内容）

矾石兑丸

治妇人经水闭，不利，脏坚癖不止，中有干血，下白物。

矾石（烧）三分，杏仁（去皮、尖，炒）一分。

上研杏仁细，入矾灰，加少蜜，丸如枣大。绵裹，纳阴中。未知再作。

三、 阴部疾病

（一）阴疮

1.《产孕集》[27]

阴肿痒痛，木郁下陷也，宜温肝汤。

温肝汤

柴胡、白芍、川芎各一钱，当归、首乌、白术、苡仁各三钱，葱白七枚。

外以蛇床子煮汤熏洗之。

2.《妇人大全良方》[28]《济阴纲目》[15]

（各书均记载以下内容）

疗妇人阴中生疮……又方，雄黄散：

雄黄、芎䓖、辰砂、藜芦、北细辛、当归、川椒等分。

上为末，绵裹内阴中。又敷外疮上。忌如常法。

3.《妇人大全良方》[28]《外台秘要》[19]

（各书均记载以下内容）

《肘后方》疗妇人阴中生疮方

杏仁（烧末）、雄黄、矾石各二分。麝香半分。

上四味研细，和敷阴中。

4.《华佗神方》[14]

华佗治阴疮神方

芎䓖、藜芦、雄黄、丹砂、蜀椒、细辛、当归各一分。

上捣散，取方寸匕，绵裹纳阴中。

5.《急救广生集》[9]

洗溻散

妇人阴户生疮肿痛，出脓水。

用龟甲五两，甘草、干漆、地黄、当归、黄芩、白芍各一两，共切片，水煎洗疮。如人行十里许，一日二次，拭干即上甘湿散，半日又洗。曾有一女人，用此七日愈。一方有川芎二两。（《疡科选粹》）

甘湿散

蚺蛇胆、青木香、石硫黄、铁精、麝香各四分，共为末，麝香临用方研入。盖麝能消蛇毒，若麝先入，则蛇胆力诎矣。(《疡科选粹》)

妇人下疳

黄丹四钱，儿茶三钱，轻粉二钱，鸡内金一钱，灯草灰二分，珍珠一分。共研极细末，米泔水洗净擦之。(《妇人良方》)

6.《济阴纲目》[15]

塌肿汤

治妇人阴户生疮，或痒痛，或脓水淋沥。

甘草、干漆各三钱，生地黄、黄芩、当归、川芎各二钱，鳖甲（炙）五分。

上锉，作一剂，用水数碗煎数沸，去滓，时常洗患处。

治阴疮方

芜荑、川芎、黄芩、甘草、黄连、白芷、附子、矾石、雄黄各六铢。

上㕮咀，取猪脂四两，合煎敷之。

治妇人阴疮与男子妒精疮大同小异方

黄丹、枯白矾、萹蓄、藁本各一两，荆芥、蛇床子（研极细）、白蛇皮（一条，烧灰）、硫黄各半两。

上为细末，另以荆芥、蛇床子煎汤温洗，软帛渗干，清油调涂。如疮湿，干末掺之。

治疳疮方

因月后便行房，致成湛浊（湛浊为经事断续不了了也），伏流阴道，疳疮遂生，瘙痒无时，生用胡椒、葱白作汤，一日两三度淋洗，却服后药。

黄芪（盐水炙）、菟丝子（酒浸，蒸）、沙苑蒺藜（炒）、黑牵牛（以补药配牵牛，以燥湿合通利，何也）、赤石脂、龙骨。

上为末，炼蜜丸，桐子大，每服二十丸，燕窝蒸酒，澄上清者吞下（燕窝酒奇）。

铜绿散

治男妇阴部湿淹疮（燥湿去腐生肌）。

五倍子五钱，白矾一钱，乳香五分，轻粉一字，铜绿少许。

上为末，洗净掺之。

麝香杏仁散

治妇人阴疮（入肝开窍杀虫）。

麝香少许，杏仁（烧存性）不拘多少。

上为细末，如疮口深，用小绢袋子二个，盛药满，系口，临上床炙热，安在阴中，立愈。

柏蛤散

治下疳湿疮。

黄柏（以磁锋刮末）、蛤粉各等分。

上掺上即愈。盖黄柏去热，蛤粉燥湿故也。

又方

平胃散加贯众末（贯众杀虫除热），每服二钱，煮熟猪肝拌药，纳阴户，数日可安。

平胃散

苍术（米泔浸，炒）、厚朴（姜制）、陈皮各一钱，甘草（炙）五分。

上锉，加生姜三片，枣一枚，水煎服。

7.《济阴纲目》[15]《妇人大全良方》[28]

（各书均记载以下内容）

黄芩汤洗方

疗妇人阴中生疮（活血清热，燥湿杀虫）。

当归、大黄、黄芩、川芎、雄黄、矾石各二分，黄连（凡方中有云分者，音作忿，每一分，二钱半也）一分。

上切，以水五升，取四升，洗疮，日三度。

肘后方

治妇人阴户生疮，作痒或痛（燥湿杀虫）。

杏仁（炒）、雄黄、白矾各五钱，麝香二分。

上为末，敷入阴中。

一方单用硫黄研细，敷之亦效。

8.《景岳全书·妇人规》[20]

螵蛸散

见《新方八阵·因阵》。治湿热破烂、毒水淋漓等疮，或下部肾囊、足、股肿痛，下疳诸疮，无不神效。

海螵蛸（不必浸淡）、人中白（或人中黄、硇砂亦可）等分。

上为细末，先以百草多煎浓汤，乘热熏洗后，以此药掺之。如干者以麻油或熬猪油或蜜水调敷之。若肿而痛甚者，加冰片少许更妙。若湿疮脓水甚者，加密陀僧等分，或煅过官粉亦可，或煅制炉甘石更佳。

完疮散

见《新方八阵·因阵》。治湿烂诸疮，肉平不敛，及诸疮毒，内肉既平而口不收者，皆宜用此，最妙。

滑石（飞）一两，赤石脂（飞）五钱，粉甘草三钱。

上为末，干掺或用麻油调敷，或加枯矾一钱，痒者极宜。

蛇蜕散

治妇人阴疮。

先以荆芥、蛇床子熏洗，挹干，敷药。蛇蜕（烧存性）一条，枯矾、黄丹、萹蓄、藁本各一两。硫黄、荆芥穗、蛇床子各五钱。

上为细末，香油调搽，湿则干掺。

9.《坤元是保》[18]

阴肿生疮，用鲫鱼胆涂之立效。

10.《女科经纶》[21]

《千金方》曰：妇人疳疮，因月后便行房，致湛浊伏流阴道，生疳疮瘙痒。先用葱椒汤频洗，后服赤石脂、龙骨、黑牵牛、菟丝子、黄芪、沙菀蒺藜之属。又治妇人阴疮、与男子妒精同方，用黄丹、枯矾、萹蓄、藁本、硫黄、白蛇皮、荆芥、蛇床为末，葱汤洗后掺之。

慎斋按：以上三条，序妇人有阴疮之证也。妇人阴中生疮，属于湿热之邪下流肾肝。阴器为肝肾之部，二经虚，则湿热下陷，而生疳䘌诸疮矣。若月事行房，败精与浊血凝滞成疮者，此又人事之不谨，当以清火消浊为治也。

11.《胎产心法》[29]

产后阴户中生小疮，形如痱子，名曰慝疮。或痛痒如虫行状，脓汁淋沥，用疗蚀方、椒汤、肉汁、金银散、杀虫硫黄散等方选用。

金银散

杀阴户内疮虫。

蒲黄一斤、水银一两。

二味研匀细末，用以搽疮即愈。此方不可轻用。

椒汤治法

治阴中小碎疮如痱子，痒不可当。

胡椒二十一粒。

煎汤，洗之自愈。

12.《胎产心法》[29]《验方新编》[30]

（各书均记载以下内容）

千金疗蚀方

治慝疮。

川芎、当归、芍药、地榆、甘草各等分。

用水五升，煮至二升，去渣，热熏温洗，日三夜一，即愈。

肉汁治法

治阴疮。

用猪肉十斤，水煮，取肉汁一半，浸疮。冷再炖热浸之。不过三两次即愈。

13.《太平圣惠方》[22]

夫妇人阴疮者，由三虫或九虫动作，侵蚀所为也。诸虫在人肠胃之间，若腑脏调和，血气充实，不能为害。若劳伤经络，肠胃虚损，则动作蚀于阴。轻者或痒或痛，重者生疮。诊其少阴之脉滑而数者，阴中生疮也。

黄芩汤洗方

治妇人阴中生疮。

黄芩半两，当归半两，川大黄半两，芎䓖半两，白矾半两，黄连一分。

上件药，细锉，以水五升，煎至三升，去滓。稍热洗疮，日三两度用之。

雄黄散方

治妇人阴疮。

雄黄一两（分），芎䓖一分，藜芦一分，丹砂（细研）一分，川椒二分，细辛一两（分），当归一分。

上件药，捣罗为末，绵裹如枣大，纳阴中，敷疮上，以瘥为度。

杏仁膏方

治妇人阴疮。

杏仁（汤浸，去皮，研）五两，白芷一两，芎䓖一两，生干地黄一两，猪脂三两，羊髓三两。

上件药细锉，以猪脂羊髓拌令匀，入铛中，慢火煎，候白芷色黄，绞去滓，膏成。用瓷合中贮之。每取如枣大，绵裹纳阴中，频频换之。

又方：当归一两，白芷一两，芎䓖一两，杏仁（汤浸，去皮、尖，研）一两。

上件药，捣罗，以羊脂半（一）斤和拌匀，入甑中蒸之，药成。取枣许大，绵裹纳阴中，日一易之。

又方：赤芍药一（三）两，黄芩三两，牡蛎三两，附子三分，白芷三分。

上件药，细锉，以猪脂一斤，同纳铛中，慢火煎三上三下，候白芷色黄，绞去滓，膏成。用瓷合盛，每用敷于疮上。

甘草汤方

治妇人阴疮。

甘草（生用）一两，干漆一两，黄芩二两，生干地黄一（二）两，赤芍药二（三）两，当归二两，龟甲五两。

上件药细锉，以水七升，煎至三升，去滓，以绵蘸汤拓疮处，良久。每日三度用之。

14.《太平圣惠方》[22]《济阴纲目》[15]

（各书均记载以下内容）

治妇人阴疮，宜敷杏仁散方：

杏仁（烧为灰）半两，雄黄半两，白矾（烧为灰）半两，麝香二钱。

上件药，细研为散，每用少许敷疮上，以瘥为度。

15.《外科心法》[31]

一妇人隐内脓水淋漓，或痒或痛，状似虫行，诊之少阴脉滑数。此阴中有疮也，名曰阴䘌，由心神烦郁、胃气虚弱、气血凝滞所致。与升麻、白芷、黄连、木通、当归、川芎、白术、茯苓、柴胡煎服，用拓肿汤薰洗，更搽蒲黄、水银，两月余而愈。

16.《外台秘要》[19]

黄芩汤洗方

《古今录验》疗妇人阴中生疮。

当归、黄芩、芎䓖、大黄、矾石各二分，黄连一分、雄黄二分。

上七味，切，以水五升，煮取四升，洗疮，日三度。

雄黄散方

又疗妇人阴中生疮。

芎䓖、藜芦、雄黄（研）、丹砂（研）、蜀椒（汗）、细辛、当归各一分。

上七味，捣筛散，取方寸匕，绵裹，纳阴中，又敷外疮上。

《千金》疗人阴虫疮方

以肥猪肉一斤，以水煮肉令烂，去肉，以汤令极热，便灌疮上，冷易之。

又方：取狼牙两把，以水五升，煮取一升洗之，日五六度。

17.《外台秘要》[19]《妇人大全良方》[28]

（各书均记载以下内容）

《集验》疗妇人阴中痛生疮方

羊脂一斤，当归、杏仁（去皮、尖）、白芷、芎䓖各一两。

上五味，细切，羊脂和，置甑中蒸之，药成，取如大豆一枚，绵裹药，纳阴中，日一度。

18.《验方新编》[30]

阴外生疮

黄柏（炒）、儿茶、白薇（炒）、蚯蚓粪（炒）、铅粉（炒）、乳香（炒去油）、樟脑，以上各三钱，冰片二分，麝香一分，轻粉五分。

调匀以药末掺上，虽日久不愈者，五日全愈，神效之至。或照以后各方治之，银青散（见痈毒诸方）更妙。

阴户生疮或痒或痛或肿

地骨皮、蛇床子，煎水常洗甚效。

又方

芦荟、黄柏、苦参、蛇床子、荆芥、防风、花椒、明矾各三钱，煎水熏洗数次，神效。

又方

吴茱萸、苦参、蛇床子各一两，用水浓煎熏洗，一日数次。再用生猪肝一片，用针刺多孔（或鸡肝亦可）纳入阴中，引虫出尽即愈。

19.《医心方》[13]

《葛氏方》治妇人阴中疮

又方：末雄黄熬二分，矾石二分，麝香半分，和末敷之（《延龄图》同之）。

《拯要方》治妇人阴疮方

取桃叶，捣绞取汁，洗之，日三。

《录验方》治妇人阴疮方

蛇床子（熬）一升，大黄二分，胡粉半两。

下筛作散，先以温汤洗，以粉之。

《僧深方》女子阴中疮方

裹矾石末，如枣核，纳阴中。

《范汪方》妇人阴疮方

地榆二分，甘草一分。

水煮，适寒温，洗之良。

《千金方》妇人阴疮方

狼牙两把（切），以水五升，煮取一升，湿洗之，日五。

今按：《广济方》取汁和苦酒煎，涂，洗。

20.《医心方》[13]《外台秘要》[19]

（各书均记载以下内容）

《病源论》云：妇人阴疮者，由三虫九虫动作侵食所为也。诸虫在人腹内，肠胃虚损，则动作侵食于阴，轻者或痒或痛，重者生疮也。

《葛氏方》治妇人阴中疮方

末硫黄，敷疮上。

21.《肘后备急方》[32]

女子阴疮

末硫黄，敷上。姚同。

又方：末雄黄、矾石，各二分，麝香半分，捣，敷，姚同。

22.《肘后备急方》[32]《医心方》[13]

（各书均记载以下内容）

女子阴疮

又烧杏仁，捣，涂之。

（二）阴吹

1.《妇人大全良方》[28]《三因极一病证方论》[26]

（各书均记载以下内容）

膏发煎

治妇人谷气实，胃气下泄，阴吹而正喧，阴中出血。

头发灰、猪脂。

上调停，绵裹如枣核大，纳阴中。

2.《女科要旨》[17]

胃气下泄，（不从大便为失气，而从前）阴吹（出）而正喧，（谓其连续不绝，喧然有声。）此谷气之实（大便不通故）也，（以）猪膏发煎主之。（取其滋润以通大便，则气从大便而出，此通而彼塞也。）

膏发煎

猪膏半斤，乱发（如鸡子大）三枚。

上二味，和膏中煎之，发消药成，分再服，病从小便出（《千金》云：太医校尉史脱家婢，黄病服此，胃中燥粪下，便瘥，神效）。

歌曰：阴吹症起大便坚，古有猪膏八两传，乱发三丸鸡子大，发消药熟始停煎。

（三）阴挺

一）阴挺（胞落）

1.《备急千金要方》[4]

妇人胞落颓，灸脐中三百壮。

女子不下月水……刺照海，入四分，灸二壮，在内踝下四分。又主女子淋，阴挺出，四肢淫泺。

血不通，刺会阴，入二寸，留七呼，灸三壮，在大便前小便后。

女子不字，阴暴出，经漏，刺然谷，入三分，灸三壮，在足内踝前起大骨下陷中。

水泉、照海主不字，阴暴出，淋漏，月水不来而多闷，心下痛（又云：照海主阴挺下血，阴中肿或痒，漉青汁若葵汁）。

2.《备急千金要方》[4]《千金翼方》[8]

（各书均记载以下内容）

妇人胞落颓……又灸身交五十壮，三报，在脐下横纹中。

又灸背脊当脐五十壮。

又灸玉泉五十壮，三报。

又灸龙门二十壮，三报，在玉泉下，女人入阴内外之际。此穴卑今废不针灸。

妇人胞下垂，注阴下脱，灸挟玉泉三寸，随年壮，三报。

3.《妇科秘方》[33]

妇人气血俱虚，劳力过度，阴中突出一物，不能行动着席。

棕榈树根煎汤，熏洗一时即上。

产后抬出，因用力太过，阴中突出一物，如茄子之状。用石醋炒赤色，煎汤洗之，次日即收。一方或用石灰，煎汤洗之妙。

4.《妇人大全良方》[28]

四物汤

当归、白芍药、川芎（陆氏云：川芎减半）、生干地黄（洗，焙。《养生必用方》熟者，《和剂》亦然。《本草》云：男子宜熟者，女子宜生者，合用生者为是）。

上等分，为粗末，每服四钱。水一盏半，煎至八分，去滓，取六分清者，带热服，食前。

陈氏玉龙汤

治妇人产后用力太过，产门恶出。

以四物汤入真龙骨末少许煎，空心连进二服。麻油汤熏洗。

樗枝散

治产后子肠下出，不能收拾。不论年深者皆治之。

樗枝（取皮，焙干）一握。

上用水五升，连根葱五茎，汉椒一撮，同煎至三升，去滓，倾在盆内乘热熏，候通手淋洗。如冷，倾入五升瓶内，再煎一沸，依前用。一服可作五度用。洗了睡少时。忌盐藏、酢酱、湿面、发风毒物及用心力、房劳等事。

《古今录验》疗产后阴下脱方

川椒一升，吴茱萸二升。戎盐（半鸡子大）。

上为末，以绵裹如半鸡子大，内阴中。日一易，二十日愈。

《广济方》治状同前（疗妇人阴挺下脱）

又方：川乌、白及等分。

上为细末，绵裹一钱，内阴中，令入三寸，腹内热即止，来辰再用。一方有生椒一两。

5.《妇人大全良方》[28]《济阴纲目》[15]

（各书均记载以下内容）

《千金翼》治妇人阴脱，兼疗脱肛

羊脂煎讫，适冷暖涂上。以铁精粉敷脂上，多少令调；以火炙布令温以熨上，渐渐推内之。更细末磁石，酒调服方寸匕，日三服。

6.《妇人大全良方》[28]《济阴纲目》[15]《景岳全书·妇人规》[20]《太平圣惠方》[22]

（各书均记载以下内容）

《广济方》治状同前（疗妇人阴挺下脱）

又方：蛇床子五两，乌梅十四枚。

上锉，以水五升，煮取三升，去滓，热洗，日五次。

7.《妇人大全良方》[28]《济阴纲目》[15]《增广大生要旨》[34]《外台秘要》[19]《三因极一病证方论》[26]《景岳全书·妇人规》[20]

（各书均记载以下内容）

《集验》疗妇人产后阴下脱方

单炒蛇床子一升，乘热以帛裹熨患处。亦治产后阴中痛。

8.《妇人大全良方》[28]《三因极一病证方论》[26]《女科经纶》[21]

（各书均记载以下内容）

硫黄散

治产后劳伤阴脱。

硫黄、乌贼骨各半两，五味子（《千金翼》用三铢。一方无之）一分。

上为细末，研令极细，糁患处，日三易。

9.《妇人大全良方》[28]《太平圣惠方》[22]

（各书均记载以下内容）

《广济方》治状同前。

皂角（去皮、弦、子，炙焦黄）、半夏（炒令黄）、大黄、北细辛各一两，蛇床子一两半。

上为细末，薄绢袋盛如指长，内阴中，日二易之。

10.《妇人大全良方》[28]《验方新编》[30]

（各书均记载以下内容）

《广济》疗产后阴肿下脱内出，玉门不闭

《产宝》只有此一方，无论。

石灰（炒令能烧草）一升。

上热汤二升，投灰汤中，适温冷，澄清，坐水中以浸玉门，斯须平复如故。

11.《华佗神方》[14]

华佗治产后阴下脱神方

若用：皂荚半两，半夏、大黄、细辛各十八铢，蛇床子三铢。

上五味捣末，用薄绢囊盛，大如指，纳阴中，日二易，即瘥。

华佗治阴挺神方

蜀椒、乌梅、白及各二分。

上捣筛，以方寸匕，绵裹内阴中，入三寸，匕中热，明旦更著，瘥止。

华佗治产后肠出不收神方

脂麻油二斤。

煎热入盆内，俟温令产妇坐盆中，别以皂荚烧枯去皮，研细末，吹鼻中，作嚏即收。

华佗治产后阴癞神方

亦名子宫脱出。用：

人参二钱，黄芪（炙）、白术（炒）各钱半，甘草（炙）、陈皮（去白）各一钱，当归五分，升麻三分，生姜三片，大枣三枚。

水煎服，连服三四剂，自愈。

别以荆芥穗、藿香叶、臭椿树皮各六七钱。

煎汤，时时洗之。

12.《急救广生集》[9]

阴挺

妇人阴挺，或因胞络伤损，或因分娩用力太过。或因气虚下陷，湿热下注，阴中突出一物如蛇，或如菌如鸡冠者，用蛇床子五钱，乌梅九枚熬汤，乘热熏洗之。更以猪脂油调藜芦末敷之，无不愈者。

产后子肠不收

新鲜鲫鱼煮焙研细，一半搽肠（一半酒服），即时收上。(《胎产良方》)

一方：捣蓖麻仁，贴丹田穴，一夜即收。亦有涂顶心，亦有涂百会穴者。(《乾坤生意》)

产后阴脱

铁炉中紫尘、羊脂二味和匀，布裹炙热，熨推纳上。(《本草纲目》)

13.《济阴纲目》[15]

治妇人阴挺出下脱

托药：用蓖麻子叶（有九角者好）、飞过白矾为末，以纸片摊药托入。

敷药：用温盐水洗软，却用五灵脂烧烟熏，次用蓖麻子研烂，涂上吸入，如入即洗去。

寸金散

治妇人子肠下不收（温涩清凉，妙妙）。

蛇床子、龙脑、葫芦巴、紫梢花各等分。

上为末，每服五七钱，煎水半碗，淋洗之，三二遍为效。

一方

产肠出，俗用冷水噀母面，其肠自收，此法虚弱之人切不可用。恐惊怯成病，或即脱绝，以此方治之。

用蓖麻子四十粒（一方云十四粒），去壳研烂，涂产母头顶。自能收上，如收了，即以水洗去顶上蓖麻。

丹溪方

治产后肠不收。

用香油五斤煎热，盛盆俟温，坐油盆中。约一顿食时，以皂角末吹入鼻中，嚏作立上，妙（有法）。

杂方：治产后阴肿下脱

铁精、羊脂二味搅令稠，布裹炙热熨，推纳之。

一方，肠出，盛以洁净漆器，浓煎黄芪汤浸之，肠即上。

一方，蛇蜕、蛇床子二味炒热，布裹熨患处，亦治产后阴痛。

一方，烧兔头末，敷之。

一方，以温水洗软，却用雄鼠粪烧烟熏入。

一法，妇人阴挺出，四肢淫泺，身闷，少海主之（一作照海）。

一法，妇人胞胎门落颓不收常湿，灸神阙、玉泉（五十壮）、阴交（脐下一寸指缝中，灸五十壮，三报）。又法，玉泉旁开三寸（灸随年壮，三报）。

敛阴法

治新产后阴肿下脱及产门不合。

新石灰半升，先放在脚盆内，后以沸汤冲入，乘热于上熏之，俟温，用手掬清者沃淋之。未效，日再用（有一妇用此法熏之即死，不可不慎。大抵宜温不宜乘热也，盖以新石灰而加滚汤，以熏新产之妇，能不伤乎，故尽信书不如无书，又当以己意逆之也）。

一方

治妇人子宫大痛，不可忍，并产后生肠不收（谓子宫坠下以致大痛也，此子宫当以玉门为释，观生肠不收可想矣，不然腹中之物岂能泡 移，是玉门，前案可据）。

五倍子、白矾各等分。

上为末，温酒泡洗，干糁亦可。

14.《济阴纲目》[15]《妇科秘方》[33]

（各书均记载以下内容）

治妇人阴挺出下脱

掺药：先以淡竹根煎汤洗，仍用五倍子、白矾为末，干掺立效。

硫黄散

治产后努力太过，致阴下脱，若脱肛状，及阴下挺出，逼迫肿痛（阴脱有属肝热者），举动房劳，皆能发作，清水续续，小便淋沥。

硫黄、乌贼鱼骨（硫黄、乌贼温而固脱也）各半两，五味子二钱半。

上为末，掺患处，日三易。

15.《济阴纲目》[15]《急救广生集》[9]

（各书均记载以下内容）

治妇人阴挺出下脱

熏洗法：用荆芥穗、臭椿树皮、藿香叶煎汤，熏洗即入。

16.《济阴纲目》[15]《太平圣惠方》[22]

（各书均记载以下内容）

治妇人阴挺出下脱方

桂心（一方作川椒）、吴茱萸（生用）一两，戎盐二两。

上药并炒令色变，捣罗为末，以绵裹如指大，纳阴中，日再易之，甚妙。

又方：川椒、川乌头（并生用）、白及各半两。

上捣罗为末，绵裹一钱纳阴中，深三寸，腹中热即止，来日再用之。

17.《济阴纲目》[15]《验方新编》[30]

（各书均记载以下内容）

杂方：治产后阴肿下脱

一方：用枳壳二两，去穰锉碎，煎汤温浸，良久即入。

18.《景岳全书·妇人规》[20]

一方

治产后子肠不收，外用枳壳、诃子、五倍子、白矾煎汤熏洗。若不收，再灸顶心百会穴数壮，即上。

一方

产门不开、不闭、子宫不收。

子宫不收而外坠者，宜补中益气汤加醋炒芍药，敛而举之。或外以黄芪煎汤熏洗亦妙，或以硫黄汤熏洗、硫黄散敷之。

补中益气汤

人参、黄芪（炒）、白术（炒）、甘草（炙）各钱半，当归一钱，陈皮五分，升麻、柴胡各三分。

上加姜、枣，水煎，空心午前服。

硫黄汤

治产后玉门不敛，阴户突出。

硫黄三钱，菟丝子、吴茱萸各二钱，蛇床子一钱半。

上研匀，用水二盅，煎汤频洗自收

《良方》硫黄散

治产后阳气虚寒，玉门不闭。

硫黄、乌贼骨各半两，五味子五钱。

上为末，掺患处，日三易。

一方

子宫脱出，用蓖麻仁十四枚研烂涂顶心，入即洗去。

19.《景岳全书·妇人规》[20]《验方新编》[30]

（各书均记载以下内容）

一方

治产后子宫不敛，用荆芥、藿香、椿根白皮煎汤熏洗，神效。

20.《坤元是保》[18]

产妇落癞，急炒石灰一升，令热能烧草，先倾沸汤于大子桶中，随投热石灰于内，急扶病者坐于其上，汤稍温再倾沸水，癞必自上。更以三号加升麻为君，服四剂全愈，或服门号亦可。

三号十全大补汤

当归、川芎、白芍、熟地（*以上四物汤*），人参、甘草、白术、茯苓（*以上四君子汤*），加黄芪、官桂。

门号全安饮

地榆（*上*）、黄芩（*炒，上*）、川芎（*中*）、熟地（*中*）、归头（*下*）、阿胶（*蛤粉炒，中*）、艾叶、茯苓（*中*）、白术（*中*）、甘草（*下*）、黄芪（*下*）。井水煎服，治产后去黄芩，腹痛者更炒砂仁泡汤服。

资号收种汤

荆芥、藿香、椿皮各一两。

既产而子宫不收者，以此煎汤熏洗即上。

21.《女科要旨》[17]

阴挺证，坊刻《外科》论之颇详，大抵不外湿热下注为病。薛立斋以补中益气汤、加味逍遥散、六味地黄丸、知柏八味丸为主，以当归芦荟丸、龙胆泻肝汤之类为辅，可谓高人一著，而治之无一效，何也？盖为前人湿热二字误之也。余在籍时，医道颇许可于人，治疗三十七载，阅历不为不多，而阴挺症久未一见，意者古人用心周到，不过所闻而备其病名乎？迨至辛酉，以县令发直候补。公余之顷，时亦兼理斯道，方知直隶妇女，十中患此病者约有三四。甚者突出一二寸及三四寸，大如指，或大如拳，其形如蛇、如瓜、如香菌、如虾蟆不一；或出血水不断，或干枯不润，或痛痒，或顽麻者，以致经水渐闭、面黄少食、羸瘦、咳嗽、吐血而寒热往来、自汗盗汗，病成劳伤而死。轻者但觉阴中滞碍，而无其形，或有形亦不甚显，无甚痛害。若经水匀适，尚能生育，时医名之曰瘠，又名㖞血劳。所用之药，均无一效；或用刀割，一时稍愈，旋且更甚。余常按前人之法而治之，亦未见效。未知何故。余读《内经》《金匮》《千金》等书，及各家秘藏等本，寻其言外之旨，而参以所见所闻，颇有所悟。因知此症，南人不患，即偶有之，治亦易愈；北人常患，治皆罔效，自有其故。盖以南人之阴挺，由于病变，书有其方，按法多效；北人之阴挺，由于气习，病象虽同，而病源则异，所以弗效。其云气习奈何？北俗日坐湿地，夜卧土坑，寒湿渐积，固不待言。男子劳动而散泄，妇人则静而常伏，至春夏以及长夏，湿得暑气之蒸，上腾有如蒸饭，妇人值经水之适来，血海空虚，虚则善受，且终日坐于湿地，而勤女红，土得人气而渐干，湿随人气而内入，即《金匮》胞门寒伤之义。更有甚者，长夏干土，得雨之后，则土中之虫无不蠕动，一闻血腥之气，虫头上仰，嘘吸其气。虫为阴类，血为阴汁，以阴从阴，毒气并之，即为阴挺之病根。推而言之，即不坐湿地，凡妇人不用便桶，蹲于厕中而便溺，厕中为污秽幽隐之处，更多湿虫之潜伏，其毒气皆能随其腥血之气而上乘之也。余家山中，每见小儿坐于湿地，多患阴茎肿胀，或作痛痒，俗谓蚯蚓吹也。治者揭开鸭嘴含之，以鸭喜食蚓也。或以花椒白矾汤洗之，以椒能胜寒、矾能除湿也。知此而阴挺之病根，更了如指掌矣。医者不察其由，止按成方以施治，无怪病日增剧。更有一种渔利之徒，以下水消肿攻毒之峻药，为丸内服；又以蟾酥、硼砂、芒硝、麝香、雄黄、冰片、阿魏、白砒之类外敷，为害更烈，余所以不忍默然而坐视也。余于此治之，初患者以五苓散料，加蜀椒、黄柏、小茴、附子、沙参、川芎、红花之类，蜜丸每服四钱，一日两服；外以花椒、苦参、苍术、槐花煎汤，入芒硝熏洗；又以飞矾六两，铜绿四钱，五味子、雄黄各五钱，桃仁一两，共为细末，炼蜜为丸，每重四钱，雄黄为衣，纳入阴中，奇效。或久而成劳，经水不利，以温经汤、肾气丸主之。而龟板、鳖甲、蒺藜之类，随症出入加减，亦有愈者，笔楮难尽。惟于《金匮·妇人杂病》及全部中属词此事，得其一言一字，以启悟机，断无不治之证矣。

五苓散（《伤寒论》）

猪苓十八铢（去皮，味甘平），泽泻一两六铢半（味酸咸），茯苓十八铢（味甘平），桂半两（去皮，味辛热），白术十八铢（味甘平）。

上五味为末，以白饮和，服方寸匕日三服，多饮暖水，汗出愈。

肾气丸（《金匮要略》）

干地黄八两，山药、山茱萸各四两，泽泻、丹皮、茯苓各三两，桂枝、附子（炮）各一两。

上八味末之。炼蜜和丸梧子大。酒下十五丸。加至二十丸。日再服。

温经汤（《金匮要略》）

吴茱萸三两，当归二两，芍药二两，川芎二两，人参二两，桂枝二两，阿胶二两，牡丹皮（去心）二两，生姜二两，甘草二两，半夏半升，麦冬（去心）一升。

上十二味，以水一斗，煮取三升，分温三服。

22.《普济方·针灸门》[11]

治阴挺下血，阴肿或痒，漉清汁若葵汁，穴阴跷。

治不月水，惊悲不乐，如堕坠，汗出面黑，病饥不欲食，妇人淋沥，阴挺出，四肢淫泺，心闷，及月水不调，嗜卧怠惰，手足偏枯不能行，穴阴跷。

治经逆，四肢淫泺，阴暴跳，小腹偏痛，又云：主女子淋，阴挺出，月水不来，穴阴跷。

治产后阴下脱，灸脐下横纹二七壮。一云：因产脱出者，灸脐中，随年壮。

治阴挺出（《资生经》），穴大敦。

治阴挺长，穴少府。

治阴挺出，穴阴跷。

治妇人阴挺出不禁，穴上髎。

治妇人阴挺出，穴阴跷、照海、水泉、曲泉。

治妇人胞落颓，脐中灸三百壮，身交灸五十壮，三报（又脐下横纹中）。又脐对脊骨五十壮，又玉泉灸五十壮，三报。

治妇人下胞垂注，阴下脱，穴玉泉，灸五十壮，三寸，灸随年壮，三报。

23.《千金翼方》[8]

妇人胞落颓，灸脐中二百壮。

治妇人淋沥，阴挺出，又四肢淫泺心闷，及诸淋，穴阴跷、小肠俞。

24.《胎产心法》[29]

产门不闭，如无肿痛，或肿既消而不闭者，此气血虚不能收摄，以十全大补汤服数帖，再用补中益气汤，加五味子治之。或以补中益气汤，加制半夏、茯苓以健脾，使元气复而诸疾自愈。或以硫黄汤外洗。又敛宫方治子宫不敛最效。

十全大补汤

台党、炙芪、熟地各四钱，白芍（酒炒）、焦术、茯苓、上桂（研末冲服）、当归各二钱，川芎钱半，炙草一钱，水煎服。

补中益气汤

炙芪钱半，高丽参二钱，炙草一钱，焦术钱半，陈皮一钱，当归五分，升麻、柴胡各三分，姜三片，枣三枚，水煎服。

硫黄汤

治产后玉门开而不闭，及阴户突出。

硫黄三钱，吴茱萸、菟丝子各二钱，蛇床子一钱五分。

上研匀，水一碗，煎汤频洗自收。

敛宫方

治子宫不敛。

荆芥、藿香、椿根、白皮。

煎汤熏洗，神效。

产后阴户脱下，乃元气不足。及阴挺突出肿痛，清水淋漓者，用八珍汤加炙黄芪、防风、升麻各五分即收。或用补中益气加醋炒白芍一钱，五味子十粒。或易酒炒白芍一钱，肉桂五分，补而举之。亦可兼以硫黄散外治之。又有熨阴洗阴法，录后备用。

八珍汤

人参、白术（土炒）、茯苓、熟地、归身（酒洗）、川芎、白芍（炒）、炙草。

水煎服。

补中益气汤

炙芪钱半，高丽参二钱，炙草一钱，焦术钱半，陈皮一钱，当归五分，升麻、柴胡各三分，姜三片，枣三枚，水煎服。

硫黄散

治产后阳气虚寒，玉门不闭。

硫黄、乌贼骨各五钱，五味子一钱。

上为末，掺患处，日三易。

熨阴洗阴法

治阴肿、阴痛、阴脱。用蛇床子不拘多少，炒极热，以绢袋盛或布裹，熨患处。

又法

用蛇床子五两，乌梅十四个，煎水，日洗五六次。

产后子肠不收，宜用收肠方收之，神应丹收肠甚捷。

收肠方

治子肠不收。

枳壳、诃子、五倍子、白矾。煎汤熏洗。

若不收，再炙顶心百会穴数壮，即上。

神应丹

又名万全膏。

蓖麻子（七粒，去壳）。

将蓖麻碾如泥，入麝一分，再研成膏，涂产母足心。胎下即洗去，迟则恐子肠出，即移涂产妇顶心，肠即收上，速去之。此方催生下胎虽速，药性猛峻，用者慎之。

25.《太平圣惠方》[22]

治妇人阴挺出下脱方

夫妇人胞络伤损，子脏虚冷，气下冲则令阴挺出，谓之下脱。亦有因产而用力，躽气而阴下脱者，诊其少阴脉浮动，浮为虚，动为悸，故令下脱也。

又方：当归三两，败酱二两，独活三两，白芷二（三）两，地榆（铢）

三两，白矾三两。上件药细锉，以水一斗，煮至五升，去滓，稍热洗之。

又方：乌贼鱼骨半两，硫黄半两，五味子三分。上件药，细研如粉，以敷其上。日二用之。

又方：川乌头（生锉）一两，白及一两。上件药，捣罗为末，以绵裹一钱纳阴中，令入三寸，腹内热即止。来晨再用。

又方：上取铁精细研，以羊脂调，布裹，炙令热，熨之，以瘥为度。

又方：上取蛇床子，布裹蒸令热，熨之即瘥。亦治产后阴中痛。

26.《太平圣惠方》[22]《济阴纲目》[15]

（各书均记载以下内容）

治妇人阴挺出下脱方

又方：硫黄半两，乌贼鱼骨半两。上件药，捣罗为末敷之。

27.《外科心法要诀》[35]

妇人阴疮

妇人阴疮系总名，各有形证各属经。阴挺如蛇脾虚弱，阴肿劳伤血分成，阴蚀胃虚积郁致。阴脱忧思太过生，阴癞气血双虚损，随证施治诸证平。

注：此证俱生于阴器。如阴中挺出一条如蛇形者，名为阴挺，由脾经虚弱，或产后遇怒受风所致。初宜服逍遥散加荆芥、防风，次宜朝服补中益气汤倍用升麻，晚服龙胆泻肝汤；外以蛇床子煎汤熏洗之。

逍遥散

当归（酒洗）、白芍（酒洗）、白茯苓、白术（土炒）、香附（酒炒）各一钱，柴胡八分，黄芩五分，陈皮一钱，薄荷五分，甘草（生）六分。

水二盅，煎八分，食远服。

补中益气汤

人参一钱，当归一钱，生黄芪二钱，白术（土炒）一钱，升麻三分，柴胡三分，甘草（炙）一钱，麦冬（去心）一钱，五味子（研）五分，陈皮五分。

上十味，水二盅，姜三片，枣二枚，煎一盅，空心热服。

龙胆泻肝汤

龙胆草、连翘（去心）、生地、泽泻各一钱，车前子、木通、黄芩、黄连、当归、栀子（生研）、甘草（生）各五分，生军（便秘加之）二钱。

水二盅，煎八分，食前服。

如阴户开而不闭，痒痛出水者，名为阴脱。由忧思太过所致，宜逍遥散或归脾汤俱加柴胡、栀子、白芍、丹皮服之；由产后得者，补中益气汤加五味子、醋炒白芍服之，外俱用荆芥、枳壳、诃子、文蛤，大剂煎汤熏洗。

如子宫脱出，名为阴㿉，俗名㿉葫芦，由气血俱虚所致，宜补中益气汤去柴胡，倍用升麻加益母草服之，外以蓖麻子肉，捣烂贴顶心，再用枳壳半斤煎汤熏洗。

由思欲不遂、肝气郁结而成者，必先于小便似有堵塞之意，因而努力，久之随努而下。令稳婆扶正葫芦，令患妇仰卧，以枕垫腰，吹嚏药收之。收入即紧闭阴器，随以布帛将腿缚定，内仍服补中益气汤自愈。

28.《外台秘要》[19]

《千金》疗阴下脱，硫黄散方

硫黄（研）、乌贼鱼骨各二分，五味子三铢。

上三味捣散，以粉上，日三。

《广济》疗妇人子脏挺出数痛

又方：乌头（炮）、白及各四分。

上二味捣散，取方寸匕，以绵裹纳阴中，令入三寸，腹内热即止，日一度着，明晨仍须更着，以止为度。

29.《外台秘要》[19]《妇人大全良方》[28]

（各书均记载以下内容）

《千金》疗产后阴下脱方

以铁精粉上推纳之。

30.《外台秘要》[19]《华佗神方》[14]

（各书均记载以下内容）

《广济》疗阴下脱出方

皂荚（去皮、子，炙）、半夏（洗）、大黄、细辛各四分，蛇床子六分。

上五味捣散，薄绢袋盛如指大，纳阴中，日二易，又以羊脂煎煮，遍涂上，以铁精敷脂上，多少令调，以火炙布令暖以熨之，研磁石，酒服方寸匕，日三服。

《古今录验》疗产后阴下脱方

蜀椒一升，吴茱萸一升，戎盐（半鸡子大）。

上三味捣，以绵裹如半鸡子大，纳阴中，日一易，二十日愈。

31.《外台秘要》[19]《医心方》[13]《妇人大全良方》[28]《济阴纲目》[15]

（各书均记载以下内容）

《千金》疗产后阴下脱

又方：脐下横纹灸二七壮。

32.《王氏医案》[36]

翁嘉顺妻娩后，阴户坠下一物，形色如肺，多方疗之不收。第三日求治孟英，令以泽兰叶二两，煎浓汤熏而温洗，随以海螵蛸、五倍子等分，研细粉掺之。果即收上。

33.《小品方》[12]《医心方》[13]

（各书均记载以下内容）

治产后阴脱

又方：用鳖血，烧地令热，血著上，使病人坐之，良。

34.《小品方》[12]《医心方》[13]《济阴纲目》[15]

（各书均记载以下内容）

治产后阴脱方

以铁精敷上，多少令调，以火炙布令暖，熨肛上，渐纳之。

35.《验方新编》[30]

产后肠出不收

真麻油三斤，炼熟入盆内，候温，令产妇坐盆中，另用皂角尖烧枯，去皮研细末，吹鼻中作嚏，即收。

又方：新鲜鲫鱼头，焙枯研细末，一半搽肠，一半酒服，即时收上。

产后阴户不闭或脱出

又方：温水洗软，用雄鼠屎（两头尖者是）烧烟熏之即愈。

如阴户破烂久不收口，用白及、白龙骨、诃子、烂蜂窠、黄柏炒，各一钱，研末。先用野紫苏煎水洗，拭干再用此药敷之。或银青散（见痈毒诸方门）敷之。均效。

阴挺

阴户突出一物如蛇如菌或如鸡冠。后阴茄方亦可治。此名阴挺。

蛇床子五钱，真乌梅九个，煎水熏洗。又以猪油调藜芦末敷之，内服逍遥散自消。以下阴茄各方亦可治

又方：白果嚼融敷之，极效。

又方：水仙花蔸交红糖，捣极融烂敷之，神效无比。

又方：芝麻嚼烂敷之，大效。

又方：大蒜煎汤洗之，以愈为度。

又方：鲫鱼生煎炼油搽之，极效。或用鲫鱼胆搽之亦效。

又方：真五加皮泡酒服。不饮酒者，煎汁日服数次。仍用汁日洗数次。极效。

又方：槐白皮（炒），煎水日洗数次，极效。

又方：白鳝（一名鳗鱼）淡煮饱食，并用白鳝肉纳入阴户，日换数次，极效。

又方：硫磺研末，麻油调搽，阴户生疮最效。

阴户生物如茄

此名阴茄，亦阴挺也。

茄树根烧灰为末，香油搽。内服逍遥散（见内外备用诸方）即愈。

又方：乌头（烧枯研末）加醋煎热熏洗。

又方：鲫鱼一条，火烧存性，用油搽茄数次，重则灸百会一壮，轻则不灸，后服补中益气汤（见内外备用诸方）二三剂愈。

十全大补汤

台党、炙芪、熟地各四钱，白芍（酒炒）、焦术、茯苓、上桂（研末冲服）、当归各二钱，川芎钱半，炙草一钱，水煎服。

补中益气汤

炙芪钱半，高丽参二钱，炙草一钱，焦术钱半，陈皮一钱，当归五分，升麻、柴胡各三分，姜三片，枣三枚，水煎服。

逍遥散

柴胡、当归、白芍（酒炒）、焦术、云苓各一钱，炙草五分，煨姜三片，薄荷三分，水煎服。

归脾汤

蜜芪、焦术、台党、枣仁（炒）、志肉（去心，甘草水泡）、当归、云苓、龙眼肉、广陈皮、炙草，生姜、红枣煎服。

阴门突出

临产用力逼送阴门突出者，四物汤加龙骨少许，连进两服。外用如圣膏贴顶，少收即拭去。

产后阴户脱下，乃元气不足，及阴挺突出肿痛，清水淋漓者，用八珍汤加炙黄芪、防风、升麻各五分即收。或补中益气加醋炒白芍一钱，五味子十粒；或易酒炒白芍一钱，肉桂五分，补而举之。亦可兼以硫黄散外治之，又有熨阴、洗阴法录后备用。

产后阴挺、阴菌，诸虫痛痒，盖因妇人七情郁火，伤损肝脾，湿热下注，故有阴中舒出如蛇，俗呼阴挺。有翻突如饼，俗呼阴菌。亦有如鸡冠、如鼠乳。亦有生诸虫肿痛湿痒，溃烂出水，胀闷脱坠者。其内证口干，内热体热，饮食无味，晡热发热，胸膈不利，小腹痞胀，赤白带下，小水淋沥。

其治法：如气虚，十全大补加五味子，倍参、桂，补而敛之。初产肿胀，痛而热者，宜加味逍遥散，或逍遥散加荆芥、牡丹皮；如产久则与杂证同治，法用四物汤加柴胡、山栀、丹皮、胆草；湿痒者，归脾汤加山栀、柴胡、丹皮。淋沥者，龙胆泻肝汤加白术、丹皮；溃腐者，加味逍遥散；肿闷脱坠者，补中益气加山栀、丹皮。以上诸证，均可佐以外治之法。如硫黄汤熨阴洗阴诸方，选而用之。

产后子肠不收，宜用收肠方收之，神应丹收肠甚捷。产后阴户中生小疮，形如痱子，名曰𧏾疮，或痛痒如虫行状，脓汁淋漓，用疗蚀方、椒汤、肉汁、金银散，杀虫硫黄散等方选用。

硫黄散

治产后玉门开而不闭，及阴户突出。

硫黄三钱，吴茱萸、菟丝子各二钱，蛇床子一钱五分，上研匀，水一碗，煎汤频洗，自收。

熨阴洗阴法

治阴肿、阴痛、阴脱。

用蛇床子，不拘多少，炒极热，以绢袋盛，或布裹熨患处。又法，用蛇床子五两，乌梅十四个，煎水，日洗五六次。

龙胆泻肝汤

柴胡梢、泽泻各一钱五分，车前、木通、当归梢、龙胆草各八分，生地二钱，生姜三片，水煎，食远热服，更以美膳压之。此本导赤散加柴胡、胆草之属，入肝以泻湿热。

治子肠不收方

枳壳、诃子、五倍子、白矾，共煎汤熏洗。若不收，再灸顶心会穴，数壮即上。凡遇子肠不收，以铁锈水润肠上，用堪舆家真磁石一钱研末酒服，肠即收矣。

四物汤

当归、地黄各三钱，炒白芍二钱，川芎一钱五分，水煎服。

《妇人大全良方》：当归、白芍药、川芎（陆氏云：川芎减半）、生干地黄（洗，焙。《养生必用方》熟者，《和剂》亦然。《本草》云：男子宜熟者，女子宜生者，合用生者为是）。

上等分，为粗末，每服四钱。水一盏半，煎至八分，去滓，取六分清者，带热服，食前。

八珍汤

人参、茯苓、川芎、当归、炒白芍、地黄各一钱，白术一钱五分，炙甘草五分，水煎服。

36.《验方新编》[30]《妇科秘方》[33]

（各书均记载以下内容）

产后子肠掉出一截

凡妇人产后胞衣已下，有肠出一截俗名外衣，或肠上胞衣脱落未尽，不必惊慌，不必服药，用枳壳煎汤洗之，切宜避风。若怕风寒，不洗亦可，三五日后自然烂落。近日有人经验甚多，并不碍事，亦无后患。若肠出多者，则照后方治之。

37.《医心方》[13]

硫黄散方

又治阴脱。

硫黄二两，乌贼骨二分，五味子三铢。

三味，治，下筛，以粉其上，良，日再三。

《经心方》阴脱下方

矾石（鸡子大）二枚，盐（弹丸大）一枚。

二味，以水三升，煮，洗之，自愈。

《葛氏方》治妇人阴脱出外方

水煮生铁，令浓，以洗之。矾石亦良（《僧深方》同之）。

又方：烧蛴螬末，以猪膏和，敷上，蒲黄粉之。

《极要方》阴脱方

取蛇床子熬，布裹熨之。

《集验方》治妇人阴中痒脱下方

取车釭膏，敷之，即瘥。

《经心方》治妇人阴挺出方

灸脐中二壮，愈。

《病源论》云：产阴脱者，由宿有虚冷。因产用力过度，其气下冲，则阴下脱也。

《产经》治产后阴脱下痛方

取蛇床子捣末，布囊盛之，炙令热熨阴，大良。

《极要方》治产后阴脱方

硫黄二分，乌贼鱼骨三分，五味子三铢。为散，粉阴上，日三。

《千金方》治产后阴下脱方

熬石灰，绵裹，坐其上。冷即易之。

38.《医心方》[13]《外台秘要》[19]

（各书均记载以下内容）

《广济方》疗产后子脏挺出数寸痛方

蛇床子一升，酢梅二七枚。

切，以水五升，煮取二升半，洗，日夜十度。

《病源论》云：胞络伤损，子脏虚冷，下脱，亦因产用力，阴下脱也。

《千金方》治下挺出方

蜀椒二分，乌头二分，白及二分。

三味，筛，以方寸匕绵裹，纳阴中，入三寸，腹中热，易之。

39.《医宗金鉴》[37]

阴挺下脱即㿉疝，突物如蛇或如菌，湿热肿痛溺赤数，气虚重坠便长青。气虚补中青栀入，湿热龙胆泻肝寻，外熬蛇床乌梅洗，猪油藜芦敷自升。

附方

（1）补中益气汤：黄芪、人参、云术、炙甘草、陈皮、当归、升麻、柴胡，上八味，加生姜三片，大枣二枚，水煎，温服。

（2）龙胆泻肝汤：生地二钱，木通、车前子各一钱五分，泽泻、黄芩各二钱，当归二钱，黑栀仁、龙胆草各一钱，生甘草五分，加灯草一团，水煎服。

（3）蛇床洗法：蛇床子五钱，乌梅九枚。熬汤乘热熏洗。

（4）藜芦敷法：藜芦（为末）。用猪脂油调敷自收。

40.《增广大生要旨》[34]

产后子宫不收

一方：用香油抹子宫上，以牙皂末吹鼻中取嚏时缩上。此方与盘肠产参看。

一方：硫磺、乌贼、鱼骨、五味子各五钱，为末掺之。

临产坐草太早，劳力努挣使阴下脱，若脱肛状及阴挺出，逼迫肿痛，举重房劳即使复发，清水流注，小便淋沥。宜人参干姜汤或补中益气汤加醋炒白芍，外以五味子为末泡汤洗，又用末药敷之，或洗以寸金散。

人参干姜汤

治子宫下脱。

人参（另煎，冲）、白芍（酒炒）、山药各一钱，归身二钱，炮姜五分，炙草五分，水煎服。

寸金散

紫梢花、胡芦巴、蛇床子、樟脑各一钱，水煎熏洗。

敷药方

血竭五分，人参三分，药珠一分，冰片二厘，共研极细末掺之。

产后子宫不收。一方以猪大肠斤许煎汤，入五倍子五钱，用细软绸片温洗，缓缓托上。

41.《竹林女科证治》[38]

子宫脱出，痛不可忍，名曰瘣疾。此由临盆太早，努力太过而然。宜用蓖麻子去壳十四粒研烂，涂头顶心，入即洗去。或用蛇床子五两、乌梅十四个煎水，日洗五六次，内服参姜汤。

参姜汤

人参（另炖，冲药服）、白芍（酒炒）、淮山药各一钱，当归身二钱，干姜（炮）五分，甘草（炙）五分，水煎服。

儿胞下后膀胱脱出，名曰痂病。或由临盆用力太过，或由气血两虚。其色紫者，可治。白者，难治。急用狗脊散煎汤先熏后洗，乘热轻轻托进。内服补中益气汤，去柴胡，加醋炒白芍敛而举之，或外用黄芪煎汤熏洗亦妙。

狗脊汤

（金毛）狗脊、黄连、五倍子、水杨根、枯白矾各一钱。

共为末，水煎汤熏洗，一二日愈。

补中益气汤

人参、黄芪（蜜炙）、白术（蜜炙）、甘草（炙）各一钱五分，当归一钱，陈皮五分，升麻（蜜炙）、柴胡各三分。

上加姜三片，枣二枚，水煎服。

42.《女科撮要》[23]《女科经纶》[21]

（各书均记载以下内容）

一妇人阴中突出如菌，四围肿痛，小便频数，内热晡热，似痒似痛，小腹重坠，此肝脾郁结之证，盖肝火湿热而肿痛，脾虚下陷而重坠也。先以补中益气加山栀、茯苓、车前、青皮以清肝火升脾气，渐愈。更以归脾汤加山栀、茯苓、川芎调理，更以生猪脂和藜芦末，涂之而收入。

补中益气汤

黄芪（炙）一钱五分，甘草（炙）、人参、当归（酒拌）、白术（炒）各一钱，升麻、柴胡各三分，陈皮一钱。上姜枣水煎服。

归脾汤

人参、白术、白茯苓、黄芪（炒）、当归、龙眼肉、远志、酸枣仁（炒）各一钱，木香五分，甘草（炙）五分。上姜枣水煎服。

二）阴挺（大肠堕下）

《急救广生集》[9]

胞落子生大肠堕下

此虚极下陷，法当用人参加升麻、柴胡提之。而产妇初生，未便用升麻、柴胡以发散其正气，恐气散而肠愈难收，不若用蓖麻子（一钱）捣烂，涂妇顶心，少顷肠自收入。急用温汤，将顶上蓖麻洗净，不使少留些须。倘若时辰太久，则肠且上悬，又成危症，而不可救矣。(《岐天师别传》)

三）阴挺（盘肠生）

1.《产孕集》[27]

盘肠产，子肠先出，儿即随下，或肠随儿下。此由下焦素虚，不得收摄，气血下注，无以固之。或用力太过，一次如此，凡产皆然，宜以温汤润之。温谕产母勿令惊慌，以好醋半盏，新汲水加醋十之七，调和，骤噀产母面或背，三噀则收。

2.《傅青主女科》[39]

生产有子未下，肠先下者，名盘肠生。急取一净盆，用开水洗热，将肠置于盆内，静待勿惧，子下后肠即徐徐收回。若时久，盆与肠俱冷，不能速收，急用开水一盆待温，以入得手为度。将温水倾于置肠盆内，肠热气充，即可收起矣。

盘肠产者，产则子肠先出，然后生子，其肠或未即收，以蓖麻子四十九粒，研碎涂头上，肠收，急急洗去，迟则有害。

又方：只用四十粒，去皮研为膏，涂顶中，收即拭之。

3.《急救广生集》[9]

盘肠生

一方：用蓖麻子四十九粒去壳捣烂，涂产妇头顶心并脐上三寸，肠收入即洗去（《大生要旨》）。

盘肠生肠干不上

枳壳煎汤洗之，良久自入。（《袖珍方》）

一方：用生姜、半夏末，搐鼻即上。（《宜良李氏刊方》）

儿袋拖出

蕲艾一两煎汤，数汤熏之，热气上冲即收入（同上）。

4.《济阴纲目》[15]

一方

有临产子肠先出，产后肠不收，名曰盘肠献花产。

治法：命产母仰卧，却用好米醋半盏和新汲水七合，搅匀，忽噀产母面或背，每一噀令一缩。三噀三缩，肠则尽收，此良法也。

杂方

治盘肠产。

半夏为末，搐鼻中，肠自上（取嚏之义）。

一方：全蝎不拘多少为末，口噙水，鼻内搐之，立效。

5.《济阴纲目》[15]《急救广生集》[9]《增广大生要旨》[34]

（各书均记载以下内容）

治盘肠产

一方：以大纸捻蘸香油，点灯吹灭，以熏产母鼻中，肠即上。

6.《坤元是保》[18]

产连肠脱下者，怪产也，必以言慰其母，使之不以为异，盖恐其惊也。惊则火升而难乎治矣。须预备大漆盘盛肠，或匾脚桶亦可，不可使肠垢，垢则立死。子落地而肠不收，以新汲井水入米醋少许，一噀其面则肠缩，三噀则收尽矣。见其肠干，即温磨刀水润之，以阴阳水磁石煎汤饮，肠立上。

7.《坤元是保》[18]《增广大生要旨》[34]

（各书均记载以下内容）

产连肠脱下者，怪产也……或用生半夏为末，搐鼻中，肠亦上。诸方并效，随其便而用之。

8.《女科撮要》[23]《产孕集》[27]

（各书均记载以下内容）

盘肠生者，临产母肠先出，此难于收上……设或为风吹干不能收者，以磨刀水少许，温热拭润其肠，再用磁石煎汤服之，即收上，磁石须阴阳家用有验者。

9.《女科经纶》[21]

《便产须知》曰：盘肠生者，临产子肠先出，然后产子则肠不收，名曰盘肠产。稳婆以醋、水各半盏，默喷产妇之面，肠即收上。

……其肠若干不收，以磨刀水少许温润之。

10.《女科经纶》[21]《增广大生要旨》[34]

（各书均记载以下内容）

《便产须知》曰：盘肠生者，临产子肠先出，然后产子则肠不收，名曰盘肠产。……肠干者，浓煎黄芪汤，浸其肠于漆盘中，温暖熏之即上。

11.《验方新编》[30]

盘肠生

次者，或用冷水和醋，令人喷产妇面，一喷一收，以渐收之，此法最妙。或照后肠出各方治之。欲免其苦者，宜于此后无孕时，多服地黄丸加五味子一两，肉桂一两，以固下元之关键。及有孕时，多服胡连丸加台党一两以补气，又服三补丸以凉血。凡滑胎瘦胎之药不可轻服。如八月之时，再服八物汤加柯子、麦冬、粟壳，服十余剂，庶可免矣。各方俱见前。

地黄丸

熟地八两，山药四两，山萸肉四两，白茯苓、丹皮（去骨）、泽泻（去毛）各三两，蜜为丸，空心开水下。

胡连丸

条芩四两（以沉水为佳），白术（无油者）四两，莲肉（去心）二两，砂仁（微炒）、炙草各一两，共为末，用山药多煮、糊为丸，米汤下。

三补丸

黄芩、黄柏、黄连俱炒，各等分，蜜丸开水下。

八物汤

川芎、白芍、茯苓、台党、归身、生草、生地、白术各等分，姜、枣引，水煎食后服。

临产儿尚未生，有物先出，形如胞衣，乃子宫也。此时儿尚未生，切勿用蓖麻子涂在顶心，以致误事，速将子宫纳入，服以补药（用前保生无忧散最妙），静候儿生，母子无恙。

12.《验方新编》[30]《坤元是保》[18]《急救广生集》[9]《增广大生要旨》[34]《女科撮要》[23]《女科经纶》[21]《胎产心法》[29]

（各书均记载以下内容）

当产之时，子肠先出，盘露于外，子随后生，产后而肠不收，此谓盘肠生也。盖由平日气虚，不能敛束，血热易于流动，下元不固，关键不牢，以致如此。救治之法，于子下衣来之后，却命产母仰卧，稳婆先将子肠温水洗净，然后托起轻轻送入，推而上之，却令产母两足夹紧谷道，其肠自收上也。或取蓖麻子四十九粒，去壳捣烂，贴在顶心，候肠收尽而急去之。

13.《验方新编》[30]《竹林女科证治》[38]《增广大生要旨》[34]

（各书均记载以下内容）

盘肠生

如肠干不上，诸药不效者，以刀磨水少许洒润肠上，另用真磁石煎一杯兑酒服，自然收上。此扁鹊神方也。

14.《医宗金鉴》[37]

盘肠未产肠先出，已产婴儿肠不收，顶贴萆麻服升补，肠干润以奶酥油。

15.《增广大生要旨》[34]《急救广生集》[9]

（各书均记载以下内容）

六曰盘肠产。因产母平日气虚及临产时用力努挣，周身气血下注以致肠随儿下，一次如此，下次路熟亦必如此。治法以洁净不破损漆器盛之，待儿胞衣俱下，产母仰卧，自己吸气上升，稳婆以香油涂手徐徐送入。

16.《竹林女科证治》[38]

盘肠产者，因产母平日气虚，及临产时用力努挣，周身气血下注，以致肠随儿下。治法以洁净不破损漆器盛之，浓煎黄芪汤，待温浸之，以润其肠，待儿胞衣俱下，产母仰卧自己吸气上升。稳婆以麻油涂手徐徐送上。宜服大剂补中益气汤。

补中益气汤

人参、黄芪（蜜炙）、白术（蜜炙）、甘草（炙，各一钱五分）、当归一钱，陈皮五分，升麻（蜜炙）、柴胡（各三分）。

上加姜三片，枣二枚，水煎服。

17.《竹林女科证治》[38]《产孕集》[27]

（各书均记载以下内容）

盘肠产者……一法以蓖麻子（十九粒去壳，捣烂），涂母头顶，待肠收上，急以水洗去。

18.《竹林女科证治》[38]《增广大生要旨》[34]

（各书均记载以下内容）

盘肠产者……又法以醋半盏，新汲水七分调匀，忽噀产母之面，或背即收。每一噀一缩，三噀三缩，肠已收尽矣（此法但恐惊则气散，反致他疾，须慎用之）。

四）阴痔

1.《济阴纲目》[15]

治妇人阴中生痔方

九窍有肉突出者皆名为痔（肉突为痔，人尝未谙，乌头醋洗，亦所未知）。

用乌头七个烧存性，用小瓦罐盛酽醋淬之，乘热熏，候通手沃之良。

洗方：治茄子疾。

茄皮、白矾、马椿头根、朴硝、泽兰、石灰（炒，少许）。

上煮水熏洗。

敷药：治茄子疾。

朴硝为末，黄荆柴烧沥调敷，或浓铁浆水调敷。

又方：治茄子疾，心躁连绵，黄水易治，白水难愈。

用生枳壳为散，煎汤熏洗。却用绵帛包枳壳滓，纳入阴中，即日渐消。

2.《急救广生集》[9]

阴痔

妇人阴中有肉突出者，名曰阴痔，俗称茄子疾也。流黄水者易治，流白水者难治。用乌头烧存性，酽醋熬熏自消。(《医宗金鉴》)

3.《医宗金鉴》[37]

阴中突肉名阴痔，或名茄子疾俗称，黄水易治白难治，乌头存性醋熬熏；内服逍遥与龙胆，补中归脾酌量行。

附方：阴痔熏法

乌头用浓醋熬熏自消。

逍遥散

芍药（酒炒）、当归、白术（炒）、茯苓、甘草（炙）、柴胡各二钱，引用煨姜三片，薄荷少许，煎服。

龙胆泻肝汤

龙胆草（酒炒）、黄芩（炒）、栀子（酒炒）、泽泻、木通、车前子、当归（酒洗）、柴胡、甘草、生地（酒炒），水煎服。

补中益气汤

黄芪、人参、云术、炙甘草、陈皮、当归、升麻、柴胡。

上八味，加生姜三片，大枣二枚，水煎，温服。

归脾汤

人参、黄耆（炙）、白术（土炒）、茯神、当归、龙眼肉、远志（去心）、枣仁（炒）各一钱，木香、甘草（炙）各五分。

上锉，姜枣水煎服。

（四）阴痛

1.《备急千金要方》[4]

女人阴中痛引心下，及小腹绞痛，腹中五寒，灸关仪百壮。穴在膝外边上一寸宛宛中是。

赤白沃，阴中干痛，恶合阴阳，小腹䐜坚，小便闭，刺屈骨，入一寸半，灸三壮，在中极下一寸。

2.《济阴纲目》[15]

杂方

治妇人阴中肿痛。

用枳实半斤切碎，炒热，布裹包熨之，冷即易。

一方用枳壳。

一方用铁精粉敷上。

一方以甘菊苗研烂，百沸汤淋洗熏浸。

一方用马鞭草捣烂涂之（铁精平肝热，甘菊清肝热而散，马鞭草散肝血）。

黑白散

治妇人阴中肿痛。

小麦、朴硝、白矾、五倍子、葱白。

煎汤频洗。

3.《济阴纲目》[15]《妇人大全良方》[28]

（各书均记载以下内容）

白矾散

治妇人阴肿坚痛（治热肿）。

白矾半两，甘草（生）半分，大黄一分。

上为末，水和丸如枣大，绵裹纳阴中，日两换，以愈为度。

4.《景岳全书·妇人规》[20]《妇人大全良方》[28]

（各书均记载以下内容）

一方

治阴中肿痛。用枳壳半斤，切，炒，乘热以帛裹，熨之，以消其外，仍用少许乘热裹纳阴中，冷即易之，不三次愈。

5.《坤元是保》[18]

阴门肿痛，用葱白、麝香捣和，涂肿处，仍用甘菊熏洗。

6.《普济方・针灸门》[11]

治妇人小腹肿，妇人阴痛引心下，穴曲泉。

治女人阴中痛引心下，及小腹内绞痛，腹中五寒，穴灸交信。

治妇人阴冷肿痛，穴归来，灸三十壮，三报。

7.《千金翼方》[8]

妇人阴中痛引心下，少腹绞痛，灸膝外边上去一寸宛宛中。

8.《圣济总录》[3]

妇人阴中痛，少腹坚急痛，阴陵泉主之。

9.《太平圣惠方》[22]

治妇人阴中肿痛不可忍方

防风二（三）两，大戟二两，艾叶五两。

上件药，细锉，以水一（二）斗，煮取五升，去滓。稍热洗之，日可三度，宜避风冷。

白矾散方

治妇人阴肿坚痛。

白矾半两，甘草（生用）半两（分），川大黄（生）一分。

上件药，捣细罗为散，取枣许大，绵裹纳阴中，日二三度换之。

又方

枳壳半两（斤）。

上捣碎，炒令热，用故帛裹熨之，冷即换之。

又方

商陆（锉）一斤。

上以水一斗，煮取五升，稍热洗之，日三度。

10.《外科心法》[31]

或有胞络虚，风邪乘阴，血气相搏，令气否涩，致阴肿痛，当以菖蒲散治之，更以枳实炒热，帛裹熨之，冷则再炒。

菖蒲散

菖蒲、当归（炒）各一两，秦艽三钱，吴茱萸（制）两半。

每服一两，葱水煎，空心服。

11.《外台秘要》[19]

《古今录验》疗妇人阴肿坚痛，矾石散方

矾石（熬）二分，甘草（炙）半分，大黄一分。

上三味捣筛，取枣大，绵缠，导阴中，二十日即愈。

12.《外台秘要》[19]《华佗神方》[14]《济阴纲目》[15]

（各书均记载以下内容）

《经心录》疗妇人阴中肿痛，不可近者，汤洗方

防风三两，大戟二两，艾五两。

上三味切，以水一斗，煮取五升，温洗阴中，日可三度良。

13.《外台秘要》[19]《医心方》[13]

（各书均记载以下内容）

《肘后》疗阴中肿痛方

炙枳实以熨之。

14.《验方新编》[30]

阴户疼痛

此受寒也。食盐炒热，青布包裹熨之，效。

又方：葱头加乳香捣融敷之，极效。

熨阴洗阴法

治阴肿、阴痛、阴脱。用蛇床子，不拘多少，炒极热，以绢袋盛，或布裹熨患处。

又法：用蛇床子五两，乌梅十四个，煎水，日洗五六次。

15.《医心方》[13]

《病源论》云：妇人阴痛之病，脏虚风邪乘之，冲击而疼痛而已。

妇人阴燥痛者方

煮甘草，地榆，及热，以洗之。

又方：以盐汤洗之。

《僧深方》阴肿痛方

黄芩一分，矾石一分，甘草二分。

下筛，如枣核绵裹，纳阴中。

《集验方》治妇人脱肛若阴下脱方

蛇床子布裹，灸熨之，亦治产后阴中痛。

16.《肘后备急方》[32]《医心方》[13]

（各书均记载以下内容）

若阴中痛

矾石（熬）二分，大黄一分，甘草半分。末，绵裹如枣，以导之，取瘥。

17.《急救广生集》[9]

枳橘散

妇人阴毒如石，痛不可忍。二便不利，欲死者，用陈皮、枳实各四两炒热，以绢袋盛之，遍身从上至下及阴瘇处，频频熨之，冷则又换，直至喉中觉有枳实气，则痛止瘇消，而大小便利矣。(《程氏续即得方》)

（五）阴痒

1.《备急千金要方》[4]

中极主拘挛腹疝，月水不下，乳余疾，绝子，阴痒。

下苍汁不禁，赤沥，阴中痒痛引小腹，控胁不可以俯仰，刺腰尻交在两胂上，以月生死为痏数，发针立已（一云：下髎）。

2.《妇人大全良方》[28]《济阴纲目》[15]

（各书均记载以下内容）

疗妇人阴痒不止

又方：小蓟不拘多少，水煮作汤热洗，日三用之。

《崔氏方》疗阴痒不可忍

又方：蒜煮汤洗之。一方用枸杞根。

3.《妇人大全良方》[28]《外台秘要》[19]《太平圣惠方》[22]

（各书均记载以下内容）

《古今录验》疗妇人阴痒，如有虫状

上取牛肝，切取三寸，内阴中。其虫尽入肝内，出之效。猪肝亦得。

4.《急救广生集》[9]

阴痒

妇人阴痒，多因湿热生虫，甚则肢体倦怠，小便淋漓。用桃仁五钱研膏，合雄黄（末）三钱，鸡肫肝切片，蘸药纳户中，其虫一闻肝腥，皆钻肝

内吮食，将肝提出，其痒即止。（医宗金鉴）

阴痒三虫作祟

猪肝切成条，以花椒、葱拌猪油，煎肝，待冷，纳入阴中。少顷取出，再换一条，其虫附肝俱出。(《奇方类编》)

5.《济阴纲目》[15]

治阴中生细虫，痒不可忍

又方：取牛肝或猪肝截五寸，绳紧纳阴中半日，虫入肝，取出立效。

崔氏疗阴痒不可忍

又方：枸杞根煎汤洗。

《大全》云：妇人阴痒者，是虫蚀所为。三虫在于肠胃之间，因脏虚，三虫动作，蚀于阴内，其虫作热，微则为痒，重者乃痛也（阴痒生虫，当与肠胃求食之虫不同。仲景曰风三虫，此当从风木所化，故治法悉以清肝为主）。

薛氏曰：前证属肝经所化，当用龙胆泻肝汤、逍遥散以主其内，外以桃仁研膏，和雄黄末或鸡肝纳阴中，以制其虫。

一妇人胸膈不利，内热作渴，饮食不甘，肢体倦怠，阴中闷痒，小便赤涩，此郁怒伤肝脾所致，用归脾汤加山栀而愈。复因怒，患处并小腹胀痛，用小柴胡加山栀、芎、归、芍药，痛止，用逍遥散加山栀而愈。又因劳役，患处肿胀，小便仍涩，用补中益气加山栀、茯苓、丹皮而痊。

一妇人阴内痛痒，不时出水，食少体倦，此肝脾气虚，湿热下注，用归脾加丹皮、山栀、芍药、甘草主之而安。

一妇人阴内痒痛，内热倦怠，饮食少思，此肝脾郁怒，元气亏损，湿热所致，用参、芪、归、术、陈皮、柴胡、炒栀、车前、升麻、芍药、丹皮、茯苓而瘥。若阴中有虫痒痛亦属肝木，以桃仁、雄黄研，纳阴中以杀之，仍用清肝解郁之药，有以鸡肝纳之者，乃取虫之法也。一方捣新桃叶绵裹纳阴中，日三两易。

龙胆泻肝汤

龙胆草（酒炒）、泽泻各一钱，车前子（炒）、木通、当归（酒拌）、生地黄（酒炒）、山栀子（炒）、黄芩（炒）、生甘草各五分。

上锉，水煎服（泻肝而兼导赤，泻其子也，泻肝而用利水，肝主疏泻也，龙胆、山栀，假以降火，当归、生地，以滋肝阴，生甘草缓肝之急，炒黄芩助肝之气）。玉门肿胀，加木香。

逍遥散

当归（酒洗）、白芍（炒）、白术、白茯苓、柴胡各一钱，甘草（炙）五分。

上加生姜三片，麦门冬二十粒，去心，水煎服，不拘时。

归脾汤

人参、黄芪（炒）、白术、白茯苓、当归、远志（去心）、酸枣仁（炒）各一钱，木香、甘草（炙）各五分，龙眼肉。

上锉。加生姜三片，枣一枚，水煎服。

小柴胡汤

柴胡二钱，黄芩、半夏、人参、甘草各一钱。

上锉。加生姜三片，枣二枚，水煎服。

补中益气汤

黄芪、人参、白术、甘草（炙）各一钱，当归、陈皮各七分，升麻、柴胡各三分。

上作一服，水煎服。

李氏曰：阴中生虫䘌如小蛆者，乃湿热甚而心气又郁，气血凝滞而生（此又谓脾胃湿热下流而生虫者），宜藿香养胃汤、补心汤、硫鲤丸，外用生艾汁调雄黄末，烧烟熏之，更用雄黄锐散纳阴中。

补心汤

人参、茯苓、前胡、半夏（汤泡七次）、川芎各七钱半，陈皮、枳壳（去穰，麸炒）、紫苏、桔梗、干姜、甘草各五钱，当归、白芍药各一两，熟地黄一两半。

上锉，每服四钱，加姜枣煎服。如湿热有虫者，去姜、苏、参、梗四味，加苦参、北艾、桃仁、吴茱萸水炒黄连。

藿香养胃汤

藿香、薏苡仁、神曲（炒）、乌药（去木）、砂仁、半夏曲、茯苓、白术、人参各五分，荜澄茄、甘草各三分半。

上锉，姜枣煎服。

硫鲤丸

大鲤鱼一个，去头皮，入硫黄一两，黄泥固，用火煅烟尽，为末，米糊丸，如桐子大，每服二十丸，温酒下。

阴中生细虫，痒不可忍，食入脏腑即死，令人发寒热，与劳证相似，先以蛇床子煎汤，洗净拭干，后用梓树皮焙干为末，入枯矾四分之一。麝香少许敷之，立效。如下疳生虫，所下如柿汁臭秽，及心中绞痛，闷绝虚烦，甚者不治。

一方

治阴中生细虫，痒不可忍，若食人脏腑，即死。

梓树皮（焙干为末）二钱，枯矾五分，麝香少许。上和一处，研匀敷之，立效。

又方：桃仁、雄黄研匀纳阴中，乃服清肝解郁之药。

又方：蛇床子、白矾煎水，淋洗即止。

又方：生艾汁调雄黄末，烧烟熏之，更用雄黄末纳阴中。

6.《济阴纲目》[15]《妇人大全良方》[28]

（各书均记载以下内容）

《广济方》疗妇人阴痒不止

蚺蛇胆、雄黄、硫黄、朱砂、硝石、芜荑各半两，藜芦二钱半。

上为细末，以腊月猪脂和如膏，用细布作缠子，如指长一寸半，以药涂上，纳阴中，日一易之，易时宜用花椒根三五两，水煮稍热洗，干拭纳之

（先师云，一妇患此，日用热水洗涤数次，百方不效，后随夫任至山东，食小米饭数月而愈，岂亦补土而制湿欤？观此则治法又须补脾燥湿矣，姑试之）。

治阴中生细虫，痒不可忍

又方：狼牙（细锉）二两，蛇床子三两，以水三升，煮汁沸热洗。

7.《济阴纲目》[15]《妇人大全良方》[28]《太平圣惠方》[22]

（各书均记载以下内容）

崔氏疗阴痒不可忍方

杏仁烧作灰，乘热绵裹纳阴中，日二易之。

8.《济阴纲目》[15]《景岳全书·妇人规》[20]

（各书均记载以下内容）

治阴中生细虫，痒不可忍

又方：新桃叶捣烂，绵裹纳阴中，日三两易。

9.《济阴纲目》[15]《外台秘要》[19]《妇人大全良方》[28]

（各书均记载以下内容）

治阴中生细虫，痒不可忍

又方：取鸡肝乘热纳阴中，如有虫，当尽下。

10.《景岳全书·妇人规》[20]

炙肝散

治妇人阴痒虫蚀。

用牛肝或猪肝，切三寸长，大如钱，炙熟，纳阴中，引虫出尽即愈。

一方：治阴痒。同蛇床子一两，白矾五钱，煎汤淋洗。

妇人阴痒者，必有阴虫。微则痒，甚则痛，或为脓水淋沥，多由湿热所化，名曰䘌。内宜清肝火，以龙胆泻肝汤及加味逍遥散主之。外宜桃仁研膏，和雄黄末，或同鸡肝纳阴中，以制其虫，然无如银朱烟搽鸡肝以纳之，尤妙。

龙胆泻肝汤

龙胆草（酒拌，炒）、人参、天冬、麦冬、生甘草、黄连（炒）、山栀、知母各五分，黄芩七分，柴胡一钱，五味三分。

水一钟半，煎服。

加味逍遥散

当归、芍药、白术、茯神、甘草、柴胡各等分，丹皮、栀子各七分。

上加姜，水煎服。

椒茱汤

治妇人阴痒不可忍，惟以热汤泡洗，有不能住手者。

花椒、吴茱萸、蛇床子各一两，藜芦半两，陈茶一撮，炒盐二两。

以水五升煎汤，乘热熏洗。

杏仁膏

治妇人阴痒不可忍。

杏仁（烧存性）、麝香少许。

上为末，用旧帛裹之，缚定，火上炙热，纳阴中。

椿根皮汤

治阴痒突出。

臭椿皮、荆芥穗、藿香等分。

上锉，煎汤熏洗，即痒止而入。

11.《女科撮要》[23]

一妇人阴内痒痛，内热倦怠，饮食少思，用参、芪、归、术、陈皮、柴胡、炒栀、炒车前、升麻、芍药、丹皮、茯苓，治之而瘥。若阴中有虫痒痛，亦属肝木，以桃仁研膏，和雄黄末纳阴中以杀之，仍用清肝解郁。有以鸡肝纳之者，乃取虫之法也。

12.《女科经纶》[21]

徐春甫曰：妇人阴痒，多属虫蚀所为，始因湿热不已，故生三虫在肠胃间，其虫蚀阴，户中作痒，甚则痒痛不已，溃烂肿深。在室女、寡妇、尼姑，多因欲事不遂，思想所淫，以致气血凝于阴间，积成湿热，久而下散，遂成三虫，故有此疾。亦有房室过伤，以致热壅，故作肿痒内痛，外为便毒，莫不由欲事伤损所致。

薛立斋按：前证属肝经所化，当用龙胆泻肝汤、逍遥散，以主其内外，以桃仁研膏，和雄黄末，和鸡肝研饼，纳阴中，以制其虫，仍用清肝解郁之药。此证有郁怒伤肝脾所致，肢体倦怠，阴中闷痒，小便赤涩者，归脾汤加山栀、柴胡、丹皮。有肝脾气虚，湿热下注，阴内痛痒，不时出水，食少体倦者，归脾汤加山栀、白芍、甘草、丹皮。

龙胆泻肝汤

龙胆草（酒炒）、泽泻各一钱，车前子（炒）、木通、当归（酒拌）、生地黄（酒炒）、山栀子（炒）、黄芩（炒）、生甘草各五分。

上锉，水煎服（泻肝而兼导赤，泻其子也；泻肝而用利水，肝主疏泻也。龙胆、山栀假以降火，当归、生地以滋肝阴，生甘草缓肝之急，炒黄芩助肝之气）。玉门肿胀，加木香。

逍遥散

当归（酒洗）、白芍（炒）、白术、白茯苓、柴胡各一钱，甘草（炙）五分。

上加生姜三片，麦门冬二十粒，去心，水煎服，不拘时。

归脾汤

人参、黄芪（炒）、白术、白茯苓、当归、远志（去心）、酸枣仁（炒）各一钱，木香、甘草（炙）各五分，龙眼肉。

上锉。加生姜三片，枣一枚，水煎服。

李氏按：阴中生虫䘌如小蛆者，乃湿热甚而心气又郁，气血凝滞而生，宜藿香养胃汤、补心汤、硫鲤丸，外用艾煎汁，调雄黄末烧熏之。又以蛇床子煎汤频洗，同梓树皮焙末，入枯矾、麝香少许，敷之立效。

慎斋按：以上二条，序妇人有阴痒生虫之证也。厥阴属风木之脏，木朽则蠹生，肝经血少，津液枯竭，致气血不能荣运，则壅郁生湿，湿生热，热生虫，理所必然。故治法不外渗湿清热，外以杀虫为治。然其本元，又当滋养肝血，补助脾土，益阴燥湿也。至春甫论欲事不遂所致，亦病情之不可不察者也。

补心汤

人参、茯苓、前胡、半夏（汤泡七次）、川芎各七钱半，陈皮、枳壳（去穰，麸炒）、紫苏、桔梗、干姜、甘草各五钱，当归、白芍药各一两，熟地黄一两半。

上锉，每服四钱，加姜枣煎服。如湿热有虫者，去姜、苏、参、梗四味，加苦参、北艾、桃仁、吴茱萸水炒黄连。

藿香养胃汤

藿香、薏苡仁、神曲（炒）、乌药（去木）、砂仁、半夏曲、茯苓、白术、人参各五分，荜澄茄、甘草各三分半。

上锉，姜枣煎服。

硫鲤丸

大鲤鱼一个，去头皮，入硫黄一两，黄泥固，用火煅烟尽，为末，米糊丸，如桐子大，每服二十丸，温酒下。

13.《圣济总录》[3]

绝子阴痒，阴交主之。

14.《太平圣惠方》[22]

夫妇人阴痒者，是虫蚀所为。三虫在于肠胃之间，因脏虚，三虫动作，蚀于阴，其虫作，热微则为痒，重者乃痛也。

治妇人阴痒不止方

蚺蛇胆一两，雄黄（细研）一两，硫黄（细研）一两，朱砂（细研）一两，硝石一两，藜芦半两，芜荑一两。

上件药，捣罗为末，都研令匀，以腊月猪脂和如膏，用故布作缠子，如指，长一寸半，以药涂上，纳阴中。日一易之，易时宜以猪椒根三五两，水煮稍热洗之，干拭纳之效。

又方：小蒜（随多少）。

上以水煮作汤，稍热洗。日三用之。

又方：狼牙二两，蛇床子三两。

上件药，以水三升，煮作汤，稍热洗。日三用之。

治妇人阴中痒，如似有虫方

上取鸡肝去脂，承热纳阴中，如是有虫，虫当尽下。

治妇人阴痒，似有虫状烦闷，黄丹散方

黄丹一两（分）、白矾三分，芎䓖一两。

上件药，捣罗为末，以谷囊盛，纳阴中，虫当自出。

治妇人阴中痒如有虫，目肿身黄，漏血下白物，少气，宜用此方

上取生鲤鱼长一尺，去头肉取骨，炙令燋，捣末，以猪脂和，取下当（半两）用绢袋盛，如指长，纳阴中，至痒处即止，虫当自出。

治妇人阴中湿痒方

黄连二两，栀子仁一两，甘草（生，锉）一两，黄柏（锉）一两。

上件药，捣细罗为散，以粉于上效。

15.《太平圣惠方》[22]《外台秘要》[19]《医心方》[13]

（各书均记载以下内容）

治妇人阴痒不止方

又方：枸杞根一（二）斤细切。

上以水三升，煮十余沸，稍热洗之。

16.《外台秘要》[19]

崔氏疗阴痒似有虫状，烦闷，真丹散方

真丹（研）一分，矾石（烧，研）二分，芎䓖四分。

上三味为散，以縠囊盛，着阴中，虫当死尽。

17.《外台秘要》[19]《华佗神方》[14]

（各书均记载以下内容）

《广济》疗苦产门痒无计方

蚺蛇胆（研）、雄黄（研）、石硫黄（研）、朱砂（研）、硝粉（未详）、藜芦、芜荑各二分。

上七味捣，细筛重萝令调，以腊月猪脂和如泥，取故布作篆子，如人指长一寸半，以药涂上纳孔中，日一易。易时宜以猪椒根三两煮汤洗，干拭纳药佳。

18.《外台秘要》[19]《济阴纲目》[15]

（各书均记载以下内容）

《古今录验》疗阴痒有虫

又疗阴中有虫，痒且痛，目肿身黄，欲得男子，漏血下白，少气思美食方：

用生鲤鱼长一尺，去头，内取骨捣末，熬黄黑，以猪脂和，以绢袋盛如常法，内阴中至痛处，即止。

19.《医心方》[13]

《病源论》云：妇人阴痒，是虫食所为，其虫动作势微，故令痒，若重者则痛。

《产经》治产后阴中如虫行痒方

枸杞一斤。

以水三斗，煮十沸，适寒温，洗之，良。

又方：煮桃叶若皮洗之。

又方：烧杏仁作灰，绵裹纳阴中，良。

治妇人阴中痒如虫行状方

矾石（熬）三分，芎䓖四分，真丹砂少许。

三物，下筛，以绵裹，纳阴中，虫自死。

《葛氏方》妇人阴若苦痒搔者方

蛇床草、节、刺，烧作灰，纳阴中。

《孟诜食经》治妇人阴痒方

捣生桃叶，绵裹，纳阴中，日三四易。亦煮汁洗之。今按煮皮洗之，良。

《僧深方》妇人阴痒方

黄连、黄柏各二两，以水三升，煮取一升半，温洗，日三。

阴中及外痒痛方

大黄三两，甘草二两。

水三升，煮取二升，渍洗，日三。

20.《医宗金鉴》[37]

湿热生虫阴户痒，内服逍遥龙胆方；桃仁膏合雄黄末，鸡肝切片纳中央。

桃仁雄黄膏

桃仁（研膏）五钱，雄黄（末）三钱。

上二味研匀，用鸡肫肝切片，蘸药纳阴户中。

21.《肘后备急方》[32]

女子阴疮

若苦痒搔之，痛闷。取猪肝炙热，纳阴中，当有虫着肝。

（六）阴汗湿痒

《急救广生集》[9]

阴汗湿痒

枯矾扑之。(《御院药方》)

一方：用墙上烂草，同荆芥芽煎洗，再以阳起石末敷之。(《便宜良方》)

（七）阴痒痛

《外台秘要》[19]

崔氏疗阴痒痛不可忍方

取蒜随多少，水煮作汤洗之，日三。

又方：取狼牙、蛇床子，煮作汤洗，日三。

又方：取杏仁烧作灰，乘热绵裹，纳阴中，良。

（八）阴虱

1.《外科心法要诀》[35]

阴虱疮

阴虱疮虫毛际内，肝肾浊热不洁生，瘙痒抓红含紫点，若还梅毒蜡皮形。

注：此疮一名八脚虫，生于前阴毛际内，由肝、肾气浊生热，兼淫欲失洗不洁搏滞而成。瘙痒难忍，抓破色红，中含紫点。内宜服芦柏地黄丸，外用针挑破去虱，随擦银杏无忧散易愈。若毛际内如豆如饼，发痒结如蜡皮者，杨梅毒也，即按杨梅毒治之。

银杏无忧散

水银（铅制）、轻粉、杏仁（去皮、尖，捣膏）、芦荟、雄黄、狼毒各一钱，麝香一分。除水银、杏仁膏，共研，筛细，再入银杏同研匀。先以石菖蒲煎汤洗之，用针挑破去虱，随用津唾调擦，使药气入内，愈不复发。切忌牛、犬、鳖肉。

2.《急救广生集》[9]

阴户生虱

水银一钱，绿豆粉四分，红枣（去粒）七个，白果（去壳）七粒。共捣如泥，抹腰上。余者，绢袋盛，系脐下，自效。(《秘方集验》)

一方：用生白果肉捣，涂三次即绝。（同上）

阴户生虫

糯米煮熟，和香油少许，捣成团，填入户内，虫即钻入团上。每日夜换五六次，不数日虫尽矣。(《普济方》)

（九）阴蚀

1.《串雅内编》[40]

阴蚀

治阴蚀，蚯蚓三四条（炙干为末），葱数茎（火上炙干为末），蜜一碗煮成膏，将药搅匀，纳入阴户，虫尽死矣。

2.《妇人大全良方》[28]《外台秘要》[19]

（各书均记载以下内容）

狼牙汤

《古今录验》疗妇人阴蚀，其中烂伤，脓水淋漓臭秽。

狼牙三两。

上㕮咀，以水四升，煮取半升，去滓，内苦酒如鸡子中黄大，沸汤一杯消尽夜，适寒温，以绵缠箸，头大如茧，濡汤以沥疮中，日四五度即瘥。

3.《傅青主女科》[39]

阴痔阴蚀

阴中疮曰䘌疮，或痛或痒，如虫行状，脓汁淋漓。阴蚀几尽者，由心肾烦郁，胃气虚弱，致气血流滞。《经》云："诸疮痛痒，皆属于心。"治当补心养肾，外以药熏洗，宜用十全阴痔散。

川芎、当归、白芍、地榆、甘草各等分。

水五碗，煎二碗，去渣熏，日三夜四，先熏后洗。

一方：用蒲黄一升，水银二两，二味调匀搽。

一方：治痔虫食下部及五脏。取东南桃枝，轻打头散，以绵缠之。

一方：用石硫黄末，将缚桃枝蘸而烟熏之（按此条宜与上条合看）。

一方：截一短竹筒，先纳阴中，以桃枝烧烟熏之。

4.《华佗神方》[14]

华佗治阴蚀神方

蛇床子、当归、芍药、甘草各一两，地榆三两。

水五升，煮二升，洗之，日三夜二。

更以：蒲黄一升、水银一两。

捣研，敷其上，自愈。

5.《急救广生集》[9]

阴户蚀疮疥癣灭火丹及诸恶疮

蛇床子、苦参、芫荑、牛皮胶、枯矾各一两，雄黄、黄柏、黄丹、川椒、大枫肉各五钱，硫黄、樟脑、轻粉各二钱，共为细末，生猪油调搽，神效。(《秘方集验》)

阴蚀四边肿烂疼痛

蛇床子、苦参、吴茱萸、煎水洗立愈。（同上）

阴户虫蛆痛痒不可忍

杏仁去皮烧存性，杵烂绵裹，纳入阴中取效。(《乾坤生意》)

一方：用生捣桃叶，绵裹纳之，一日三四易。(《孟洗方》)

6.《济阴纲目》[15]

治阴蚀

又方：燥湿生肌。

五倍子、甘草、滑石、黄丹各等分。

上为末，先以甘草汤洗，然后敷之。

7.《金匮要略》[1]

少阴脉滑而数者，阴中即生疮，阴中蚀疮烂者，狼牙汤洗之。

狼牙汤方

狼牙三两。

上一味，以水四升，煮取半升，以绵缠筯如茧，浸汤，沥阴中，日四遍。

8.《三因极一病证方论》[26]

狼牙汤

治妇人阴中蚀疮烂溃，脓水淋漓臭秽。

狼牙一味，锉，浓煎汁，以绵缠箸头，大如茧，浸浓汁沥阴中，日数次。

雄黄兑散

方见狐惑门，凡蚀于肛者，单烧雄末熏之。

雄黄上一味，为末，筒瓦二枚合之，烧向肛熏之。

蚀于下部则咽干，苦参汤洗。

苦参汤方（《金匮要略》）

苦参一升。以水一斗，煎取七升，去滓。熏洗，日三。

9.《太平圣惠方》[22]

治妇人阴疮，蚀欲尽者方

虾蟆粪、兔粪等分。

上件药细研，每用少许敷疮上。

治妇人阴疮，蚀如中烂，狼牙汤方

狼牙五两。

上以水四升，煮至一升，去滓，水醋一合，更煎一两沸，稍热，以绵蘸汤沥于疮上，及以热绵罨之，日三五度即愈。

又方：上取猪肉十斤肥者，以水煮肉令烂，去肉，以汤稍热洗疮，冷即易之。

又方：上细研硫黄末敷疮上。

10.《太平圣惠方》[22]《医心方》[13]

（各书均记载以下内容）

治妇人阴蚀疮，宜用当归汤洗方

当归二两，地榆三两，甘草一两，芎䓖一两，赤芍药一两。

上件药细锉，以水五升，煮取三升，去滓，稍热洗之，日二三度用之。

11.《外科心法要诀》[35]

如阴器外生疙瘩，内生小虫作痒者，名为阴蚀，又名䘌疮，由胃虚积郁所致。宜四物汤加石菖蒲、龙胆草、黄连、木通服之；若寒热与虚劳相似者，虫入脏腑也，宜逍遥散吞送芦荟丸，早晚各一服，外以溻痒汤熏洗，次以银杏散塞入阴中，杀虫止痒。

溻痒汤

苦参、狼毒、蛇床子、当归尾、威灵仙各五钱，鹤虱草一两。

用河水十碗，煎数滚，滤去渣，贮盆内，乘热先熏，待温投公猪胆汁二三枚，和匀洗之甚效。

银杏散

轻粉、雄黄、水银（铅制）、杏仁（生用）各一钱。

上各研，共和一处再匀，每用五分，枣肉一枚和丸，用丝绵包裹，线扎紧，将药入阴内，留线头在外，如小解时，将药取出，解完复入内。一日一换，四五个自愈。

12.《外台秘要》[19]

《千金》疗阴蚀疮

又方：蒲黄一升，水银一两。

上二味，研之，以粉上。

又方：肥猪肉三十斤，以水三石，煮，取熟，去肉，入盆中浸之，令即易，不过三二度。

崔氏疗阴蚀，洗拓汤方

甘草（炙）、干漆（熬）各一两，黄芩、干地黄、芍药、当归各二两，龟甲（炙）五两。

上七味切，以水七升，煮取半，去滓，以绵帛纳汤中，以拓疮处，良久即易，日二度，每拓汤，可行十里许，即裛干，捻取甘湿散，薄敷疮上使遍。可经半日，又以汤拓，拓讫，如前敷药，其内甘湿散，是蚺蛇胆等六味者。是在前疗甘湿卷中，余家婢遇此疾，百方疗不瘥，蚀处作两疮，深半寸，余于涓子方中，检得此甘草汤方，仍以自处蚺蛇胆散用，不经七日，疮乃平复甚效，凡救十八人。手下即活，遇斯疾者，请广流布传之。

又疗疳，频用大效方

蚺蛇胆（真者，研）、青木香、石硫黄（研）、铁精、麝香各四分，旧用五月五日虾蟆（麝香临时分之，多少入用，缘麝香辟蛇毒，若先以相和，蛇胆即无力也）。

上六味等分，捣筛为散，更细研。有患取如三棋子和井花水，日再服。服讫，先令便利了，即以后方桃枝熏下部讫，然后取散如二棋子纳竹管里，深吹入下部中，亦日再，老小量减，其熏法每日一度，不用再为之，甚良。

13.《外台秘要》[19]《济阴纲目》[15]

（各书均记载以下内容）

《千金》疗阴蚀疮方

当归二两，地榆三两，甘草（炙）、芎䓖、芍药各二两。

上五味切，以水五升，煮取二升，洗之，日三夜一。

14.《外台秘要》[19]《医心方》[13]《妇人大全良方》[28]《傅青主女科》[39]

（各书均记载以下内容）

文仲疗阴蚀欲尽者方

虾蟆、兔屎等分，末敷之良。

15.《医心方》[13]

治妇人男子阴蚀及脓血不禁，男子茎尽入腹中，众医所不能治。

大黄汤方

大黄二两半，黄芩二两，黄柏二两，半夏二两，细辛二两，生地黄二两，虎掌一两半，茵草一两半。

凡八物，以新汲井水一斗，煮取三升，洗疮，若阴里病，取练沾汤中着阴道中，时复易，半日久，佳。恶汁尽当止，止浓剧当如针孔，勿怪也。

16.《坤元是保》[18]

阴中虫蚀轻则痒，重则痛，用蛇床子、白矾煎汤熏洗。

17.《景岳全书·妇人规》[20]

阴痒

一方：治疳虫下蚀下部。用蒲黄、水银研匀，傅入（注意，水银量多入血，可中毒致死），外以鹤虱草煎汤熏洗。

18.《妇人大全良方》[28]《外台秘要》[19]

（各书均记载以下内容）

又疗疳虫食下部及五脏方

取桃东南枝三七枚，轻打头，使散，以绵缠之。又捣石硫黄为末，将此绵缠桃枝捻转之，令末少厚，又截一短竹筒，先内下部中，仍以所捻药桃枝熟，然熏之。

19.《胎产心法》[29]《验方新编》[30]

（各书均记载以下内容）

产后阴户中生小疮，形如痱子，名曰慝疮。或痛痒如虫行状，脓汁淋沥，用疗蚀方、椒汤、肉汁、金银散、杀虫硫黄散等方选用。

杀虫硫黄散

治痔虫蚀下部五脏。

硫黄研为细末，取东南桃树枝五七枝，轻打头使散，以绵缠粘末，令少厚。又截一竹筒，先内下部中，仍以所捻药桃枝，烧着熏之。

（十）阴中生物

《景岳全书·妇人规》[20]

水杨汤

治妇人阴中生物痒痛，牵引腰腹，多由房事太过，或因淫欲不遂，或因非理所为，以致阴户有伤，名曰阴挺。

金毛狗脊、五倍子、枯矾、鱼腥草、水杨根、黄连各一两。

上为末，分四剂，用有嘴瓦罐煎汤，外预以竹筒去节，接罐嘴，引热气熏入阴中，或透挺上。俟汤温，仍用洗沃之。仍服治挺诸药。

（十一）阴臭

《医心方》[13]

《病源验》云：阴臭由子脏有寒，寒气搏于津液，蕴积，气冲于阴，故变臭也。

《延龄图》云：疗妇人阴臭方

槲皮（切）一升，甘草二两，当归三两。

上，以水一斗，煮取三升，去滓，洗玉门内。日二度洗，如冷，加蛇床子并根茎二分。

治女阴寒臭方

白蔹一分，桂心五分，苦参一分，甘草一分，附子一分。

五物，㕮咀，水煮，洗之愈。

（十二）阴宽

1.《妇人大全良方》[28]

《近效》坐导药，主阴冷、子门痒闭方

吴茱萸、葶苈子（炒）各二分，蛇床子三分，没石子一枚。

上为末，以棉裹如枣子，内子宫中。

2.《妇人大全良方》[28]《急救广生集》[9]

（各书均记载以下内容）

《传心方》治玉门宽冷

硫黄末煎汤洗。

3.《华佗神方》[14]

华佗治阴宽神方

兔屎、干漆各半两，鼠头骨二具，牝鸡肝两具（阴干百日）。

上为末，蜜丸如梧子。月初七日合时，着一丸阴头，令徐徐内入，三日知，十日小，五十日如十五岁童女。

4.《求子方书》[41]

治阴冷大方

白蔹、桂心、甘草、苦参、附子等分。

以水一斗煮，取洗阴中，香热，急有子。

治人玉门宽方

取石硫黄末两指撮，内酒中，以洗玉门，便小。

治妇人阴宽大，令小

兔屎两分，干漆一分，鼠骨头两枚，雌鸡肝（阴干百日）三枚。四味捣筛，和丸如小豆。初月七日，合时着一丸阴头，令徐徐内之，三日知，十日小，五十日如十五岁童女。

5.《医心方》[13]

《延龄图》云：疗妇人阴宽冷，令急小，交接而快方

石硫黄二分，青木香二分，山茱萸二分，蛇床子二分。

上四物，捣筛，为末，临交接，纳玉门中少许，不得过多，恐撮孔合。

又云：治妇人阴令成童女法

蛇床子三分，远志三分，石胆三分，山茱萸三分，青木香三分，细辛半两，桂心二分。

上七味，捣筛为散，置狗胆中，悬于屋内。阴干六十日，药成，捣为末，可丸如枣核大，着妇人阴中，急小而热，不过三日。

又方

松上女萝一分，礜石（音预）一分，石硫黄一分。

上三味，分等，捣筛为末，纳阴中，当日而急小，甚妙。

又方

取石硫黄末，二指撮，纳一升汤水中，以洗，阴急小，如十二三女。

《千金方》治阴宽大令迮小方

菟丝子二分，干漆一分，鼠头骨二枚，雌鸡肝（百日阴干）三枚。

四味，丸如小豆，初月七日，合时一丸着阴头，徐徐纳之，三日知，十日小，五十日如十三女。

《录验方》治女急如童方

食茱萸三两，特牛胆一枚，石盐一两。

捣茱萸下筛，纳牛胆中，又纳石盐着胆中，阴干百日，戏时取如鸡子黄末，着女阴中，即成童女也。

（十三）阴户生癣

《急救广生集》[9]

阴户生癣

桃仁七个，桃叶七片，共捣烂，绵裹夹户内，换数次即愈。（《秘方集验》）

（十四）阴门鱼口

《急救广生集》[9]

阴门鱼口

鲫鱼胆数枚取汁，擦之立愈。(《济生方》)

（十五）阴冷

1.《备急千金要方》[4]《千金翼方》[8]

（各书均记载以下内容）

妇人阴冷肿痛，灸归来三十壮，三报，挟玉泉五寸是其穴。

2.《妇人大全良方》[28]

治妇人阴冷痒方

远志二分，干姜（生）、莲花各三分，蛇床子、五味子各四分。

上为细末，先以兔尿涂阴门中，然后棉裹一钱内阴中，热即为效。

3.《妇人大全良方》[28]《急救广生集》[9]

（各书均记载以下内容）

主阴冷，子门痒闭

又方：五味子四两。为细末，每用以口中玉泉和如兔屎大，内阴门中，热即效。

4.《妇人大全良方》[28]《外台秘要》[19]

（各书均记载以下内容）

《通真论》疗妇人子门冷，坐药法

蛇床子四分，吴茱萸六分，麝香少许。

上为细末，炼蜜丸如酸枣大。以绵裹内阴中，下恶物为度。

5.《华佗神方》[14]

华佗治阴冷神方

吴茱萸。

纳牛胆中令满，阴干之，历百日后，取二十七枚绵裹之，齿嚼令碎，纳阴中良久，热如火。惟须日用无止，庶克无济。

6.《急救广生集》[9]《医宗金鉴》[37]

（各书均记载以下内容）

阴冷

妇人阴冷，皆由风寒乘虚，客于子脏，久之，血凝气滞，多变他证，且艰于受孕。用远志、干姜、吴茱萸、蛇床子各等分，共为末，绵裹纳阴中，一日二次换。(《医宗金鉴》)

7.《济阴纲目》[15]

治妇人阴冷

又方：蛇床子、吴茱萸、甜葶苈各半两，没石子一枚。

上为末，绵裹枣许大，纳阴中，令腹内热为度。

温中坐药：用蛇床子为末，白粉少许，和匀，如枣大，绵裹纳之，自然温热有效。

又方：吴茱萸入牛胆中令满，阴干百日，每取二十粒，研碎，帛裹纳阴中，良久如火热。

一法：女人阴门冷肿，灸归来（三十壮）。

8.《济阴纲目》[15]《太平圣惠方》[22]

（各书均记载以下内容）

治妇人阴冷

又方：蛇床子一两，吴茱萸（生用）一两半。一方用麝香。上为末，炼蜜丸，如酸枣大，以绵裹纳阴中，下恶物为度。

9.《金匮要略》[1]

妇人阴寒

温中坐药，蛇床子散主之。

蛇床子仁。

上一味，末之，以白粉少许，和令相得，如枣大，绵裹内之，自然温。

10.《女科要旨》[17]

妇人阴（中）寒，（宜）温（其）阴中（不用内服，止以药纳入，谓之）坐药，蛇床子散主之。

此遥承上节令阴掣痛少腹恶寒症，而出其方治也。但寒从阴户所受，不从表出，宜温其受邪之处则愈。蛇床子温以去寒，合白粉燥以除湿，以寒则生湿也。

蛇床子散

蛇床子一味，末之，以白粉少许和合相得，如枣大，绵裹纳之，自然温。

11.《求子方书》[41]

治阴冷、急热方

吴茱萸、五味子、石硫磺等分。

上捣筛，蜜和为丸如梧子，内玉门，立差。

12.《圣济总录》[3]

女子阴中寒，归来主之。

13.《太平圣惠方》[22]

夫妇人胞络劳伤，子脏虚损，风冷客之，冷乘于阴，故令冷也。

治妇人阴冷痒方

吴茱萸（生用）半两，甜葶苈半两，蛇床子三分，没石子一枚。

上件药，捣罗末，绵裹枣许大，纳阴中，令腹内热为度。

14.《太平圣惠方》[22]《济阴纲目》[15]

（各书均记载以下内容）

治妇人阴冷痒方

又方：远志半两，蛇床子一两，五味子一两，干姜（生用）半两，莲花半两。

上件药，捣罗为末，每用先以兔粪涂阴门中，用绵裹一钱纳阴中，热即为效。

15.《外台秘要》[19]

《近效》坐药，主下冷，子门痒闭方

吴茱萸、葶苈子（熬）各二分，蛇床子三分，无食子一枚。

上四味为散，以绵裹如枣许，纳子宫中，令热为度。

又方：远志二分，蛇床子、五味子各四分，干姜、莲花叶各三分。

上五味捣散，以口中玉泉和兔矢大，纳阴门中，去冷内热良。

16.《医心方》[13]

又，妇人阴冷痛方

灸归来三十壮，三报，在侠玉泉五寸是也。

《延龄图》疗妇人阴冷方

石硫黄三分，蒲黄二分。

上二味，捣筛为末，三指撮（粗括反）纳一升汤中，洗玉门。

17.《医心方》[13]《求子方书》[41]

（各书均记载以下内容）

《病源论》云：胞络劳伤，子脏虚损风冷客之，冷乘于阴，故令冷也。

《千金方》治阴冷令热方

纳食茱萸牛胆中，令满，阴干百日，每取二七枚，绵裹之，齿嚼令碎，纳阴中，良久热如火。

（十六）阴中息肉

1.《肘后备急方》[32]

若有息肉突出

以苦酒三升，渍乌喙五枚，三日，以洗之。日夜三四度。

2.《医心方》[13]

《病源论》云：阴内息肉由胞络虚损，冷热不调，风邪客之；邪气乘阴，搏于血气，变生息肉也。其状如鼠乳。

妇人阴中息肉突出者方

以苦酒三升渍乌喙五枚，三日，以洗之，日夜三四过之（《延龄图》同之）。

又方：取猪肝炙热，纳阴中，即有虫出着肝。

（十七）阴肿

1.《华佗神方》[14]

华佗治阴肿神方

白矾（熬）一分，大黄一分，甘草（炙）半分。

上捣筛，取枣大绵缠，导阴中，二十日即愈。

2.《外科心法要诀》[35]

如阴户忽然肿而作痛者，名为阴肿，又名蚌疽，由劳伤血分所致。宜四物汤加丹皮、泽泻、花粉、柴胡服之，或服秦艽汤；外用艾叶一两，防风六钱，大戟五钱，煎汤熏洗。

四物汤

川芎一钱五分，当归（酒洗）三钱，白芍（炒）二钱，地黄三钱。

上四味，水煎服。

秦艽汤

秦艽六钱，石菖蒲、当归各三钱，葱白五个，水二盅，煎一盅，食前服。

3.《外台秘要》[19]

又疗妇人阴肿，苦疮烂，麻黄汤洗之。

麻黄（去节）、黄连、蛇床子各一两，酢梅十枚。

上四味切，以水一斗，煎取五升洗之。

4.《太平圣惠方》[22]

夫妇人阴肿者，是虚损受风邪所为。胞络虚，而有风邪客之，风气乘于阴，与血气相搏，令气否涩，腠理壅闭，不得泄越，故令阴肿也。

治妇人阴肿或疮烂者，宜用麻黄汤洗之方：

麻黄（去根）一两或三两，黄连（锉）二两，蛇床子二两，乌梅一颗或半颗。

上件药，细锉，以水一斗，煎至五升，去滓，稍热洗之，切宜避风冷。

5.《济阴纲目》[15]

麻黄汤洗方

治妇人阴肿，或疮烂。

麻黄、黄连、蛇床子各一两，北艾叶一两半，乌梅十个。

上锉细，以水一斗，煮取五升，去滓热洗，避风冷（其妙又在麻黄，以麻黄气悍，能开窍而通气也，艾叶暖其下，以其疮烂，故又佐以连、床、乌梅云）。

枳橘熨

治妇人阴肿如石（如石者，气凝血滞也，厥阴之经环阴器，用此熨之，是行其气耳），痛不可忍，二便不利。

枳实、陈皮各四两。

上二味，炒令香热，以绢袋盛之，遍身从上至下，及阴肿处，频频熨之，冷则又换，直至喉中觉枳实气，则痛止肿消便利矣。

6.《妇人大全良方》[28]

《子母秘录》疗阴肿

铁精粉敷上。

7.《景岳全书·妇人规》[20]

百草煎

见《新方八阵·因阵》，治百般痈毒诸疮，损伤疼痛，腐肉肿胀，或风寒湿气留聚、走注疼痛等证，无不奇效。

百草：凡田野山间者，无论诸品，皆可取用，然犹以山草为胜，辛香者佳，冬月可用干者，须预为收采之。

上不论多寡，取以多煎浓汤，乘热熏洗患处，仍用布帛蘸熨良久，务令药气蒸透，然后敷贴他药，每日二三次不拘，但以频数为善。盖其性之寒者可以除热，热者可以散寒，香者可以行气，毒者可以解毒，无所不用，亦无所不利。汤得药性则汤气无害，药得汤气则药力愈行。凡用百草以煎膏者，其义亦此，此诚外科中最要最佳之法，亦传之方外人者也。若洗水鼓肿胀，每次须用草二三十斤，煎浓汤二三锅，用大盆盛贮，以席簟遮风，熏洗良久，每日一次或二次，内服廓清饮分利等剂，妙甚。

廓清饮（《景岳全书》）

治三焦壅滞，胸膈胀满，气道不清，小水不利，年力未衰，通身肿胀，或肚腹单胀、气实非水等证。

枳壳二钱，厚朴一钱半，大腹皮一二钱，白芥子五七分或一二钱，莱菔子（生捣，如中不甚胀能食者，不必用此）一钱，茯苓（连皮用）二三钱，泽泻二三钱，陈皮一钱。

水一钟半，煎七分，食远温服。如内热多火，小水热数者，加栀子、木通各一二钱；如身黄，小水不利者，加茵陈二钱；如小腹胀满，大便坚实不通者，加生大黄三五钱；如肝滞胁痛者，加青皮；如气滞胸腹疼痛者，加乌药、香附；如食滞者，加山楂、麦芽。

阴肿

一方：用小麦、朴硝、白矾、五倍子、葱白，煎汤浸洗。

甘菊汤

治阴户肿。

用甘菊苗叶，不拘多少，捣烂，以百沸汤淋汁，熏浸洗之。

8.《普济方·针灸门》[11]

治妇人阴肿，穴气冲。

9.《医宗金鉴》[37]

妇人痃痃两拗痛，玉门肿胀坠而疼，湿热龙胆泻肝治，导赤车前泽泻芩，当归栀子龙胆草，气虚下陷补中升，艾防大戟熬汤洗，枳实陈皮炒热腾。

熏洗方

防风三钱，艾叶一团，大戟一钱。熬汤熏洗。

腾熨方

枳实、陈皮各等分。为细末，炒热腾敷之。

10.《急救广生集》[9]

阴瘇坚硬

用小青橘切碎炒热，包绢内熨之。（《宜良李氏刊方》）

疝痃

妇人子户肿胀坠痛及两拗疼痛，谓之疝痃，乃肝心二经火盛，湿热下流所致。用防风三钱，大戟一钱，蕲艾一团，熬汤熏洗。更以枳实、广皮各等分，为末，炒热腾之，其肿自消，而痛自定也。(《医宗金鉴》)

四、乳房疾病

（一）乳岩

1.《急救广生集》[9]

乳岩

先因乳中一核如豆，渐渐大如鸡子，七八年后方破，破则不治矣。先乘其未破，用蛤蜊壳研极细，加皂角末少许，米醋煎滚调敷。(《百一方》)

一方：用芭蕉叶捣烂搽患处。(《简易良方》)

一方：用五倍子焙干为末，醋调搽。若穿烂者，另用贝母、知母研末，加麝少许，鸡子清调敷。(《经验广集》)

2.《济阴纲目》[15]

木香饼

治一切气滞结肿，或痛或闪肭，及风寒所伤作痛，并效。

木香五钱，生地黄一两。

上木香为末，地黄杵膏和匀，量患处大小作饼，置肿处，以热熨火熨之。

3.《外科理例》[42]《女科撮要》[23]

（各书均记载以下内容）

一妇久郁，右乳内结三核，年余不消，朝寒暮热，饮食不甘，此乳岩也。乃七情所伤，肝经血气枯槁之症，宜补气血，解郁结，遂以益气养荣汤（二百二一）百余剂。血气渐复，更以木香饼灸之。嘉其谨疾而消。

益气养荣汤

治抑郁瘰疬，或四肢患肿，肉色不变，或日晡发热，或溃而不敛。

人参、茯苓、陈皮、贝母、香附、当归（酒拌）、川芎、黄芪（盐水拌炒）、熟地黄（酒拌）、芍药（炒）各一钱，甘草（炙）、桔梗（炒）各五分，白术（炒）二钱。

上姜水煎服。

木香饼

治一切气滞结肿，或痛或闪肭，及风寒所伤作痛并效。

木香五钱，生地黄一两。

上木香为末，地黄杵膏和匀，量患处大小，作饼置患处，以热熨斗熨之。

4.《外科心法要诀》[35]

乳岩初结核隐疼，肝脾两损气郁凝，核无红热身寒热，速灸养血免患攻。耽延续发如堆栗，坚硬岩形引腋胸，顶透紫光先腐烂，时流污水日增疼。溃后翻花怒出血，即成败证药不灵。

注：此证由肝、脾两伤，气郁凝结而成。自乳中结核起，初如枣栗，渐如棋子，无红无热，有时隐痛。速宜外用灸法，内服养血之剂，以免内攻。若年深日久，即潮热恶寒，始觉大痛，牵引胸腋，肿如覆碗坚硬，形如堆栗，高凸如岩，顶透紫色光亮，肉含血丝，先腐后溃，污水时津，有时涌冒臭血，腐烂深如岩壑，翻花突如泛莲，疼痛连心。若复因急怒，暴流鲜血，根肿愈坚，期时五脏俱衰，即成败证，百无一救；若患者果能清心涤虑，静养调理，庶可施治。初宜服神效瓜蒌散，次宜清肝解郁汤，外贴季芝鲫鱼

膏，其核或可望消。

如得此证者，于肿核初起，即加医治，宜用豆粒大艾壮，当顶灸七壮，次日起疱，挑破，用三棱针刺入五六分，插入冰螺散捻子，外用纸封糊，至十余日其核自落，外贴绛珠膏、生肌玉红膏，内服舒肝、养血、理脾之剂，生肌敛口自愈。

冰螺捻

硇砂二分，大田螺（去壳，线穿晒干）五枚，冰片一分，白砒（即人言。面裹煨熟，去面用砒）一钱二分。

将螺肉切片，同白砒研末，再加硇片同碾细，以稠米糊，搓成捻子，瓷罐密收。用时将捻插入针孔，外用纸糊封，贴核上勿动，十日后四边裂缝，其核自落。

绛珠膏

此膏治溃疡诸毒，用之去腐、定痛、生肌，甚效。

天麻子肉八十一粒，鸡子黄十个，麻油十两，血余五钱，黄丹（水飞）二两，白蜡三两，血竭三钱，朱砂二钱，轻粉三钱，乳香三钱，没药三钱，儿茶三钱，冰片一钱，麝香五分，珍珠三钱。

上将麻油炸血余至焦枯，加麻子肉、鸡子黄，再炸枯去渣；入蜡候化，离火少时，入黄丹搅匀，再加细药和匀，收用摊贴。

生肌玉红膏

此膏治痈疽发背、诸般溃烂、棒毒等疮，用在已溃流脓时。先用甘草汤，甚者用猪蹄汤淋洗患上，软绢挹净，用抿𣟐挑膏于掌中捺化，遍搽新肉上，外以太乙膏盖之，大疮洗换二次，内兼服大补气血之药，新肉即生，疮口自敛。此外科收敛药中之神药也。

当归二两，白芷五钱，白蜡二两，轻粉四钱，甘草一两二钱，紫草二钱，瓜儿血竭四钱，麻油一斤。

上将当归、白芷、紫草、甘草四味，入油内浸三日，大杓内慢火熬微枯色，细绢滤清；将油复入杓内煎滚，入血竭化尽；次下白蜡，微火亦化，用茶盅四个，预放水中，将膏分作四处，倾入盅内，候片时方下研极细轻粉各投一钱，搅匀，候至一日夜，用之极效。

神效瓜蒌散

大瓜蒌（去皮，焙为末）一个，当归、甘草（生）各五钱，没药、乳香各二钱。

共研细末，每用五钱，醇酒三盅，慢火熬至一盅，去渣，食后服之。

清肝解郁汤

当归、生地、白芍（酒炒）、川芎、陈皮、半夏（制）各八分，贝母（去心，研）、茯神、青皮、远志（去心）、桔梗、苏叶各六分，栀子（生，研）、木通、甘草（生）各四分，香附（醋炒）一钱。

水二盅，姜一片，煎八分，食远服。

季芝鲫鱼膏

活鲫鱼肉、鲜山药（去皮）各等分。

上共捣如泥，加麝香少许，涂核上，觉痒极，勿搔动，隔衣轻轻揉之，七日一换，旋涂即消。

5.《验方新编》[30]

乳岩

男女皆有此症。此症乳内生一小粒，初如豆大，渐大如块如枣，如围棋子，不痒不通，至一年后，或二三年，渐渐肿痛，臭烂孔深。亦有初起色白坚硬一块作痛，此系阴疽，最为险恶，因哀哭忧愁、患难惊恐所致，急宜早治，迟则难愈。初生用犀黄丸，每服三钱，酒送，十服全愈。或以阳和汤加土贝五钱，煎服，数日可消。倘误贴膏药，必渐肿大，内作一抽之痛，已觉迟治。倘皮色变异，难以挽回，勉以阳和汤日服，或以犀黄丸日服，或二药每日早、晚轮服，服至自破而痛者。外用大蟾（即癞虾蟆）六只，每日早、晚取一只，破腹，刺多孔，连肠杂，去胆，贴于患口，以拔其毒，一日一换，连贴数日。若烂孔深大，须将蟾腹肠杂填孔，每日用葱汤温洗一次，内服千金托里散，三日后接服犀黄丸，可救十中三四。乳岩最不易治，此方极为稳妥，古来名方，皆不及此。若破后不痛而痒极者，无一毫挽回。大忌开刀，开则翻花最惨，万无一活。一妇两乳皆患乳岩，两载如桂圆大，从未医治，因子死悲哭，形大如杯，以五通犀黄丸，每日早、晚轮服，九日全消。又一男子，亦患乳岩，因用鲫鱼膏贴上，二日发大如拳，色红，令其揭下，与服阳和汤四剂，倘色转白可救，色若仍红无救矣，四日患色仍红，哀恳求治，以犀黄丸、阳和汤轮服，至十六日，四处皆消，独疮头破烂，用蟾拔毒之法，半月收功。

又方：已溃烂者，用洞天救苦丹（见痈毒诸方），每服三钱，陈酒送下，隔两日一服，数日脓尽收功，神效。或用阳和解凝膏贴之，或用虾蟆散（见同前）。或照上虾蟆拔毒之法，俱极神效。

犀黄丸

治石疽、恶核、失荣、瘰疬、乳岩、流注、横痃、肺痈、小肠痈一切腐烂阴疽，屡试神验，百发百中之仙方也。

制乳香、制没药各一两，麝香、犀牛黄各三分，共为细末，取黄米饭一两捣烂，与各药末和匀为丸，如粟米子大，晒干（忌火烘）。每服三钱，热陈酒送下，患生上部临睡时服，下部空心服。

阳和汤

治乳岩、失荣、石疽、恶核、痰核、瘰疬、流柱、横痃，并治一切色白平塌阴疽等症。此为阴疽圣药，万应万灵，从无一失，珍之宝之。

熟地一两，真鹿角胶三钱，上肉桂、甘草各一钱，炮姜、麻黄各五分，水煎服。服后再饮好酒数杯，谨戒房事，服至病愈为止。无论冬、夏皆宜，不可妄行增减。体虚极者，肉桂、炮姜可加一二倍用，或加附子更妙，又痈毒诸方内降痈活命饮亦治阴疽，方用肉桂、炮姜各用至钱半之多，诚以阴寒凝结，非此不为功也，宜参看酌用。

千金内托散

治同上（治一切红肿痈毒）。

台党、生芪各四钱，防风、厚朴、川芎各钱半，白芷、桔梗、当归各二钱，肉桂、生甘草各一钱，水煎服。

又一妇，患乳岩，寒热痛甚，余以阳和汤同二陈汤煎服，止痛安睡，连进三服全愈。

又一妇，患亦相同，其弟以夏枯、花粉、连翘、橘叶等药连服五剂，号痛不绝，余视白色已变微红，难以全消，即用肉桂、炮姜、麻黄加二陈汤煎服，服下痛止，疮亦缩小，连服数剂，疮顶不痛而破，贴阳和解凝膏收功。此林屋山人治验秘法也。犀黄丸诸方，见阴疽门。

二陈汤

治同上。

橘红五钱，半夏、白芥子（研）各二钱，云苓钱半，甘草一钱，水煎服。

阳和解凝膏

治一切已破阴疽恶毒，效若仙丹，万金难得，不可轻视。并治疟疾、冻疮皆效。

新鲜大力子根叶梗（又名牛蒡子）三斤，活白凤仙花梗（又名指甲花）四两，用麻油十斤，将二味熬枯去渣，次日以附子、桂枝、大黄、当归、肉桂、官桂、草乌、川乌、地龙（又名蚯蚓）、僵蚕、赤芍、白芷、白蔹、白及各二两，川芎四两，续断、防风、荆芥、五灵脂、木香、香橼、陈皮各一两，共入油熬枯沥渣；过夜油冷，称过斤两，每油一斤加炒透黄丹七两，搅匀，文火慢熬，熬至滴水成珠，越老越好。以油锅移放冷处，取制过乳香、没药各二钱，苏合油四两，麝香一两，研细入膏搅和。半月后摊贴。一应溃烂阴疽神效，冻疮贴一夜全消，溃者三张全愈，疟疾贴背心。此方惟麝香最贵，如无力制配，熬膏时不用，俟用膏时每张加麝香数厘贴之亦可。

洞天救苦丹

治乳痈、乳岩及瘰疬破烂神效。

露天有子蜂窝（无子不效）、雄鼠粪（两头尖者是）、青皮、苦楝子（立冬后者佳），各放新瓦上焙存性，各等分研末和匀，每服三钱，陈酒送服。隔两日再服，不可日日连服也。

虾蟆散

治一切无名肿毒，恶疮久不收口，凡阴疽、鼠疬、杨梅结毒等症百药不效者，惟此最宜。

硫黄三钱，胡椒二钱，共研细末调匀，取癞虾蟆一个（眼红、腹无八字纹者勿用），将药纳入口内，用线将口捆紧，外用黄泥包裹，入炭火中烧之，俟泥团红透取出，用碗盖住候冷去泥，取虾蟆磨为细末（忌铁器），调真小磨麻油，用净鸭翎（旧笔亦可）蘸敷，候疮出毒水，数日毒尽而愈。百发百中，宝之重之。永戒食虾蟆。

6.《医宗金鉴》[37]

乳岩郁怒损肝脾，流气饮归芍参芪，芎防苏芷枳桔草，槟榔乌朴桂通随。外熨木香生地饼，青皮甘草服无时，溃后不愈须培补，十全八珍或归脾。

十六味流气饮

当归、白芍、人参、黄芪各二钱，川芎、防风、苏叶、白芷、枳壳、桔梗各一钱，甘草、槟榔各五分，乌药、厚朴、官桂、木通各八分。锉末，每服五钱，水煎服。

青皮甘草散

青皮、甘草各一钱。为末，煎浓姜汤调服。

十全大补汤

人参、白术、茯苓、黄芪、当归、熟地、白芍、川芎各一钱，肉桂、甘草（炙）各五分。加姜枣，水煎服。

八珍汤

人参、白术（土炒）、茯苓、甘草、熟地、当归、川芎、白芍各等分。加姜枣，水煎服。

归脾汤

人参、黄芪（炙）、白术（土炒）、茯神、当归、龙眼肉、远志（去心）、枣仁（炒）各一钱，木香、甘草（炙）各五分。上锉，姜枣水煎服

7.《胎产心法》[29]

妇人乳岩一证，原非产后之病，但乳岩、乳痈，皆疮生乳房，治此证者，混同施治，误世不小，不得不分别论明也。其乳痈起于吹乳之一时，非

同乳岩，由气血亏损于数载，始因妇女或不得意于翁姑夫婿，或诸事忧虑郁遏，致肝脾二脏久郁而成。初起小核，结于乳内，肉色如故，如围棋子大，不痛不痒，十数年后方成疮患。烂见肺腑，不可治矣。故初起之时，其人内热夜热，五心烦热，肢体倦瘦，月经不调，宜早为治疗。益气养荣汤、加味逍遥散，多服渐散。气虚必大剂人参，专心久服，其核渐消。若服攻坚解毒，伤其正气，必致溃败。多有数年不溃者最危，溃则不治。周季芝云：乳癖、乳岩，结硬未溃，以活鲫鱼同生山药捣烂，入麝香少许，涂块上，觉痒极，勿搔动，隔衣轻轻揉之。七日一涂，旋涂渐消。若荏苒岁月，以致溃腐，渐大类岩，色赤出水，深洞臭秽，用归脾汤等药，可延岁月。若误用攻伐，危殆迫矣。曾见一妇，乳房结核如杯，数年诸治不效，因血崩后，日服人参两许，月余参尽二斤，乳核霍然。此证有月经者尚轻，如五六十岁无经者，不可轻易看也。

8.《女科要旨》[17]

《经》云：乳头属足厥阴肝经，乳房属足阳明胃经。若乳房忽然肿痛，数日之外，焮肿而溃，稠脓涌出，脓尽而愈，此属肝胃热毒、血气壅滞所致，名曰乳痈，犹为易治。若乳岩者，初起内结小核如棋子，不赤不痛，积久渐大崩溃，形如熟榴，内溃深洞，脓水淋漓，有巉岩之势，故名曰乳岩。此属脾肺郁结，血气亏损，最为难治。乳痈初起，若服人参败毒散，瓜蒌散加忍冬藤、白芷、青橘皮、生芪、当归、红花之类，敷以香附饼，即见消散；如已成脓，则以神仙太乙膏贴之，吸尽脓水自愈矣。乳岩初起，若用加味逍遥散、加味归脾汤二方间服，亦可内消。及其病势已成，虽有卢扁，亦难为力。但当确服前方，补养气血，纵未脱体，亦可延生。周季芝云：乳痈、乳岩结硬未溃，以活鲫鱼同天生山药捣烂，入麝香少许，涂块上，觉痒勿搔动，隔衣轻轻揉之，以七日一涂，旋涂旋消。若用行血破气之剂，是速其危也。

人参败毒散

人参、羌活、独活、前胡、柴胡、桔梗、枳壳、茯苓、川芎、甘草各一钱。

上水煎服。

瓜蒌散

瓜蒌一个，明乳香二钱，酒煎服。

香附饼

敷乳痈，即时消散，一切痈肿，皆可敷。

香附（细末）净一两，麝香二分。

上二味研，以蒲公英二两，煎酒去渣，以酒调药，炖热敷患处。

神仙太乙膏

治一切痈疽，不问脓之成否，并宜贴之。

元参、白芷、当归、肉桂、生地、赤芍、大黄各一两，黄丹（炒筛）十二两。

上药用麻油二斤，内诸药煎黑，滤去滓；复将油入锅，熬至滴水成珠，入黄丹十二两再熬，滴水中，看其硬软得中，即成膏矣。如软，再加黄丹数钱。

加味逍遥散

治肝经郁火，颈生瘰疬，并胸胁胀痛；或作寒热，甚至肝木生风，眩晕振摇；或咬牙发痉诸症。《经》云：木郁则达之，是也。

北柴胡、茯苓、当归、天生术、甘草、白芍、牡丹皮、山栀（炒黑）各一钱，薄荷五分，老生姜一片，清水煎。

（二）乳痈

一）乳痈

1.《备急千金要方》[4]

三里主乳痈有热。

乳根主膺肿乳痈，凄索寒热，痛不可按。

大泉主妒乳，膺胸痛。

乳痈惊痹，胫重，足跗不收，跟痛，刺下廉，入三分，灸三壮，在上廉下三寸。

2.《备急千金要方》[4]《普济方・针灸门》[11]

（各书均记载以下内容）

神封、膺窗主乳痈寒热，短气卧不安。

太溪、侠溪主乳痈肿溃（又云：侠溪主小腹坚痛，月水不通。）。

3.《串雅内编》[40]

乳痈

佛手、山药捣烂敷患处，但围四周露出头，次日即出脓消去，最验。

庚生按：一醉消方须量人虚实用之，不可轻投。予尝以杨氏秘方试之，甚效，较此稳妥也。方用泥鳅一尾，捣极烂，入生豆浆搅匀，涂敷患处即消。此方兼治肿毒初起。

4.《妇人大全良方》[28]

《产乳》方疗妇人乳痈（已穿、未穿）出脓，大止痛，敛疮口。

以芙蓉花烂研如痴。若无花，只取根上皮。先用竹刀刮去粗皮，但用内一层嫩白皮，研如痴，却入蜜少许调停。看疮大小，如未穿即留中孔；如已穿即塞其孔，其脓根自然洹出尽，不倦频频更换。此方大治一切痈疽、发背，立见神效。脓出尽，却用后药敷。

疗产后妒乳并痈

又方：取白丁香研涂，干即易。

疗奶痈并无名痈疖

鼠粪不以多少，烧存性二分，入轻粉二十文，研停，麻油调涂。如有头即溃，无头即消。

5.《妇人大全良方》[28]《济阴纲目》[15]

（各书均记载以下内容）

疗乳肿，次第结成痈方

上以马溺涂之，立愈。

6.《妇人大全良方》[28]《经效产宝》[43

（各书均记载以下内容）

疗产后妒乳并痈

又方：蒲黄草。

上熟捣敷肿上，日三度，易之。并叶煎汁饮之亦佳。妒乳及痈并瘥。

又疗乳痈，初得令消：赤小豆、茵草。

上等分为细末，苦酒和，敷之愈。

7.《妇人大全良方》[28]《经效产宝》[43]《医心方》[13]

（各书均记载以下内容）

疗产后妒乳并痈

又方：以地黄汁涂即愈。

《产宝》疗乳痈方

黄柏一分。

上为细末，以鸡子白调停涂之，干则易，立愈。

8.《华佗神方》[14]

华佗治乳吹药方

凡妊娠未产而乳房肿痛，曰乳吹。

治用：砂仁五分（研），冬葵子八分（研），蒲公英五钱，瓜蒌仁三钱。水煎服。

外用：生南星。为末，温水调敷。

华佗治妒乳药方

妇人产后宜勤挤乳，否则令乳汁蓄积，或产后不自饮儿，及失儿无儿饮乳，皆成妒乳。

治用：连翘、升麻、杏仁（去皮、尖）、射干、防已、黄芩、大黄、芒硝、柴胡各三两，芍药、甘草（炙）各四两。上以水九升，煮取三升，分服。

外用：槲皮。水煎汤，洗患部，极效。

9.《急救广生集·乳疮》[9]

乳上生痈

脂麻炒焦捣烂，以灯盏内油脚，调敷即散。(《摘玄方》)

吹乳

吹乳结核不散者，当早消之，久则成痈。用南星、半夏、僵蚕、白芷、皂角刺、草乌为末，以葱汁合蜜调敷。(《秘方集验》)

吹乳乳痈

巴豆（去净油）一粒，冰片三厘，用饭粘以手捏烂为丸。雄黄少许为衣，将丸捏扁，贴眉心，外用清凉膏如钱大盖之。夏贴三个时辰，春秋冬贴一日，用之如神。(《山右李氏刊方》)

乳痈吹乳登时立消

葱白连根捣烂，铺乳患处，上用平底瓦皡盛灰，火熨葱上，一时葱茎熟，热蒸乳上，汗出即愈，或以葱捣烂，炒热敷上，冷即换，再炒亦可，极效。(同上)

吹乳妒乳

一方：用芸苔菜捣烂敷之，并消乳痈破血瘕，下产后瘀血。兼治小儿火丹。(《野人间话》)

吹㚷（音病，乳也）**乳痈**

南星、半夏、皂角（去皮弦子，炒黄）、五倍子（去虫窠，炒黄）各等分，研极细末，米醋调敷，一宿立效(《种福堂方》)。

乳痈乳痛

活鲫鱼一个，鲜山药一段（如鱼长）。同捣烂敷上，以纸盖之。(同上)

乳痈癖疬痃

用野花椒叶晒干为末，鸡子清调敷立愈。(同上)

针灸妇人病不怀孕

乳痈、月信不调，临泣穴（针二分，灸三壮）。

以上诸病穴法，治之各有奇效。若已有孕者，切忌不可针灸，至嘱至嘱（《针灸经》并《广嗣全书》）。

10.《济阴纲目》

敷乳方

破血破气破痰。

天南星、皂角刺（烧带生）、半夏（生）各三分，白芷、草乌、直僵蚕（焙）各一分。

上为细末，多用葱白研取汁，入蜜调敷，若破疮口，用膏药贴（葱与蜜反，故用之）。

葱熨法

治吹乳乳痈，登时立消（通阳明壅结）。

用连根葱一大把捣烂，成饼一指厚，摊乳上，用瓦罐盛灰火覆葱上，须臾汗出即愈。

一方

治吹奶。

金银花、天荞麦、紫葛藤各等分。

上以醋煎，洗患处立消。如无荞麦、葛藤二味，只金银花亦可。

一方

治乳痈（前敷药宜温热，此以清凉，而气血之分盖有别也）。

大黄、鼠粪（新者）各一分，黄连二分。

上三味捣为末，以黍米粥清和，敷乳四边，痛止即愈。无黍米，粟米、粳米亦得。

杂方：治吹乳乳痈

用新柏叶一握洗净，以朴硝一勺，同入臼内杵之，旋加清水，扭取自然汁半碗，先以病人饮三两口，仍用鸡翎蘸汁扫于患处，中间留一眼，四边频频扫之，其肿自消。

一方：用生地黄擂汁涂之，一日三五次，立效。

一方：用生山药捣烂，敷上即消，消即去之，迟则肉腐。

一方：采嫩桑叶研细，米饮调摊纸花，贴患处。

一方：用天南星为末，以温酒调涂。

一方：以益母草为末，调涂，或生捣烂用之。

一方：治吹乳，用桑树蛀屑，饭捣成膏贴之。

一方：用远志酒煎服，滓敷患处。

一方：用野椒桑和药一同捣膏，敷患处。

赤龙皮汤

治妒乳。

槲皮三升，水一斗煮五升，夏冷洗，秋冬温之，分以洗乳。

天麻汤

治妒乳，亦洗浸淫黄烂热疮，痒疽湿阴蚀疮，小儿头疮。

天麻草（即益母）五升，以水一斗半，煎取一斗，随寒温分洗乳，以杀痒也。洗毕，敷膏散。

黄连胡粉膏

治乳疮，并诸湿痒黄烂肥疮。

黄连（为末）二两，胡粉二两半，水银（同研令消散）一两。

上三味相和，皮裹熟挼之，自和合也，纵不成一家，且得水银细散入粉中，以敷乳疮。

杂方：治妒乳乳痈。

烧自死蛇为灰，和以猪膏涂之，大良。

一方：取捣米槌二枚，炙令热，以絮及故帛搶乳上，以槌更互熨之，瘥止，已用立效。

一方：蔓荆子捣烂，酒服，仍以滓敷患处。

一方：用赤小豆酒研烂，温服，滓封患处。

一方：仙人掌草一握，小酒糟一块，生姜一大块，同研烂，入桂末少许炒，酒服，滓罨患处。

一方：用秋茄子裂开者阴干，烧存性，水调涂之。

11.《济阴纲目》[15]《经效产宝》[43]

（各书均记载以下内容）

杂方：治妒乳乳痈

一方：皂角十条，以酒一升揉取汁，硝石半两，煎成膏敷之。

12.《济阴纲目》[15]《经效产宝》[43]《急救广生集》[9]

（各书均记载以下内容）

治妇人吹乳硬肿

一方：用鹿角于粗石上磨取白汁涂之（磨者更妙），干又涂。

13.《济阴纲目》[15]《太平圣惠方》[22]

（各书均记载以下内容）

杂方：治吹乳乳痈

一方：治乳痈，用人牙齿烧存性，研为细末，以酥调，涂贴痈上。

14.《经效产宝》[43]

疗乳肿方

升麻、白蔹、大黄各三两，黄芩、芒硝各二两。

上水二升，煎取一升，下硝，分为两服。后以绵缊药贴肿上，日夜勿停即瘥。

又方：鹿角。

上烧作灰，以酒调涂之，立愈。

又方：粢米粉（炒令黑）

上以鸡子白和如泥，以涂帛上贴之，穿帛作穴，以泄痈毒气，易之效。

疗乳痈始作

大黄、楟实各三两，芍药六分，马蹄（炙）六分。

上水酒煎滚，青布绞湿熨乳上，冷即易之。

疗诸痈不散已成脓，惧针，令自决破下。

上取白鸡内翅及第一翎各一茎，烧末服之即决。

又方：取雄雀粪白者，研涂上，干即易之。

15.《经效产宝》[43]《外台秘要》[19]《肘后备急方》[32]《医心方》[13]《济阴纲目》[15]

（各书均记载以下内容）

乳痈二三百日，众药不瘥，但坚痛色青紫。柳根削取上皮，捣令热，熬令温，著囊中，熨乳上，干即易之，一宿即愈。

16.《景岳全书·妇人规》[20]《卫济宝书》[44]

（各书均记载以下内容）

一方：治吹乳、乳痈肿痛。

用萱草根，擂，酒服之，以滓罨患处。

17.《女科撮要》[23]

一妇人脓清肿硬，面黄食少，内热晡热，自汗盗汗，月经不行，此肝脾气血俱虚，用十全大补加远志、贝母及补中益气，各三十余剂，外用葱熨患处，诸症寻愈。

神效葱熨法

治虚怯人，肢体患肿块，或作痛，或不痛，或风袭于经络，肢体疼痛，或四肢筋挛骨痛。又治流注，跌扑伤损肿痛，用葱头细切，杵烂炒热敷患处，冷易之再熨，肿痛即止，其效如神。

十全大补汤

治诸脏亏损，气血俱虚，恶寒发热；或自汗盗汗，便血吐血；或大便不实，饮食少思；或胸腹作痛，口舌生疮；或耳目不明，牙齿不固。

人参、白术、白茯苓、黄芪、当归、川芎、熟地黄（酒洗蒸焙）、白芍药（炒）各一钱，肉桂、甘草（炙）五分。

上，姜枣水煎服。

补中益气汤

治元气不足，四肢倦怠，口干发热，饮食无味，或饮食失节，劳倦身热，脉洪大而无力，或头痛发热，或恶寒自汗，或气高而喘，身热而烦。

黄芪（炙）一钱五分，甘草（炙）、人参、当归（酒拌）、白术（炒）各一钱，升麻、柴胡各三分，陈皮一钱。

上，姜枣水煎服。

18.《女科经纶》[21]

朱丹溪曰：《经》云，乳房属足阳明胃经所经，乳头属足厥阴肝经所属。妇人不知调养，忿怒所逆，郁闷所遇，厚味所酿，以致厥阴之气不行，故窍不得通，而汁不出。阳明之血沸腾，热甚化脓。治法：青皮疏厥阴之滞气，石膏清阳明之血热，生草节行污浊之血，消肿导毒，瓜蒌仁、没药、青橘叶、角刺、金银、当归、酒佐之，加艾灸二三十壮于痛处，甚效，切不可用刀针，必致危困。

薛立斋曰：妇人乳痈，多因小儿断乳后，不能回化。又有妇人乳多，孩提少饮，积滞凝结。又有经候不调，逆行失道。又有邪气内郁，结成痈肿。初发时切不宜用凉药，盖乳本血化，不能漏泄，遂结实肿，其性清寒，又加凉药，则阴烂宜也。惟凉药用之既破之后则佳，如初发时，宜用南星、姜汁敷之，可以内消。更加草乌一味，能破恶血逐块，遇冷即消，遇热即溃。更加乳香、没药以定痛，内用瓜蒌仁、十宣散、通顺散间服之。

十宣散

治疮疡，脉缓涩，身倦怠，恶寒，或脉弦，或紧细者，皆宜用之。散风寒，助阳气也。（《立斋外科发挥·卷二·发背》）

人参、当归（酒拌）、黄芪（盐水拌炒）各一钱，甘草（炙）、白芷、川芎、桔梗（炒）各一钱，厚朴（姜制）五分，防风、肉桂各三钱，作一剂，水二钟，煎八分服。

荣卫返魂汤

又名通顺散，又名何首乌散。（《外科集验方·卷上·五发痈疽论·五发

痈疽通治方》)

何首乌（不犯铁）、当归、木通（去皮）、赤芍药（炒）、白芷（不见火）、茴香（炒）、土乌药（炒）、枳壳（麸炒）、甘草。

上㕮咀，各等分，每服五钱，水一盏，酒一盏，煎至八分，随病上下服之，若流注加独活。

19.《女科要旨》[17]

《经》云：乳头属足厥阴肝经，乳房属足阳明胃经。若乳房忽然肿痛，数日之外，焮肿而溃，稠脓涌出，脓尽而愈，此属肝胃热毒、血气壅滞所致，名曰乳痈，犹为易治。若乳岩者，初起内结小核如棋子，不赤不痛，积久渐大崩溃，形如熟榴，内溃深洞，脓水淋漓，有巉岩之势，故名曰乳岩；此属脾肺郁结，血气亏损，最为难治。乳痈初起，若服人参败毒散，瓜蒌散加忍冬藤、白芷、青橘皮、生芪、当归、红花之类，敷以香附饼，即见消散；如已成脓，则以神仙太乙膏贴之，吸尽脓水自愈矣。乳岩初起，若用加味逍遥散、加味归脾汤二方间服，亦可内消。及其病势已成，虽有卢扁，亦难为力。但当确服前方，补养气血，纵未脱体，亦可延生。周季芝云：乳痈、乳岩结硬未溃，以活鲫鱼同天生山药捣烂，入麝香少许，涂块上，觉痒勿搔动，隔衣轻轻揉之，以七日一涂，旋涂旋消；若用行血破气之剂，是速其危也。

人参败毒散

人参、羌活、独活、前胡、柴胡、桔梗、枳壳、茯苓、川芎、甘草各一钱。

上水煎服。

瓜蒌散

瓜蒌一个，明乳香二钱，酒煎服。

香附饼

敷乳痈，即时消散；一切痈肿，皆可敷。

香附（细末）净一两，麝香二分。

上二味研，以蒲公英二两，煎酒去渣，以酒调药，炖热敷患处。

神仙太乙膏

治一切痈疽，不问脓之成否，并宜贴之。

元参、白芷、当归、肉桂、生地、赤芍、大黄各一两，黄丹（炒筛）十二两。

上药用麻油二斤，内诸药煎黑，滤去滓；复将油入锅，熬至滴水成珠，入黄丹十二两再熬，滴水中，看其硬软得中，即成膏矣。如软，再加黄丹数钱。

加味逍遥散

治肝经郁火，颈生瘰疬，并胸胁胀痛；或作寒热，甚至肝木生风，眩晕振摇；或咬牙发痉诸症。《经》云：木郁则达之，是也。

北柴胡、茯苓、当归、天生术、甘草、白芍、牡丹皮、山栀（炒黑）各一钱，薄荷五分，老生姜一片，清水煎。

20.《普济方·针灸门》[11]

治妒乳

论曰：产后宜勤挤乳，不宜令汁蓄积，蓄积不去，便结不复出，恶汁于内，引热温壮，结牵坚掣痛，大渴饮，引乳急痛，手不得近，成妒乳，非痈也。急灸两手鱼际二七壮，断痈脉也。不复恶手近乳，汁亦自出，便可手助迮捋之，则乳汁大出，皆如脓状。内服连翘汤，外以小豆薄涂之便瘥。法以绳横度口，以度从，乳上行灸度头二七壮。

《资生经》云：女人患乳痈，四十以下，治之多瘥。四十以上治之多死，不治自终天年。王氏云：有妇年七十，生乳痈，不信此论，令外科用刀仗开，时暂虽快，未几而殂，方知《千金》犹信也。有捣地黄汁敷，有捣蔓荆叶或根敷，热即易之。有用白芷末温汤调敷，效。

外以赤小豆末水调涂之，便愈。

连翘汤

治妒乳乳痈。

连翘、芒硝各二两，芍药、射干、升麻、防己、杏仁、黄芩、大黄、柴胡、甘草各三两。

上㕮咀。以水九升。煮取二升五合。分三服。

连翘汤

治吹乳乳痈。

连翘、瞿麦穗各一两，升麻、玄参、生干地黄（焙）、芍药各三分，甘草（炙）一分，射干一分。上细锉，如麻豆大，每服五钱，水一盏半，煎至八分，去滓食后温服。

治乳洒淅恶寒，穴神封。

治乳痈寒热卧不安（资生经），穴膺窗。

治乳痈，穴临泣。

治乳痈洒淅寒热，痛不可按，及阴肿，穴乳根。

治乳痈有热肿痛，诸药不能止痛者，穴三里（针五分，其痛立止）。

治乳痈，惊痹胫重，喉痹䯒肿，足跗不收，跟痛，穴下廉。

治乳痈（《资生经》），穴乳根。

治妇人乳有余疾，穴肓门。

治厥气两乳，穴府舍。

治妒乳膺胸痛，穴水泉。

治乳肿贲膺，穴太溪。

治乳肿，缺盆中肿，穴天牖。

治乳肿，穴足临泣。

治乳余疾，穴中极。

治乳肿，穴梁丘、地五会。

治痈疽发于乳者，不可治之，自得终其天年，然无坐视之理，今录验方于后。令患人敛足正立张两手，以小竹须要平直，量两中指尖尽处为则，却用薄篾，比如竹长截断，兜从项下两头，垂向背心，会于一处，点定当中，不偏。又以小篾比患人右中指，自指根横文至指尖截断为则，安于点处，对中两头尽处是穴。左患灸右，右患灸左。或三壮，或五七壮。

21.《圣济总录》[3]

乳痈，寒热短气，卧不安，膺窗主之。

乳痈，凄索寒热，痛不可按，乳根主之。

槲皮汤洗方

治产后妒乳，结滞成痈肿，发热疼痛。

槲皮（细切）三升。

上一味，以水一斗，煮取七升，通手便洗，不拘时，频暖洗之。

天麻草洗方

治产后妒乳成痈肿，或已破脓血未散。

天麻草（细切）五两。

上一味，以水一斗，煮取七升，去滓，通手洗之，不拘时，频频暖洗。

托外膏方

治产后乳痈肿痛，脓不消散。

黄芪（锉）一两半，白芷、大黄（锉，炒）各一两，当归（切，炒）、续断各三分，薤白（切）二合，松脂（别研）二两，猪脂五两，生地黄汁一升，蜡一两半。

上一十味，将前五味捣为细末，入地黄汁，慢火煎渐稠，次入猪脂、松脂、薤、蜡等。再煎成膏，以新布滤过，新瓷器盛，候冷摊帛上，看大小贴之，逐日一易。

黄芪膏方

治产后乳痈欲结未结，脓攻疼痛。

黄芪（锉）、芎䓖、当归（切，炒）、黄芩（去黑心）、黄连（去须）、白蔹、芍药、防风（去叉）各一两。

上八味，捣罗为末，用鸡子白调，随大小贴之，每日一易。

黄连膏方

治乳痈

黄连（去须）、大黄（锉，炒）各一分，鼠粪末半两。

上三味为细末，煮黍米粥饮，调如膏，于四边敷之。

外敷膏方

治产后乳肿热痛。

黄连（去须）三分，大黄（生）、鼠粪（炒）各半两。

上三味，捣罗为末，用米糊调，敷乳四边，频易之。每易先用热葱汤洗。

漏芦膏方

治乳汁不时泄，蕴积于内，遂成痈。

漏芦、黄芩（去黑心）各一两，米粉半两。

上三味为细末，新水调如膏涂之。

敷乳方

治产后妒乳，结肿不消，热痛。

升麻、木香、檀香各半两。

上三味，各取成块者，逐味就沙盆内，用酒少许带湿磨，三味相等，即用鹅羽刷敷乳上，如干以水润之，常令湿润，一日两次敷之。

涂敷方

治产后妒乳。

野葛、芍药、薤白、当归、木通各半两，附子（春月不用此一味）一分。

上六味，各细锉如豆大，用醋浸半日后，同煎沸，即先煎猪脂八分一碗，令烟出。次入乱发一分，洗去垢，煎令消，次入松脂一两半，蜡半两，再煎沸，绵布滤去滓，瓷合盛，冷则以故帛敷乳上，干则易之。

猪蹄汤洗方

治产后乳痈破，脓血不尽。

猪蹄一具，当归（切，炒）、芍药、黄芩（去黑心）、独活（去芦头）、莽草、大黄（锉，炒）、芎䓖各半两。

上八味，捣罗七味为细末，将猪蹄锉洗令净，以水五升，煮熟去滓澄清，纳药再煎令热，通手洗乳上，令透拭干，良久又暖洗，不拘次数。

22.《宋氏女科秘书》[45]《验方新编》[30]

（各书均记载以下内容）

乳汁不通，结核成饼不散，寒热作痛者，速揉散。乳汁一通，饼核自消，如不消，结成乳痈。急用连须葱捣成饼，贴乳上，用炭火一罐，盖葱上熨之，须臾汗出立消。

23.《胎产心法》[29]《验方新编》[30]

（各书均记载以下内容）

槐艾洗法

治产妇乳上结核、乳痈。

槐条艾叶（不拘多少），连须葱一条。

将槐艾用水同煎煮，入醋少许，频频洗之。若乳顶旁生疮，脓出洗净，与儿吮之，随以松萝茶叶末渗上。

24.《太平圣惠方》[22]

夫妇人乳痈者，由乳肿，结皮薄以泽，是痈也。足阳明之经脉，从缺盆下于乳。若劳伤血气，其脉虚寒，客于经络，寒搏于血，则血涩不通，其气又归之，气积不散，故结聚成痈。年四十以下，治之多愈。年五十以上，宜速治之即瘥，若不治者多死。又中年又怀娠，发乳痈肿，及体结痈，此必无害也。盖怀胎之痈，病起于阳明，阳明者，胃之脉也，主肌肉，不伤脏，故无害也。诊其右手关上脉沉，则为阴虚者，则病乳痈，痈久不瘥，因变为瘘。

治妇人妒乳生痈方

露蜂房（微炙）一两，猪甲中土一两，车辙中土一两。

上件药，研为细散，以醋和涂之良。

又方：川大黄（锉）一分，鼠粪（湿）一分，黄连（去须）一分。

上件药，捣细罗为散，入鼠粪更捣令匀，以黍米粥清和调，敷乳四边痈上，即愈。如无黍米，用粳米亦得。

治妇人乳痈，毒气不散方

冬瓜皮（研，取汁）、当归（末）半两。

上件药，以冬瓜汁调涂之，以瘥为度。

治妇人乳汁不下，内结成肿，名为乳毒，乃急于痈也

又方：蛇蜕皮（烧灰）一两，赤小豆一两。

上件药，捣细罗为散，用鸡子白调涂乳上，干即再涂。

治妇人乳痈，疼痛，寒热至甚

宜用此方：上取蔓菁根并叶，净择去土，勿洗，以盐捣贴奶上，频换，不过三五度瘥。若是野生者妙，冬无叶，即用根也。

又方：上取鏊下马蹄，烧为灰，细研，以酥调涂绯帛上贴，日二换之。

治妇人乳肿妨痛，日夜不可忍方

锻炉底土二两，露蜂房（微炙）半两、赤小豆一合，川大黄一两，木香一两，桂心一两。

上件药，捣细罗为散，以麻油调涂肿上，经宿神效。

治妇人乳肿痛，虑作痈毒，宜服此方（甘草瓜蒌酒）

甘草（一半生用，一半微炙）半两，瓜蒌（去皮用瓤子细锉令烂）一枚。

上件药，以酒一大盏，煎甘草，取六分，入瓜蒌，绞取汁，顿服，未瘥更服。

治妇人乳肿，痛不可忍

吃甘草瓜蒌酒后，宜更用此方，淋熨肿痛上。

柳白皮（锉）一升，地菘（锉）二握。

上件药，以水五升，及稍热，并淬熏乳肿处，以通手，即淋熨乳上，当日即退。

治妇人乳肿不消方

又方：桂心三分，甘草三分，川乌头（炮裂去皮脐）一分。

上件药，捣细罗为散，以醋和涂纸上覆之，其脓当化为水。

又方：上取鱼枕为末，唾调涂之。

葶苈散方

治妇人乳痈疮肿，焮热疼痛，宜用散毒气。

甜葶苈一两，赤芍药三分，白芷一两，丁香三分，黄芪（锉）一两，羊桃皮（锉）一两，硝石三分，半夏（汤洗七遍，去滑）一两，白蔹一两，莽草半两，木香一两，木鳖子（去壳）一两。

上件药，捣细罗为散，用酸浆水调和令匀，摊于故帛上贴之。

治乳痈肿成疮，疼痛方

又方：赤小豆一两，莽草一两。

上件药，捣罗为末，以酒调涂之。

宜熏方

治妇人乳痈疼痛。

露蜂房（细锉）半斤。

上件药，以醋五升，煮令热，相和，倾于瓶中，热熏乳上，三五度即瘥，冷即再煎用之，妙。

治乳痈宜熏方

耶屈律藤蔓（切）一斤。

上以水二斤，煮取一升半，泻于小口瓷瓶中，务患处良。

又方：和泥葱七茎。

上捣如泥，以水二升，煮取一升半，泻于小口瓷瓶中，熏患处，三五度瘥。

又方：和泥芥菜。

上捣，以水二升，煮取一升半，泻于小口瓷瓶中，熏患处，三五度瘥。

治妇人乳肿不消方

川大黄三分，莽草三分，伏龙肝三分。

上件药，捣细罗为散，入生姜汁半合，入少醋和涂乳上，干即再涂。

治乳肿痛甚者方

野菘（不用洗）半斤。

上和盐烂捣，厚涂肿上，干即换之。

25.《太平圣惠方》[22]《急救广生集》[9]

（各书均记载以下内容）

乳结成痈方

治妇人勒乳后疼闷。

上捣益母草，细罗为末，以新汲水调涂于奶上，以物抹之，一宿自瘥。生者捣烂用之。

26.《外科理例》[42]

夫乳者，有囊橐，有脓不针，则遍患诸囊矣。少壮者得以收敛，老弱者多致不救。

乳头厥阴所经，乳房阳明所属。

一妇乳痈，气血颇实，但疮口不合，百法不应，与神效瓜蒌散四剂少可，更与数剂，及豆豉饼灸而愈。

神效瓜蒌散

治乳痈乳劳已成，化脓为水，未成即消。治乳之方甚多，独此神效，瘰疬疮毒尤效。

甘草、当归各五钱，没药（另研）、乳香（另研）各一钱，瓜蒌（杵）大者二个。

作二剂，用酒三碗，煎至二碗，分三次饮。更以渣罨患处，一切痈疽、肿毒、便毒并效。如数剂不消不痛，兼服补气血之药。

豆豉饼

专治发背已溃未溃。用江西淡豆豉为末，唾津作饼置患处灸之，饼干再用唾津和之。疮大用水和，捣成硬泥，依疮大小作饼子厚三分，如已有疮孔，勿敷孔上，四布豉饼列艾其上灸之，使微热，勿令破肉，如热痛急易之，日灸二度。先有疮孔者，孔出汁即瘥。

一妇乳痈，寒热头痛，与荆防败毒散一剂，更与蒲公英一握，入酒二三盏，再捣，取酒热服，渣热罨患处而消。此因头痛发热，乃表症也，故用表散。

荆防败毒散

治一切疮疡，时毒，肿痛，发热，左手脉浮数。

荆芥、防风、人参、羌活、独活、前胡、柴胡、桔梗、枳壳、茯苓、川芎、甘草各一钱，即人参败毒散加荆芥、防风。

作一剂，水二钟，煎八分，食远服。

一妇乳痈，愈后发热，服养气血药不应，八珍汤加炮姜四剂而愈，仍以前汤加黄芪、香附三十余剂而安（此因症也）。

一妇患此，脓成畏针，病势渐盛，乃强针之，脓出三碗许，脉数发渴，以大补药三十余剂而愈。

一妇乳痈脓成，针刺之及时，不月而愈。

27.《外科心法要诀》[35]

如意金黄散

此散治痈疽发背，诸般疔肿，跌扑损伤，湿痰流毒，大头时肿，漆疮火丹，风热天疱，肌肤赤肿，干湿脚气，妇女乳痈，小儿丹毒，凡一切诸般顽恶热疮，无不应效，诚疮科之要药也。

南星、陈皮、苍术各二斤，黄柏五斤，姜黄五斤，甘草二斤，白芷五斤，上白天花粉十斤，厚朴二斤，大黄五斤。

上十味，共为咀片，晒干磨三次，用细绢罗筛，贮瓷罐，勿泄气。凡遇红赤肿痛，发热未成脓者，及夏月时，俱用茶清同蜜调敷。如欲作脓者，用葱汤同蜜调敷。如漫肿无头，皮色不变，湿痰流毒，附骨痈疽，鹤膝风等证，俱用葱酒煎调敷。如风热所生，皮肤亢热，色亮游走不定，俱用蜜水调敷。如天疱火丹，赤游丹，黄水漆疮，恶血攻注等证，俱用大蓝根叶捣汁调敷，加蜜亦可。汤泼火烧，皮肤破烂，麻油调敷。以上诸引调法，乃别寒热温凉之治法也。

28.《外台秘要》[19]

《集验》论疗妇人妒乳、乳痈，诸产生后，宜勤挤乳，不宜令汁蓄积不去，便不复出，恶汁于内引热，温壮结坚掣痛，大渴引饮，乳急痛，手不得近，成妒乳，非痈也方。

始妒乳，急灸两手鱼际各二七壮，断痈脉也，不复恶手近，乳汗亦自出，便可令小儿手助将之。则乳汁大出，皆如脓状，内服连翘汤汁自下，外以小豆散薄涂之痈处，当瘥（《千金》同）。

连翘汤方

又疗妒乳乳痈。

连翘、升麻、杏仁（去皮、尖）、射干、防己、黄芩、大黄、芒硝、柴胡各三两，芍药、甘草（炙）各四两。

上十一味切，以水九升，煮取三升，分服，忌海藻菘菜（《千金》同）。

又产后不自饮儿，及失儿无儿饮乳，乳蓄喜结痈，不饮儿令乳上肿者方

以鸡子白和小豆散，涂之乳房，令消结也，若饮儿不泄者，数捻去之，亦可令大者子含水，使漱口中冷，为嗍取乳汁，吐去之，不含水漱，令乳头作疮，乳孔塞也。

《备急》：《小品》妒乳

又方：柳白皮，酒煮令热，以熨上即消。

又方：苦酒磨升麻，若青木香，或紫檀香，以摩上并良，一味即得，佳。

五物雄黄䕡茹膏方

《必效》疗妇人妒乳、痈疮迟愈。

雄黄、白蔹、雌黄、䕡茹（并切）各一分，乱发（如鸡子）一枚。

上以猪脂半斤合煎三沸，去滓，乃纳乱发，发尽，药成以涂疮，不过十日瘥。

柏皮膏方

又乳痈，众医不能疗。

猪膏年多者佳，柏皮三斤，去黑皮，以猪膏煎之，当稍稍煎柏皮熟，黑便漉出，更煎余柏皮如初，尽以涂疮甚验。

《集验》疗乳痈方

大黄二两，莽草二分，伏龙肝十二分，干姜二分。

上四味捣末，以酢和涂乳上，即效，只一方生姜极验，可用也（《千金》同）。

四物胶敷贴方

又疗乳痈。

阿胶（炙）、大黄、莽草、细辛。

上各等分，捣末，以鸡子白和涂纸上，贴肿，频易，昼夜贴之，割纸穿如钱大，出肿头。

三物桂心贴方

又疗乳痈。

桂心三分，乌头二分，甘草二分。

上捣散，以苦酒和，涂肿上，以小纸覆濡其上，将乳居其中，以干布置乳下，须臾布当濡，有脓水也，佳。

又乳痈方

大黄、灶下黄土（末）各一分，生姜二分。

上三味捣末，醋和涂乳，痛即止，极验，刘涓子不用生姜，用生鱼，三味等分，余比用鲫鱼妙。

又疗乳痈方

大黄、鼠屎、黄连各一分。

上三味捣末，合鼠屎更捣，以黍米粥清，和敷乳四边，痛止即愈，无黍米，粟米、粳米并可用。

《救急》疗乳痈肿痛，如升碗大，痛不可忍方

取白姜石，捣末一二升，用鸡子白和如稀泥，敷肿，干更易之，此方频试验，如鸡子虑罪，取榆白皮和捣敷即瘥。

《备急》葛氏疗妇人乳痈妒肿者，或经久众疗不瘥

又方：研米捶二枚，煮令热，以絮及巾覆乳上，用二捶更互熨肿数十过，瘥止，已用大验。

又疗乳痈肿方

以酽醋研地黄涂上，干即易，不过三五遍，服，以酒研之。

《必效》疗妇人乳痈方

觉痛色未变时，以饲猪米研汁，饮之即瘥，仍取猪槽木厚如匙面，火炙，数数熨上。

又疗疮上须贴膏方

黄芪八分，白芷、大黄各五分，当归、续断各四分，薤白（切）二合，松脂十二分，薰陆、香蜡各十分，猪脂一升，生地黄汁七合。

上十一味，切，纳地黄汁中渍半日，纳猪脂中，微火上煎，三上三下，白芷色黄膏成，布绞去滓，剪帛如疮大小，涂帛贴疮上，日四五度易之，终身无苦，极效。

29.《外台秘要》[19]《妇人大全良方》[28]

（各书均记载以下内容）

丹参膏方

又疗妇人乳痈。

丹参、白芷、芍药各二两。

上三味㕮咀，以苦酒淹经宿，又取猪脂半斤，微火上煎之，白芷黄膏成，去滓，以膏涂上甚良。

30.《卫济宝书》[44]

玉女飞花散

蜀桑根（取大者）。

上即芫花根，不用木。五月五日采，水中轻轻洗去土，烧淡醋令沸，以花根于醋中一走过，觉色变白，如寄生法。当日采，当日刮，令极细。每服一字。温酒一大盏。放药于盏。良久，面上花飞，服下。催服如入门式，敷以丝瓜汁，醋调亦可。

乳痈方

又方：苣霜叶。

上不计多少，取阴干为末，如急用则焙干之，以井花水调涂，不若取丝瓜汁调最妙。此药贴涂发背、一切痈疖，与玉女飞花散为表里。

导经散子

皂角、灰蛤粉。

上为细末，半钱或一字，温酒调下。急以手揉乳，敷以天南星末，用水调上，未效加木鳖子，以醋调涂，次服瓜蒌散。

瓜蒌散

瓜蒌一两，乳香一钱。

上为细末，每服一钱，温酒调下。如有乳者，急以纸五寸阔一片，用火烧于三寸许，置瓶中，火欲过未过，便以瓶口掩乳，以手扶定。其乳吸在瓶中，觉飕飕，乳在瓶则便取去，急洗以药。若本无乳，依痈法治，危亦林《得效方》云：热者加石膏末少许。

治痈疽发背、疖毒、一切恶疮并妇人乳痈

以麻皮一条，从手臂大曲横纹中度起，牵至中指第二节横纹处为定，引而倍之，截断。遂将此准从结喉处按定，双引两头，垂于背脊直下，取准头尽处点定，此是定高下也。又以小竹篾一条，比大拇指上节一寸为准，却将此准就于背中点定处，旁去一寸，点一穴，灸五壮或七壮。若已破，灸后三二日间疮口合，再就前穴又引一寸，点一穴五壮或七壮、十壮。凡此点穴亦皆男左女右灸，不可丝毫失也。此灸法活人甚多，立有神效，故锓本附于宝书之中，以救疾苦，不可忽之。

31.《验方新编》[30]

乳痈

红肿疼痛者是。男女皆有此症。

炒白芷、制乳香、制没药（制法见药物备要门）、浙贝、归身各等分，研末，每服五钱，酒送，一服全消。如已溃烂，用醒消丸，酒送一服，以止其痈，外贴洞天膏，自愈。如色白者，照流注治法。倘溃烂不堪者，以洞天救苦丹按法与服，七日后，接服大枣丸收功。此林屋山人秘法也。醒消诸方见痈毒门。

又方：生蒲公英，捣烂冲酒服，渣敷乳上，略睡片时，数次即愈。此为乳痈圣药，屡著神奇，不可轻视。

又方：豆腐店桌上做豆腐淋下之水一桶，入锅熬干成膏，冷透火气，厚厚敷之，干即再敷，乳上结块自消，五七次必愈，屡试神验。有人借贷五百金，无力归还，以此方神效奉赠，后试之果验，人称之五百金方。此方虽治乳痈，既称乳上结块自消，则乳岩似亦可治。

加味逍遥散

柴胡、白术、白芍、当归、云苓各一钱五分，丹皮、栀仁各一钱，薄荷五分，水煎服，神效。

洞天膏

治一切红肿热毒痈疖，其效如神。此林屋山人经验方也。

先用壮年头发一斤，菜子油三斤，入锅熬至发枯，去渣听用；再用活牛蒡草（又名大力草）、生菊花连根、活苍耳草连根、生金银藤、生马鞭草（又名龙芽齿）、生仙人对坐草各一斤（各草如难寻觅，少一二样亦可），入菜子油十两，熬至草枯，沥尽渣，再加白芷、甘草、五灵脂、当归各半斤，入锅熬至药枯，沥尽渣，俟油冷，将前熬头发之油合共称过斤两。每油一斤，用炒透黄丹七两入油内搅匀，再熬，熬至滴水成珠，以不粘指为度，离火冷透，收贮听用。

洞天救苦丹

治乳痈、乳岩及瘰疬破烂，神效。

露天有子蜂窝（无子不效）、雄鼠粪（两头尖者是）、青皮、苦楝子（立冬后者佳），各放新瓦上焙存性，各等分研末，和匀。每服三钱，陈酒送服。隔两日再服，不可日日连服也。

醒消丸

治疔疮及一切大热痈毒，肿痛不已，立能消肿止痛，乃疔痈之圣药也。

孕妇忌服。

制乳香、制没药各一两（制法见药物备要），麝香二分（不宜多），雄精五钱。共研细，用黄米饭一两和捣为丸，如粟米大，晒干（忌火烘）。每服三钱，热陈酒送服，盖被取汗为妙。

大枣丸

专治诸疮溃烂，久不收口，大有神效。

山羊粪晒干，炒成炭存性，磨成细粉，用大枣去皮核，捣如泥，再入前粉捶成丸。每用四钱，黑枣煎汤送服。

产后乳生痈疽，初发时寒热往来如疟，不可作疟治，亦不可全用败毒消疽等味。当大补气血，佐以金银花等味以散邪毒。若脓已出虚弱日甚者，宜服十全大补汤。

加减十全大补汤

人参、白术、当归、生地、黄芪各二钱，茯苓、川芎各八分，甘草五分，远志一钱，银花三钱，水煎。泻加莲子十四粒，肉果一枚；渴加麦冬、五味；久不收口，加参末膏药贴之。

至于吹乳之证，有内吹外吹、上逆下顺之异，总属胆、胃二经热毒，气血凝滞。内吹者胎热也。外吹者，因儿食乳为口气所吹也。俱令乳汁不通，壅结肿痛，不急治之，多成痈肿。速服瓜蒌散，外以南星末温汤调敷，更以手揉散之。势甚者，惟连翘金贝煎最炒。《正宗》用橘叶散治内、外吹乳。《医通》云：吹乳初起作寒热，即服加味逍遥散，加瓜蒌霜散之。《尊生》治惯吹乳，用清肝解郁汤。又立治吹乳三方，分别初起、身热、结肿施治。

至于乳痈一证，即吹乳不散，久积成痈。又云：轻为妒乳，重为乳痈。亦胆、胃二腑热毒，气血壅滞而成。势甚有余者，宜先以连翘金贝煎治之，甚妙。如初起肿痛，肉色焮赤，或发寒热，或憎寒头痛，烦渴引饮，尚未成痈时，于人参败毒散、加味逍遥散、神效瓜蒌散选择治之，肿自消散。若至数日脓成溃窍，稠脓涌出，脓尽自愈。予治吹乳、结乳、乳痈等证，立消毒饮二方，外用槐艾洗法，通治乳证，效过多人。又瓜蒌贝母饮亦效，并附于各方之后。若产妇气血虚弱，患此等而误用败毒，久不收敛，脓清脉大则难治。《医通》云：脓清脉大，非大剂开郁理气、温补气血，不能收功也。

连翘金贝煎

治阳分痈毒，或在脏腑、肺肝、胸乳之间者，此方最佳，甚者连用数服，无有不愈。

金银花、土贝母（去心）、蒲公英、夏枯草各三钱，红藤七八钱，连翘（去心）一两或五七钱，用好酒二碗煎一碗服，服后暖卧片时，不能饮者，酒、水各半煎之。火盛烦渴、乳肿者加天花粉。若阳毒内热，或在头项之间者，水煎亦可。

橘叶散

治妇人有孕胎热为内吹，有儿食乳为外吹，至乳结成肿毒，寒热交作，甚者呕恶，并治之。

柴胡、陈皮、川芎、山栀（炒）、青皮、石膏（煅）、黄芩（炒）、连翘（去心）、甘草各一钱，橘皮二十片，水二钟煎八分，食远服，渣煎服。

清肝解郁汤

治惯吹乳。

熟地、茯苓、白芍（炒）、贝母（去心）、栀子（炒）。

尊生治吹乳初起一方

当归、贝母（去心）、白芷梢各一钱，花粉八分，制香附、瓜蒌仁、甘草节各六分，青皮、乳香、没药各五分，穿山甲（炒）一钱，川芎四分。水、酒煎，二服。

尊生治吹乳身热二方

羌活、独活、前胡、柴胡、枳壳（炒）、桔梗、贝母（去心）、白芷、青皮、当归、穿山甲（炒）各等分。水煎服。

尊生治吹乳已结肿三方

陈皮、牛蒡子、山栀（炒）、忍冬、甘草、瓜蒌、黄芩、花粉、连翘（去心）各一钱，皂角刺、柴胡、青皮各五分。煎服。内热加石膏。

消毒饮

专治乳房或乳顶黑晕之内，肿毒未破，发热恶寒，疮处或痛或不痛或麻木，服之即愈。

蒲公英、紫花地丁各一钱二分，当归（酒洗）、白芍（醋炒）、赤芍、丹皮、地骨皮、天花粉各一钱，陈皮八分，生草三分，灯心五十寸，水煎，食后服。仍以槐、艾水不时洗之。

定痛消毒饮

治乳顶傍或乳房吹乳成痈，并乳结之证，发热恶寒，冷汗自出，势欲破而疼痛难忍，服之即出脓痛定。

蒲公英、紫花地丁各一钱二分，当归（乳房用身，乳顶用尾）、白芍（醋炒）、赤芍、花粉、浙贝（去心，研）各一钱，皂角刺五分，柴胡梢八分或一钱（乳顶肿结用之。若乳房易白芷），牡丹皮、广皮各八分，明乳香、没药各五分，生草三分，红枣二枚（去核），灯心五十寸，水三钟煎八分，临服加无灰酒小半酒杯入药，滚数滚服之，不时用槐、艾水洗。

槐艾洗法

治产妇乳上结核、乳痈。

槐条、艾叶不拘多少，连须葱一条，将槐艾用水同煎煮，入醋少许，频频洗之。若乳顶旁生疮，脓出洗净与儿吮之，随以松萝茶叶末掺上。

瓜蒌贝母饮

治乳房结核焮肿。

瓜蒌实、土贝母（去心）、甘草节各三钱，煎服，效。已溃，加忍冬一两，佳。

32.《验方新编》[30]《景岳全书·妇人规》[20]

（各书均记载以下内容）

瓜蒌散

治吹乳肿痛。

瓜蒌一个打碎，乳香二钱，用酒煎服。外用南星末，用汤调涂。

33.《医心方》[13]

《病源论》云：妇人妒乳者，由新产后，儿未饮之，或饮不能泄，或新断儿乳，捻（都念反，下也）。其乳汁不尽，皆令乳汁蓄结，与血气相搏，则壮热大渴引饮，牢强掣痛，手不得近是也。初觉便以手助将去其汁，并令旁人助嗍引之，不尔成疮有脓，其热势盛，则结变成痈。

《小品方》治妒乳

以鸡子白和小豆散涂乳房，令冷以消结也。

又云：宜以赤龙皮汤、天麻草汤洗之，敷黄连胡粉膏。

赤龙皮汤

槲树皮切三升，以水一斗，煮取五升，夏月冷用之，秋冬温之，分以洗乳。

天麻草汤

天麻草（切）五升，以水一斗五升，煮取一斗，随寒温分洗乳（今按：《耆婆方》茺蔚一名天麻草）。

《葛氏方》治妇人妒乳肿痛

又方：末地榆白皮，苦酒和敷。

又方：白及、芍药。酒服方寸匕，又可苦酒和涂之。

又方：鼠妇虫，以涂之。

《产经》妒乳方

取牛屎烧末，以苦酒和，涂上。

《集验方》治妒乳方

急灸两手鱼际，各二七壮，断痈脉也。

《病源论》云：妇人乳痈者，肿结，皮薄以泽，是为痈也。寒搏于血则涩不通，而气积不散，故结聚成痈。亦因乳汁蓄结，与血相搏，蕴积而成痈也。乳痈年四十已还，治之多愈；年五十以上，慎，不当治之，多死。乳痈久不瘥，因变为瘘（章俱反）。

《养生方》云：妇人热食汗出，露乳荡风，喜发肿，名吹乳，因喜作痈。

《小品方》治乳痈方

大黄二分，莔草二分，伏龙肝二分，生姜二分。

凡四物，合筛，以姜并舂冶，以醯（呼鸡反）和，涂乳有验。

《医门方》疗妇人乳痈初得令消方

赤小豆、莔草各分等，苦酒和，涂上立愈。

《龙门方》治乳热肿方

冷石熨之，瘥。

又方：取朱书乳，作鱼字，验（《范汪方》同之）。

《范汪方》治妇人乳痈方

大黄，冶筛，和生鸡子，敷肿上，燥复更敷，不过三，愈。

又方：灶中黄土以鸡子黄和，涂之。

又方：熬粉水和，敷之。

又方：大黄、鹿角，二物分等，烧鹿角与大黄筛，以鸡子白和，贴之。

《僧深方》治乳痈

又方：赤小豆末，鸡子白和，敷之。

又云：治妇人乳痈生核，积年不除，消核防风敷方。

莔草八分，芎蒡八分，大黄十分，当归十分，防风十分，芍药十分，白蔹十分，黄芪十二分，黄连十分，黄芩十分，枳子中仁四分。

十一物，冶筛，以鸡子白和，涂故布若练上，以敷肿上，日四五，夜三。

《录验方》治乳痈坚如石，众医不能治方

桂心二分，乌头二分，甘草二分。

凡三物，冶合，淳酢和，涂肿上。

《产经》乳痈

又方：取焦瓦捣碎，和酢，涂之立瘥，干易。

《子母秘录》云：产后妒乳，因乳汁不时泄，蓄积于内，遂成痈肿，其名妒乳。此甚急于痈疽，治之亦同痈结也。

《产经》云：凡产后妇人宜勤泄去乳汁，不令蓄积，蓄积不时泄，内结掣（尺制反）痛发渴，因成脓也。

又云：治妒乳肿方

车前草熟捣，以苦酒和涂之。

《小品方》治妒乳方

生地黄汁以薄之。

《葛氏方》治妒乳

又方：榆白皮，捣醋和封之。

34.《医宗金鉴》[37]

妒乳甘草鹿角散，鸡子黄调炙敷之；连翘散防升元芍，蔹射硝黄甘杏宜。

鹿角散

鹿角、甘草各等分。

上为细末，鸡子黄调铜器内，炙敷之。

连翘散

防风、元参各二钱，白蔹、芒硝、大黄、射干、白芍各一钱，升麻、甘草各五分，杏仁二十粒

上为末，姜水煎服。

吹乳结核瓜蒌散，乳没归甘用酒熬；更加皂刺名立效，已成脓溃未成消；外敷星夏蚕芷刺，草乌为末蜜葱调。

瓜蒌散

瓜蒌实、乳香、没药、当归、甘草各等分。

上，为末，用黄酒熬服。

立效散

即瓜蒌散加皂角刺。

35.《增广大生要旨》[34]

《产科心法》曰：妇人乳疾，必发寒热，儿在母腹中七八个月，乳忽红肿，名曰内吹。产后有硬块者，或乳不通，宿乳积成，或被子含口中乳气贯入，名曰外吹。俱防生痈，宜服瓜蒌散，外敷香附饼，可自消散。

瓜蒌散

瓜蒌（敲碎）一个，明乳香二钱。水煎，冲酒服。

香附饼

香附（炒，为末）四两，麝香三分，共为末，另用蒲公英二两，银花三钱。酒煎去渣，以此药酒调香附末顿热敷患处，内服瓜蒌散自消。

治乳痈乳吹

蒲公英一握，捣烂入酒半钟，绞酒温服，渣贴患处，甚者三五服愈。

《产科心法》曰：乳必使呼通，如不通，必乳肿，作寒热之状，此非他症，为乳所阻。……如不自乳子者，只煎炒麦芽三钱熏洗，乳退热亦退。

36.《肘后备急方》[32]

《葛氏》疗奶发，诸痈疽发背及乳方

比灸其上百壮。

《葛氏》妇女乳痈妒肿

又方：取研米槌煮令沸，絮中覆乳，以熨上，当用二枚互熨之，数十回止，姚云：神效。

乳痈方

大黄、䓛草、伏龙肝（灶下黄土也）、生姜各二分，先以三物，捣，筛，又合生姜捣，以醋和涂，乳痈则止，极验。《刘涓子》不用生姜，用生姜四分，分等。余比见用鲫鱼立验，此方《小品》佳。

《姚氏》乳痈

大黄、鼠粪（湿者）、黄连各一分，二物为末，鼠屎更捣，以黍米粥清和，敷乳四边，痛即止愈，无黍米，用粳米并得。

《小品》妒乳方

姚方，捣生地黄，敷之，熟则易，小豆亦佳。

凡乳汁不得泄，内结名妒乳，乃急于痈。

若恶核肿结不肯散者

吴茱萸、小蒜分等，合捣敷之，丹蒜亦得。

《子母秘录》疗吹奶，恶寒壮热

猪肪脂，以冷水浸，搨之。热即易，立效。

37.《肘后备急方》[32]《妇人大全良方》[28]《经效产宝》[43]《医心方》[13]

（各书均记载以下内容）

《梅师方》治诸痈疽发背，或发乳房。初起微赤，不急治之，即死速。

速消方

捣苎根，敷之，数易。

38.《肘后备急方》[32]《华佗神方》[14]

（各书均记载以下内容）

乳肿

桂心、甘草各二分，乌头（炮）一分，捣为末，和苦酒，涂纸覆之，脓化为水，则神效。

39.《肘后备急方》[32]《济阴纲目》[15]

（各书均记载以下内容）

《梅师方》治产后不自乳，见蓄积乳汁结作痈。取蒲公草，捣敷肿上，日三四度易之。俗呼为蒲公英，语讹为仆公罂是也。水煮汁服，亦得。

40.《肘后备急方》[32]《太平圣惠方》[22]

（各书均记载以下内容）

《圣惠方》主妇人乳痈不消。上用白面半斤，炒令黄色，用醋煮为糊，涂于乳上，即消。

41.《肘后备急方》[32]《医心方》[13]

（各书均记载以下内容）

《葛氏》妇女乳痈妒肿。削柳根皮熟捣，火温，帛囊贮，熨之，冷更易，大良。

42.《竹林女科证治》[38]

产后乳儿，乳为儿口气所吹，致令乳汁不通，壅结肿痛，不急治之，多成痈肿。急服瓜蒌散。外以南星研末，温水调敷，更以手揉散之。若肿痛势甚者，惟金贝煎最妙。

瓜蒌散

瓜蒌一个，乳香（去油）二钱。酒煎服。

金贝煎

金银花、贝母（去心）、蒲公英、夏枯草各三钱，红藤七八钱，连翘一两或五七钱。酒二碗，煎一碗服，服后暖卧片时。如火盛烦渴乳肿者，加天花粉二三钱。

乳痈属胆胃二腑热毒，气血壅滞，故初起肿痛发于肌表，肉色焮赤。其人表热，或憎寒壮热，头痛烦渴，宜瓜蒌必效散。若初起结块，宜泽兰汤。外用活鲫鱼一尾捣烂，和腊月饴糖糟一小团研细调敷，肿消即下。如未消再敷。一法以远志去心取肉，米泔浸炒为末，每服三钱，酒一钟澄清饮之。渣敷患处。

瓜蒌必效散

瓜蒌（捣烂）一个，金银花、当归、生甘草各五钱，乳香（去油）、没药（去油）各一钱。

水煎服。（一方有白芷、青皮各一钱）

泽兰汤

泽兰一两，青皮三钱，白及五钱，枸橘叶三十片。

水煎，入酒半钟服。

43.《刘涓子鬼遗方》[46]

雌黄膏方

治妇人妒乳生疮。

雌黄、白蔹、雄黄、漆头芦茹各一两，乱发（如鸡子大）一团。

上五味，各研捣筛，以不中水猪脂二升，先煎乱发令尽，下诸药，再微火煎，候膏成，放凝，涂疮上，日三四。

丹参膏方

治妇人乳肿痛。

丹参、芍药各二两，白芷一两。

上三味，以苦酒渍一夜，猪脂六合，微火煎三上下，膏成敷之。

44.《外台秘要》[19]《济阴纲目》[15]

（各书均记载以下内容）

又疗妒乳生疮方

蜂房、猪甲中土、车辙中土各等分，末，苦酒和涂之，良（《千金》同，一方又有车毂上脂一味）。

45.《外科十三方考》[47]

乳花

此疮生于乳头之上，或左右二旁，是名乳花，亦名乳痈，眼孔之多，与蜂窝相似。治法外用麻凉膏贴之，内服中九丸兼托里之剂；至七天之后，痛即渐止，四围破皮，照前法熏洗，生肌、平口，须忌发物，方保无虞。或贴隔纸膏亦佳。

麻凉膏

歌曰：麻凉膏与铁箍同，二乌南半野芋从，多用芙蓉叶为主，敷上痈疽痛无踪。

川乌四两，草乌四两，生南星二两，野芋头四两，芙蓉叶四两。

共为细末备用。阳毒用酒调敷，阴毒用醋调敷。如皮破者，以清油调敷。如无野芋头时，亦可以水仙花根瓣代之。又一用法，阴毒可加黄芪、肉桂为末，醋调敷之。

此方最适合于阴阳夹杂之症，在鲜药难办时，亦可以"南星散"代替之，方用生南星一两，炒白芥三钱，白芷五分，共研细末，以猪胆汁、蜂蜜各半调涂之。消肿散结之功，不亚于麻凉膏。

中九丸

歌曰：中九丸来味不多，说破异药笑哈哈，任他诸般奇怪症，每服数丸起沉疴。

锅烈一钱，金丹一钱，银翠三钱（*若脓寒加石青五分*）。

共研细末，用面糊趁热合药为丸，如凤仙子大备用，每服一分。病重者，可由二分加至三分。用温酒或温开水送服，服至毒消尽时为止，忌食萝卜。如系阴症，可加石青一钱，余症不用；畏寒者，可加百草霜五钱。

疔疮忌服，小孩量减。服丸之后，间有发现头晕者，不必畏惧，过一时即消失矣。

中九丸的又一配合法

锅烈六钱，金丹三钱，石青四钱，银翠四钱，蟾酥二钱，熊胆三钱，珍珠二钱，麝香一钱。

以枣泥为丸，如小黑豆大，朱砂为衣。每服二、三丸，用龙眼肉包好，白糖开水送服，每日二次，病重者，可服三四丸。血燥之人可加牛黄，如无牛黄，可用九转胆星代之。

二）乳痈初起

《急救广生集》[9]

乳痈初起，三日立消

活鲫鱼一尾，连头骨生捣极烂，香腊糟一小团再研匀，敷上一日，待消小，即取下。不消再贴。百试百验。（《单方全集》）

一切乳痈初发

以黄蜀葵花用盐掺，放瓷器内密封，经年不坏。每用敷患处，无花根叶亦可。（《同寿菉》）

一切乳毒初起

生半夏一个研为末，葱白半寸捣，和为丸，绵裹塞鼻。左乳疮塞右鼻，右乳疮塞左鼻，一夜即愈，神效。（《海上方》）

三）乳痈（久不瘥）

1.《太平圣惠方》[22]

四向恶物消散方

治妇人乳痈风毒，肿久不消，未成脓，先用药汤淋熨，令四向恶物消散方：

赤小豆（粗碾破）五合，葱（并须细切）二七茎，白矾（碎研）二两，甘草（生锉）一两，乳香半两，芥子二合，桑根白皮（细锉）一两。

上件药，用青布裹，于锅内，以水三升，煮药令熟，承热熨肿处，冷即再暖熨之，一日可五七度熨，则令内消。

薰陆香散

治妇人乳痈，肿未穴，痛不可忍，及已成疮，久不瘥者，宜敷薰陆香散方：

薰陆香半两，百合半分，雄鼠粪半分，盐半钱。

上件药捣细罗为散，用醋调涂贴，立效。

犀（鹿）角散

治妇人乳痈成疮，久不瘥，脓汁出，疼痛欲死，不可忍，犀（鹿）角散方：

犀（鹿）角二两，甘草半两。

上件药，捣细罗为散，用鸡子白和，于铜器中暖令温，敷患处，五七易即愈。

2.《验方新编》[30]

乳痈日久肿痛不愈

虾酱，用好醋蒸热，敷之。诸药不效者，治之奇效。

乳痈久不收口

用茅屋上陈年旧茅草，剪尾一束，研末，加顶上梅花冰片少许，敷患处，愈。

3.《妇人大全良方》[28]

疗乳痈或疮久不瘥，脓汁出，疼痛欲死不可忍。

鹿角二两，甘草半两。

上为细末，用鸡子白和于铜器中暖温，敷患处，日五七易，即愈。

一方：只用鹿角石上磨，取浓汁涂之，干即愈。

一方：鹿角烧作灰，酒调抹立愈。

四）乳痈（敛疮口）

《妇人大全良方》[28]

干脓散

又敛疮口。

乌贼骨、黄丹、天竺黄各二钱，轻粉二匕，麝香一字，老降真骨三钱。

上研为细末，干糁疮口，不数日干。

又方：降真节二钱，天竺黄、露蜂房各一钱，麝香、轻粉各少许。

上为末干糁。

又方：乳香、没药、黄丹各一钱，龙骨二钱，真坯子三钱，血竭半钱，麝香一字，降真节一钱。

上为细末，干糁。

五）乳痈（脓成不溃）

《外科理例》[42]

一妇脓成不溃，胀痛，予欲针之，令毒不侵展，不从。又数日，痛极始针，涌出败脓三四碗，虚证蜂起，几殆，用大补药两月余始安。

六）乳痈肿硬如石

《太平圣惠方》[22]

夫妇人乳痈肿硬如石者，是足阳明之脉，有下于乳者，其经虚，为风寒气客之，则血涩结成痈肿，而寒多热少，其痈则无大热，微强不赤，但结核肿硬也。

大黄散方

治妇人乳痈，经年肿硬，如石不消。

川大黄（锉）一两，当归（锉，微炒）一两，赤芍药一两，黄芪（锉）一两，芎䓖一两，防风（去芦头）一两，黄连（去须）一两，莽草一两，栀子仁一两，腻粉一分，乳香半两。

上件药，捣细罗为散，入腻粉和匀，以鸡子白并蜜调令匀，涂帛上贴，干即易之。

治妇人乳痈焮肿，赤硬，疼痛不止方

赤小豆（微炒）三分，白芷三分，白蔹三分，鸡子（用白）一枚。

上件药，捣细罗为散，入鸡子白调如稀糊，涂乳肿处，干即更涂之。

治妇人乳中结塞，肿硬如石，成痈方

又方：玄参半两，白檀香半两。

上件药，捣细罗为散，用醋调涂肿结处，干即更涂。

（三）乳头破裂

1.《华佗神方》[14]

华佗治乳头破裂神方

龟板（炙）三钱，龙脑五分。

研极细，香油调搽。

2.《外科理例》[42]

若乳头裂破，以丁香末，或蛤粉、胭脂末敷之，并效。

3.《急救广生集》[9]《医心方》[13]《肘后备急方》[32]《经效产宝》[43]《济阴纲目》[15]

（各书均记载以下内容）

乳头破裂。丁香一味为末，干敷患处。如燥用津唾调敷。(《疡科选粹》)

4.《妇人大全良方》[28]

疗乳头裂破。以丁香为末，水调敷立愈。

5.《妇人大全良方》[28]《验方新编》[30]

（各书均记载以下内容）

疗乳头裂破。……又以蛤粉、胭脂等分，新水调敷。

6.《太平圣惠方》[22]《急救广生集》[9]

（各书均记载以下内容）

欲成疮方

治妇人乳头裂痛。

胭脂三分，蚌蛤粉一两。

上件药，研细涂乳裂处，神效。

7.《医心方》[13]

取韭根烧，粉疮，良。

8.《串雅内编》[40]

乳头裂破。秋月冷露茄子裂开者，阴干烧存性，研末。水调涂之即愈。

9.《急救广生集》[9]

乳头裂开。秋后冷露茄裂开者，阴干烧存性为末，水煎敷之。未秋而裂开者亦可。(《宜良李氏刊方》)

（四）乳端生气出汁痛

《医心方》[13]

《范注方》治乳端生气出汁痛方

鹿角（烧）二分，甘草一分。

冶合，和鸡子黄，置暖灰上，令温，日二敷之。

（五）乳癖

1.《验方新编》[30]

瓜蒌贝母饮

治乳房结核焮肿。

瓜蒌实、土贝母（去心）、甘草节各三钱，煎服，效。已溃，加忍冬一两，佳。

2.《外科心法要诀》[35]

乳中结核梅李形，按之不移色不红，时时隐痛劳岩渐，证由肝脾郁结成。

注：此证乳房结核坚硬，小者如梅，大者如李，按之不移，推之不动，时时隐痛，皮色如常。由肝、脾二经气郁结滞而成。形势虽小，不可轻忽。若耽延日久不消，轻成乳劳，重成乳岩，慎之慎之！初起气实者，宜服清肝

解郁汤；气虚宜服香贝养荣汤。若郁结伤脾、食少不寐者，服归脾汤。外俱用木香饼熨法消之甚效。

清肝解郁汤

当归、生地、白芍（酒炒）、川芎、陈皮、半夏（制）各八分，贝母（去心，研）、茯神、青皮、远志（去心）、桔梗、苏叶各六分，栀子（生，研）、木通、甘草（生）各四分，香附（醋炒）一钱。

水二盅，姜一片，煎八分，食远服。

方歌：清肝解郁贝茯神，四物青皮远夏陈，栀桔通苏香附草，能消乳核气郁伸。

香贝养荣汤

白术（土炒）二钱，人参、茯苓、陈皮、熟地黄、川芎、当归、贝母（去心）、香附（酒炒）、白芍（酒炒）各一钱，桔梗、甘草各五分。

姜三片，枣二枚，水二盅，煎八分，食远服。

胸膈痞闷，加枳壳、木香。饮食不甘，加厚朴、苍术。寒热往来，加柴胡、地骨皮。脓溃作渴，倍人参、当归、白术，加黄芪。脓多或清，倍当归、川芎。胁下痛或痞，加青皮、木香。肌肉生迟，加白蔹、肉桂。痰多，加半夏、橘红。口干，加麦冬、五味子。发热，加柴胡、黄芩。渴不止，加知母、赤小豆。溃后反痛，加熟附子、沉香。脓不止，倍人参、当归，加黄芪。虚烦不眠，倍人参、熟地，加远志、枣仁。

方歌：香贝养荣用四君，四物贝桔香附陈，气血两虚宜多服，筋瘰石疽效如神。

归脾汤

人参、白术（土炒）、枣仁（炒，研）、龙眼肉、茯神各二钱，黄芪一钱五分，当归（酒洗）一钱，远志（去心）、木香（末）、甘草（炙）各五分。

生姜三片，红枣肉二枚，水煎服。

方歌：归脾汤治脾胃怯，食少怔忡夜不安，枣远龙眼参归草，茯神芪术木香煎。

木香饼

生地黄（捣烂）一两，木香（研末）五钱。

共和匀，量结核大小，作饼贴肿上，以热熨斗间日熨之；坚硬木痛者，每日熨之。

3.《诸病源候论》[5]

足阳明之经脉，有从缺盆下于乳者，其经虚，风冷乘之，冷折于血，则结肿。夫肿热则变败血为脓，冷则核不消。又重疲劳，动气而生热，亦焮焠。其汤熨针石，别有正方，补养宣导，今附于后。

《养生方·导引法》云：踑踞，以两手从曲脚内入，据地，曲脚加其上，举尻。其可用行气。愈瘰疬，乳痛。交两脚，以两手从曲脚极捖，举十二通，愈瘰疬、乳痛也。

4.《太平圣惠方》[22]

夫足阳明之经脉，有从缺盆下于乳者，其经虚，风冷乘之，冷折于血，则生结核也。夫肿热则变败为脓，冷则核不消。人由疲劳，动气而生热，亦焮痒也。

水膏方

治妇人乳生结核，坚硬，或肿疼痛，宜用消毒肿止疼痛。

黄柏（锉）二两，露蜂房（微炙）半两，糯米二合，赤小豆一合，盐一两。

上件药，捣细罗为散，捣生地黄取汁，调令稀稠得所，看肿痛处大小，剪生绢上，厚涂贴之，干即换之。

肉消散方

治妇人乳痈毒，始生结核。

川大黄一两，黄芩一两，黄连（去须）一两，黄药一两，地龙（炒令黄）一两，乳香一两。

上件药，捣细罗为散，用生地黄汁调匀，涂于肿毒上，干即易之，不过三五度瘥。

当归散方

治妇人乳生结核，疼痛，散毒气，止疼痛。

当归（锉，微炒）三分，甘草（锉）一两，一两，川芒硝一两，黄连（去须）三分，黄药三分，川大黄一两，蒲公英三分，玄参三分。

上件药，捣细罗为散，用鸡子白调为膏，于生绢上涂贴，服效为度。

熁贴方

治妇人乳生结核，及肿疼。

盐草根二两，生蒻头二两。

上捣如泥，贴之立效。

5.《外科理例》[42]

乳硬多因乳母不知调养所致，或忿怒所逆，郁闷所遏，厚味所酿，以致厥阴之气不行，故窍闭而汁不通，阳明之血沸腾，故热甚而化脓。或因乳子膈有滞痰，含乳而睡，口气焮热所吹而成结核，初便忍痛揉软，吮令汁透可散，否则结成矣。治以青皮疏厥阴之滞，石膏清阳明之热，生甘草节行污浊之血，瓜蒌子导毒消肿，或加没药，青橘叶、皂角刺、金银花、当归，或汤或散，佐以少酒。若加艾火两三壮于痛处，尤妙。粗工便用针刀，必惹崛病（机按：前条用针，以已成脓言。此条禁针，以未成脓言。未成脓而针则伤良肉，反增疮热；已成脓不针，则脓蚀良肉，延溃无休。其意各有在也）。

一妇乳内肿一块如鸡子大，劳则作痛，久而不消，服托里药不应。此乳劳症也，肝经血少所致。先与神效瓜蒌散四剂，更隔蒜灸，肿少退，再服八珍汤，倍加香附、夏枯草、蒲公英，仍间服前散，月余而消。

神效瓜蒌散

治乳痈乳劳已成，化脓为水，未成即消。治乳之方甚多，独此神效，瘰疬疮毒尤效。

甘草、当归各五钱，没药（另研）、乳香（另研）各一钱，瓜蒌（杵）大者二个。

作二剂。用酒三碗，煎至二碗，分三次饮。更以渣罨患处。一切痈疽、肿毒、便毒，并效。如数剂不消不痛，兼服补气血之药。

隔蒜灸

《元戎》云：疮疡自外而入者不宜灸，自内而出者宜灸。外入者托之而不内，内出者接之而令外。故《经》云：陷者灸之。丹溪曰：痈疽之发，或因内有积热，或因外寒而郁内热。若于始发之际，外灸以散其毒，治之早，亦可移重就轻，转深于浅。东垣曰：初觉发背，欲结未结，赤热肿痛，先以湿纸覆其上，立视纸先干处，即痈头也。取蒜切片如三钱厚，安头上，用大艾炷灸之，三壮换一蒜片。痛者灸至不痛，不痛者灸至痛。早觉早灸为上。一日三日，十灸十活。三日四日六七活，五六日三四活。过十数日不可灸。若有十数头作一处者，用蒜研成膏，作薄饼铺头上，聚艾烧之，亦能活也。若初发赤肿，中间有一黄粟米头，便用独蒜切去两头，取中间片厚薄，安头上，著艾灸十四壮，多至四十九壮。《本事方》云：一人四月背疽，治之逾月益甚矣，以艾加疮头，自旦及暮，灸百五十壮，知痛乃已。明日镊去黑痂，脓尽不痛，始别以药敷之。日一易，易时旋去前黑烂，月余乃平。

八珍汤

调和荣卫，顺理阴阳，滋养血气，进饮食，退虚热。此气血虚乏大药也。

当归（酒拌）、川芎、芍药（炒）、熟地（酒拌）、人参、白术（炒）、茯苓各一钱，甘草（炙）五分。

水二钟，姜三片，枣二枚，煎八分。食前服。

6.《女科撮要》[23]

一妇人久郁，右乳内肿硬，用八珍汤加远志、贝母、柴胡、青皮及隔蒜灸，兼服神效瓜蒌散，两月余而消。

隔蒜灸法

治一切疮毒，大痛或不痛，或麻木。如痛者灸至不痛，不痛者灸至痛，其毒随火而散。盖火以畅达，拔引郁毒，此从治之法也，有回生之功。

用大蒜头去皮，切三文钱厚，安疮头上，用艾壮于蒜上，灸之三壮，换蒜复灸，未成者即消，已成者亦杀其大势，不能为害。如疮大，用蒜捣烂摊患处，将艾铺上烧之，蒜败再换。如不痛，或不作脓，及不起发，或阴疮尤宜多灸，灸而仍不痛、不作脓、不起发者不治，此气血虚极也。

八珍汤

治脾胃亏损，气血俱虚，乃内伤之症。盖人之生，以脾胃为主，脾胃一虚，诸脏失所，百病生焉。即前方大补汤，去黄芪、肉桂。

人参、白术、白茯苓、当归、川芎、熟地黄（酒洗，蒸焙）、白芍药（炒）各一钱，甘草（炙）五分。上姜枣水煎服。

神效瓜蒌散

治乳痈初起肿痛及一切痈疽，或脓出后余毒，亦宜用之。

黄瓜蒌（子多者）一个，当归半两，生甘草半两，没药（另研）一钱，乳香一钱。上酒水煎服。

7.《格致余论》[48]

乳房，阳明所经；乳头，厥阴所属。乳子之母，不知调养，怒忿所逆，郁闷所遏，厚味所酿，以致厥阴之气不行，故窍不得通，而汁不得出。阳明之血沸腾，故热甚而化脓。亦有所乳之子，膈有滞痰，口气焮热，含乳而睡，热气所吹，遂生结核。于初起时，便须忍痛，揉令稍软，吮令汁透，自可消散。失此不治，必成痈疖。治法：疏厥阴之滞，以青皮；清阳明之热，细研石膏；行污浊之血，以生甘草之节；消肿导毒，以瓜蒌子，或加没药、青橘叶、皂角刺、金银花、当归。或汤或散，或加减随意消息，然须以少酒佐之。若加以艾火两三壮于肿处，其效尤捷。彼庸工喜于自炫，便用针刀引惹拙痛，良可哀悯！若夫不得于夫，不得于舅姑，忧怒郁闷，昕夕积累，脾气消阻，肝气横逆，遂成隐核，如大棋子，不痛不痒，数十年后，方为疮陷，名曰奶岩。以其疮形嵌凹似岩穴也，不可治矣。若于始生之际，便能消释病根，使心清神安，然后施之以治法，亦有可安之理。予族侄妇年十八时，曾得此病，察其形脉稍实，但性急躁，伉俪自谐，所难者后姑耳！遂以

《本草》单方青皮汤，间以加减四物汤，行以经络之剂，两月而安。

青皮散（《济阴纲目》）

治乳岩初起如鳖棋子，不痛不痒，须趁早服之，免致年久溃烂。

青皮、甘草。

上为末，用人参煎汤，入生姜汁调，细细呷之，一日夜五六次，至消乃已，年少妇人只用白汤调下。

8.《妇人大全良方》[28]

疗乳硬作痛

嫩桑叶生采、研，以米饮调，摊纸花贴病处。

9.《三因极一病证方论》[26]

青桑膏

治乳硬作痛。

嫩桑叶（上采研细）。

上米饮调，摊纸花，贴病处。《千金》云：凡患乳痈，四十以下可治。五十以上不可治，治之则死；不治，自得终其天年。

10.《急救广生集》[9]

乳癖

用虾膜一只去皮令净，入半夏三钱，麝香五厘，共捣烂为一大饼，贴患处。用绢缚之，约三时许解去，其效如神。（《应验良方》）

（六）乳忽缩入

《验方新编》[30]

妇人乳忽缩入

急用两手紧紧抓住，取公鸡一只，约重十两内外，连毛破开，去肠杂，加填麝香一钱入鸡腹内，覆肚脐上，即愈。

（七）乳疖

《华佗神方》[14]

华佗治乳疖神方

取水仙之已萎者，悬檐下风干，捣烂敷之，极效。

（八）乳疽

1.《外科理例》[42]

又有乳疽一症，肿硬木闷，虽破而不溃，肿亦不消。尤当急服此散（神效瓜蒌散）及隔蒜灸。此二症乃七情所伤，气血所损，亦劳症也。宜戒怒，节饮食，慎起居，否则不治。

神效瓜蒌散

治乳痈乳劳已成，化脓为水，未成即消。治乳之方甚多，独此神效，瘰疬疮毒尤效。

甘草、当归各五钱，没药（另研）、乳香（另研）各一钱，瓜蒌（大者杵）二个。

作二剂，用酒三碗，煎至二碗，分三次饮，更以渣罨患处。一切痈疽、肿毒、便毒，并效。如数剂不消不痛，兼服补气血之药。

隔蒜灸

《元戎》云：疮疡自外而入者不宜灸，自内而出者宜灸。外入者托之而不内，内出者接之而令外。故《经》云：陷者灸之。丹溪曰：痈疽之发，或因内有积热，或因外寒而郁内热。若于始发之际，外灸以散其毒，治之早。亦可移重就轻，转深于浅。东垣曰：初觉发背，欲结未结，赤热肿痛，先以湿纸覆其上，立视纸先干处，即痈头也。取蒜切片如三钱厚，安头上，用大艾炷灸之，三壮换一蒜片。痛者灸至不痛，不痛者灸至痛，早觉早灸为上。一日三日，十灸十活。三日四日六七活，五六日三四活。过十数日不可灸。若有十数头作一处者，用蒜研成膏，作薄饼铺头上，聚艾烧之，亦能活也。若初发赤肿，中间有一黄粟米头，便用独蒜切去两头，取中间片厚薄，安头上，著艾灸十四壮，多至四十九壮。《本事方》云：一人四月背疽，治之逾月益甚矣，以艾加疮头，自旦及暮，灸百五十壮，知痛乃已。明日镊去黑痂，脓尽不痛，始别以药敷之。日一易，易时旋去前黑烂，月余乃平。

2.《太平圣惠方》[22]

夫妇人乳疽者，由肿而皮强，上如牛领之皮，谓之疽也。足阳明之脉，从缺盆下于乳者，其脉虚则腠理开，寒气客之，寒搏于血，则血涩不通，故结肿而气又归之，气淳盛故成疽也。热久内不散，则败为脓也。

附子散方

治妇人乳疽及妒乳，作寒热疼痛。

附子（去皮、脐）一两，藜芦（去芦头）半两。

上件药，捣罗为末，用醋调敷之，干即再敷之。

又方：米粉一合，鸡子白三枚。

上件药相和，涂帛上，以贴疽。帛上开一小眼，以泄毒气，燥即易之。

又方：釜底土一两，鸡子白三枚，

上件药，捣相和涂之，如少破，弥良。

又方：黄柏（捣末）一两，鸡子白三枚。

上件药相和，厚涂数易之，即愈。

又方：上于石上水磨鹿角，取浓汁涂疽上，干复易之，随手渐消。

又方：半夏末一两，鸡子白三枚。

上件药，和涂之，极效。

又方：上以醋和吴茱萸末，或捣生姜，或小蒜和敷之，并良。

（九）乳上湿疮

《华佗神方》[14]

华佗治乳上湿疮神方

露蜂房五钱，轻粉（煅）五分，龙脑一分。

共研末，以金银花煎汁调涂，日三四次，自效。

（十）乳头疮

1.《妇人大全良方》[28]

《集验》论曰：凡妇人、女子乳头生小浅热疮，搔之黄汁出，浸淫为长，百种疗不差者，动经年月，名为妒乳病。妇人饮儿者，乳皆欲断，世论苟抄乳是也。宜以赤龙皮汤及天麻汤洗之。敷二物飞乌膏及飞乌散佳。始作者，可敷以黄芩漏芦散及黄连胡粉散，并佳。

2.《济阴纲目》[15]

鹿角散

治妇人乳头生疮，汁出疼痛欲死，不可忍者。

鹿角三分，甘草一分。

上二味为末，和以鸡子黄，于铜器中置温处，炙上敷之，日再即愈，神验不传。

飞乌散

治乳头生疮及诸热浸淫，丈夫阴蚀痒湿，小儿头疮疳蚀等疮，并以此敷之。

维粉（烧朱砂作水银上黑烟，熬令焦燥）三两，枯矾（烧粉）三两。

上二味筛为细末，以甲煎和之，令如脂，以敷乳疮，日三，有汁可干掺。

治妇人乳头小浅疮烂痒

用芙蓉花或叶，干为末，掺之。

3.《外科理例》[42]

若儿吮破乳头成疮，用蒲公英末，或黄连、胡粉散掺之。

4.《外台秘要》[19]《妇人大全良方》[28]

（各书均记载以下内容）

又疗妇人女子乳头生小浅热疮，搔之黄汁出，侵淫为长，百疗不瘥者，动经年月，名为妒乳病，妇人饮儿者，乳皆欲断，世论苟抄乳是也。宜以赤龙皮汤及天麻汤洗之，敷二物飞乌膏及飞乌散佳。始作者可敷以黄芩漏芦散及黄连胡粉散，并佳。方如下。

赤龙皮汤

槲皮（切）三升，以水一斗，煮取五升，夏冷用之，秋冬温之。分以洗乳，亦洗诸深败烂久疮。洗毕敷膏散（《千金》同）。

天麻草汤

天麻草（切）五升，以水一斗半，煎取一斗，随寒温分洗乳，以杀痒也。此草叶如麻叶，冬生夏着花。赤如鼠尾花，亦以洗侵淫黄烂、热疮痒疽、湿阴蚀疮、小儿头疮，洗毕敷膏散。

飞乌膏散

用烧朱砂作水银上黑烟（一名细粉者）三两，矾石（烧粉）三两。

上二味，以绢筛了，以甲煎和之，令如脂，以敷乳疮，日三。作散者不须和，有汁自著可用散，亦敷诸热疮黄烂、侵淫汁疮、蜜疮、丈夫阴蚀痒湿、诸小儿头疮疳蚀、口边肥疮、蜗疮等，并以此敷之。

黄连胡粉膏散

黄连二两，胡粉十分，水银（同研，令消散）一两。

上三味，捣黄连为末，三物相和，合皮裹熟挼之，自和合也。纵不成一家，且得水银细散入粉中也，以敷乳疮，诸湿痒、黄烂肥疮。若着甲煎，为膏。

5.《验方新编》[30]

乳头湿疮

男女乳上湿疮，脓血淋漓成片，痛痒不休，此名火革疮。

用蜂壳五钱煅，轻粉五分，冰片一分，共研末，用银花煎汤调搽二三次，结痂收功。或照痈毒门湿疮、黄水疮各方治之。

乳头生疮，痛不可忍

生鹿角三分，生甘草一分，共研末。用鸡蛋黄一个，入药搅匀，置铜器中炙温，敷之，日二次，即愈。神验非常。

产后妒乳，因无子食乳，蓄结作胀，或妇人血气方盛，乳房作胀，以致肿痛，憎寒发热。若不以手捏去乳汁及令人吮通之，必致成痈。四物汤调炒麦芽五钱，煎服立消。又妇人乳头生小浅热疮，搔之黄汁出，亦为妒乳，以槲树皮煎洗，或天麻草煎洗。

6.《医心方》[13]

妇人女子乳头生小浅热疮，搔之黄汁出，浸淫为长，百种治不瘥者，经年月，名为乳病。宜以赤龙皮汤及天麻草汤洗之，敷二物飞乌膏及飞乌散。

飞乌膏方

用烧朱砂作水银上黑烟，名汞（胡动反，卢谷反）粉者三两，矾石（熬令焦）三两。

二物，下筛，以甲煎和之，令如脂以敷乳疮，日三。作散不须和，有汁有自着者可用散。亦敷诸热疮、黄烂、浸淫汁痒疮、丈夫阴蚀痒湿、小儿头疮、月食耳疮、口边肥疮、㾦疮，悉效。

又云：若始作者，可敷黄连胡粉散，佳。

黄连胡粉膏散方

黄连二两，胡粉十分，水银二两。

凡三物，末黄连，令消，以二物相和，合皮裹熟挼之，自和合也，纵不成一家，且得水银细散入粉中也。以敷乳疮，诸湿痒疮，若着甲煎，为膏。

7.《急救广生集》[9]

妒乳、乳头生疮，谓之妒乳。鹿角、甘草各等分，为末，鸡子黄调，铜器内炙，敷子。(《医宗金鉴》)

（十一）乳卸

《女科要旨》[17]

又有乳卸症，乳头拖下，长一二尺，此肝经风热发泄也，用小柴胡汤加羌活、防风主之；外用羌活、防风、白蔹火烧熏之；仍以蓖麻子四十九粒、麝香一分，研极烂涂顶心，俟至乳收上，急洗去。此系属怪症，妇人盛怒者多得之，不可不识。

小柴胡汤（《伤寒论》）

柴胡半斤（味苦，微寒），黄芩三两（味苦寒），人参三两（味甘温），甘草三两（味甘平），半夏半升（洗，味辛温），生姜三两（切，味辛温），大枣十三枚（掰，味甘温）。

上七味，以水一斗二升，煮取六升，去滓，再煎，取三升，温服一升，日三服。

（十二）乳悬

1.《济阴纲目》[15]

芎归汤

治产后瘀血上攻，忽两乳伸长，细小如肠，直过小腹，痛不可忍，名曰乳悬，危证。

川芎、当归各一斤。

上用水煎浓汤，不时温服，再用二斤，逐旋烧烟安在病人面前桌子下，令病人曲身低头，将口鼻及病乳常吸烟气，未甚缩，再用一料，则瘀血消而乳头自复矣。若更不复旧，用蓖麻子捣烂贴顶上，片时收，即洗去。

2.《胎产心法》[29]《医宗金鉴》[37]《验方新编》[30]

（各书均记载以下内容）

产后瘀血上攻，忽两乳伸长，细小如肠，直过小腹，痛不可忍，名曰乳悬，乃危证也。速用川芎、当归各一斤，水煎浓汤，不时温服。再用二斤，逐旋烧烟，安在病人面前桌子下。令病人屈身低头，将口鼻及病乳常吸烟气。如未甚缩，再用一料，则瘀血消而乳头自复矣。若更不复旧，用蓖麻子捣烂，贴顶上片时，收即洗去。

3.《外科全生集》[49]

乳悬

倘不能复救，取蓖麻子一粒，冷水磨涂头顶，见缩复旧，即时洗去乃愈。愈后倘日后再产，必复发不救。

故膏药不可以蓖麻煎入，倘贴孕妇下身疮疖即小产。产后尚不觉膏，故再贴致命。可见巴豆、蓖麻之害如此。

陶曰：用缠足妇女臭裹布扎缚其乳，亦收上矣。

4.《验方新编》[30]

妇人产后两乳伸长，细小如肠，垂过小腹，痛不可忍：

川芎、当归各四两，瓦器煎水，时时服之。另用川芎、当归各一斤，切大块于炉内慢火烧烟，安病人面前桌下，务使烟气不绝，令伏桌上，将两鼻及两乳常吸烟气。如药尽未痊，仍如前法煎服、烧熏必安。如药已用过二料，两乳虽缩上而不复旧，用冷水磨蓖麻子一粒，涂头顶心，俟乳缩即时洗去。

5.《竹林女科证治》[38]《外科全生集》[49]《增广大生要旨》[34]

（各书均记载以下内容）

产后两乳忽长细如肠，垂过小腹，痛不可忍，名曰乳悬。用川芎、当归各一斤，以半斤锉细末入瓦器内，水煎频服。复以半斤切片于房内烧烟，令妇鼻吸此烟。如未愈再制一料。更以蓖麻子一粒去壳取肉，研碎，涂其顶心即愈，急宜洗去。

（十三）乳癣

《急救广生集》[9]

乳癣

白松香二钱，川椒二十粒，研末，猪油调搽。先用槐枝汤洗。（经验广集）

五、 妊娠期疾病

（一）妊娠身痒

《验方新编》[30]

孕妇遍身搔痒

此症有风，不可服药，用樟脑调酒擦即愈。或照卷十六遍身搔痒外治各方治之。

（二）妊娠小便不通

1.《妇人大全良方》[28]《济阴纲目》[15]

（各书均记载以下内容）

疗妊娠卒不得小便

又方：用车前草汁调滑石末，涂脐四畔，方四寸，热即易之。

又方：以滑石末，水和泥脐下。

2.《急救广生集》[9]

孕妇转胞，小便不通，腹胀如鼓

用猪胞吹胀，以翎管安上，插入尿孔，捻胞气吹入，即大尿而愈。（《卫生宝鉴》）

孕妇胎坠，压胞不得小便，胀极危困者

将橙一条，搭板门一扇，令孕妇仰面倒卧其上，头低脚高，其胎自上，小便即出。（《妇人良方》）

3.《济阴纲目》[15]

冬葵子散

治孕妇转胞，小便不通，及男子小便不通，皆效。

冬葵子、山栀子（炒）、滑石各半两，木通三钱。

上锉，一剂，水煎，空心温服。外以冬葵子、滑石、栀子为末，田螺肉捣膏，或葱汁调膏贴脐中立通。

杂方：治妊娠卒不得小便

一方：紫菀为丸，井华水调下二钱。

一方：桑螵蛸捣末，米饮服方寸匕，日三服。

4.《金匮要略》[1]《广嗣纪要》[50]

（各书均记载以下内容）

妊娠养胎。白术散主之。

白术散方

见《外台》。

白术、芎䓖、蜀椒三分（去汗），牡蛎。

上四味，杵为散，酒服一钱匕，日三服，夜一服。但苦痛，加芍药；心下毒痛，倍加芎䓖；心烦吐痛，不能食饮，加细辛一两，半夏大者二十枚。服之后，更以醋浆水服之。若呕，以醋浆水服之；复不解者，小麦汁服之；已后渴者，大麦粥服之。病虽愈，服之勿置。

妇人伤胎，怀身腹满，不得小便，从腰以下重，如有水气状，怀身七月，大阴当养不养，此心气实，当刺泻劳宫及关元。小便微利则愈（见《玉函》）。

5.《验方新编》[30]

孕妇小便不通

又方：贝母、苦参、当归，等分为末，炼蜜为丸黄豆大，每服三丸，多至十丸即愈。

又方：猪尿脬吹胀，以翎管安上插入阴户小便孔内，捻脬气吹入即通，极效。如小便少而涩痛，查后子淋方治之。”

（三）子淋

1.《医心方》[13]

治妊妇淋病

又方：滑石以水和泥于脐中，厚二寸，良。

2.《圣济总录》[3]

滑石敷方

治妊娠小便涩。

滑石二两。

上一味细研，每次用半两。以新汲水调，稀稠得所，涂于脐下二寸，小便即利，未利更涂之。

（四）子痫

《女科百问》[51]

秦丞相灸法

狐魅神邪，及癫狂病，诸般医治不瘥者。以并两手大拇指，用绿丝绳急缚之，灸三壮，艾着四处，半在甲上，半在肉上，四处尽绕。一处不烧，其疾不愈，神效不可量也。小儿胎痫惊痫，一依此法灸之，一壮炷如小麦，妊痫亦妙。

（五）子悬

1.《华佗神方》[14]

华佗治胎动冲心神方

吴茱萸。

研末，酒调敷脚心，胎安即洗去。

2.《广嗣纪要》[50]

妊娠子悬

妊娠子上冲心昏闷，刺巨阙穴，在鸠尾下一寸是，下针令苏不闷，次补合谷，泻三阴交，胎应针而落。如子手掬心，生下子有针痕，顶母心，向前人中，有针痕，向后枕骨，有针痕是。

3.《胎产心法》[29]

妊娠六七个月，饮食绝然不进，胸膈胀，水与药皆不能下，诊脉平和，又非病脉，此乃膈气不通，药不能治，惟针灸可通，宜灸内关穴，即能进饮食矣。

其穴在手掌大纹后二寸两筋间。此穴可针，亦可灸，男左女右，重则双手同灸，轻者七壮，重加十数壮，艾如黍大，或如麦大。寸取本人同身寸，以男左女右，手中指屈回，用草较所屈中指中节内纹两头尽处，截断，为准一寸也。

（六）妊娠热病

1.《急救广生集》[9]

妊娠热病

青羊屎研烂涂脐，以安胎气。(《外台秘要》)

妊娠一切热病内外诸症护胎法

用灶中心土为末，用井底泥调，敷心下，令胎不伤。(《医鉴》)

2.《竹林女科证治》[38]

妊娠病热熏灼，其胎烦躁不安，宜十圣散。若发斑变黑，小便如血，胎动不安，气急欲绝，宜青黛豆豉汤。若遇内外热侵胎，宜伏龙肝散，护胎法。

护胎法

白药子不拘多少，鸡子清调涂脐下，用棉纸盖之，干则以水润之。

3.《竹林女科证治》[38]《胎产心法》[29]

（各书均记载以下内容）

伏龙肝散

伏龙肝研末和井底泥，调敷肚上，以保其胎。

4.《备急千金要方》[4]

治妊娠热病

又方：青羊屎，涂腹上。

又方：井底泥，泥心下三寸，立愈。

5.《妇人大全良方》[28]

护胎方

治妊娠时气，身大热。令子不落。

伏龙肝（研令极细）。

上水调，涂脐下二寸，干则易，瘥即止。泔清亦可。

又方：浮萍、川朴硝、蛤粉、蓝根等分，大黄（微炒）。

上为末，水调敷脐上。安胎，解烦热，极妙。

又方：井中泥涂心下，干则易（二方出《本事》，再录有效）。

6.《医心方》[13]

治妊妇温病方

又方：以人尿涂，随其痛处，良。

又方：以井底泥涂病处，良。

（七）妊娠伤寒

1.《产孕集》[27]

妊娠伤寒，以安胎为主，无犯胃气。不可妄汗吐下，泄利小便。其候轻者，头痛，烦热，宜芎苏饮。甚者，壮热不解，欲汗之，宜葱白汤。不解，宜拭身法。

拭身法

麻黄二两六钱，竹叶三合，石膏（为末）一升。

三味，以水二升六合，煮取一升，去滓，冷拭身体，以故布掩头额心胸，燥则易之（见《千金方》）。

2.《急救广生集》[9]

妊娠伤寒令子不落

犬尿泥涂腹上，干即易。(《本草纲目》)

妊娠伤寒护胎法

井底泥、青黛、伏龙肝为末搅匀，涂脐中二寸许，如干再涂上，以保胎孕也。(《保产良方》)

妊娠伤寒热极

用嫩荷叶卷者，同蜂壳末捣，涂其腹。(《宜良李氏刊方》)

3.《坤元是保》[18]

晓号坤元是保丹

孕妇病则胎亦病，病而堕，则多两亡。此方能却胎病，使两无恙。

青黛五钱，伏龙肝二两。

二味研末，用井泥调匀，涂脐上，当孕处二寸许，干则再涂。此丹止可施于伤寒热极之症，不可概施者也，切记切记。

4.《胎产心法》[29]

护胎法

治妊娠伤寒热病，护胎。

白药子（不拘多少）。

为末，以鸡蛋清调摊于纸上如碗大，帖脐下胎存处，干则以湿水润之。

5.《济阴纲目》[15]

护胎法

治伤寒热病，护胎。

用白药子不拘多少为末，以鸡蛋清调，摊于纸上，如碗大，贴脐下胎存处，干则以水润之。

（八）固孕安胎

1.《产孕集》[27]

妊娠诸疾，与常人殊，故治法亦异。……皆须用固孕法，以安其孕。

固孕法

取灶中黄土，水和涂脐，干复涂之（见《千金方》）。

又方：萍、朴硝、大黄、蛤粉、蓝根，等分贴脐上（见《得效方》）。

2.《医心方》[13]

《千金方》云：灶中黄土水和涂脐，方五寸，干复涂之（今按：《葛氏方》云：涂腹上）。

又方：泔清和涂之，和酒涂并良（今按：《葛氏方》云：涂腹上）。

《葛氏方》云：取井中泥，泥心下三寸。

3.《理瀹骈文》[24]

安胎膏

诸膏孕妇皆忌，惟此膏不忌。妊娠通治，芎归汤、益母膏。胎前以四物、芩、术为主药。

治妇人胎前诸症，保胎为主，治症次之。凡感受风寒（宜和胎饮，紫苏、黄芩、白术、甘草。太阳经加羌、防、芎、藁、葱、姜，煎抹胸背。自汗者，去葱加白芍。妊娠伤寒用药例：如发热恶寒，芎、芷、香、苏；往来寒热，柴胡、前胡；大渴，麦冬、知母、花粉；燥结，黄芩、瓜蒌；满闷，枳壳、橘皮；发斑，紫草；斑黑，芩、栀、升、柴；胎不安，芩、术、阿胶）暑湿（宜川芎、当归、黄芩、白术，加苍术、厚朴、陈皮、甘草、猪苓、泽泻，炒熨胸背。孕妇只可治胸背，轻手摩之。若脐腹，须防动胎，勿轻试。如研末敷，却不妨），或妊娠之初，头目昏晕，肢体沉重，憎闻食气，好食酸咸，恶心呕吐（名恶阻，宜川芎、当归、黄芩、白术、橘红、半夏。寒加藿香、砂仁、乌药、香附、厚朴、丁香、乌梅之属，热加黄连、麦冬、竹茹、栀子、枳壳、白芍之属。半夏犯胎，须姜汁炒透用，方不毒），或心烦躁闷（名子烦，宜黄连、麦冬、竹叶），或咳嗽（名子嗽，宜桔梗、杏仁、桑皮、知母、贝母、橘红、麦冬、紫菀、竹茹、白蜜），或痢（名子痢，宜当归、白芍、白术、黄芩、泽泻、枳壳、木香、黄连，如白痢，去芩、连）或泻（白术、栀子。寒用术、姜），或寒热往来（名子疟，寒宜厚朴、草蔻仁、干姜，热渴者黄芩、麦冬、知母、石膏。通用柴、前、知、贝、芩、术、芎、归、青皮。久不止，加草果），或胎中有水，面目、身体、脚膝肿胀，足指出水（名子肿，亦名子气，宜苍术、白术、厚朴、陈皮、腹皮、桑皮、生姜皮、条芩、栀子、泽泻、防己之类。亦有用天仙藤同紫苏、香附、陈皮、乌药、甘草、木瓜者。虚人亦有用四物者。亦有用羌活、萝卜子者，用鲤鱼、赤豆者，可参酌），或痰迷发搐（名子痫，亦名儿晕，轻者四物加丹皮、葛根、秦艽、防风、细辛、竹沥之类，重者加独活、羚角），或胎气不和，逆上痛胀（名子悬），或临产惊惶气结难产（宜芎、归、参、芍、紫苏、陈皮、大腹皮、甘草、葱、姜。或单用葱），或胎气壅塞，小便淋痛（宜川芎、当归，加麦冬、木通、竹茹、枳壳、泽泻、桑皮。《宝鉴》方：葱白切，和盐炒热，熨脐下），或肾虚腰痛（用黑豆，酒炒，布包作腰带），或带下腰酸（湿热重也，宜苍术、白术、当归、香附、白芍、白芷、黄芩、黄连、樗根白皮之属），或胎漏（气虚有热，或犯房事。宜芎、归、地、芍、芩、术、续断、枳壳、艾叶、醋煮黄芪、地榆），或胎动下血（胎漏无腹痛，胎动有腹痛。又，胎动多在当脐，若脐上动者瘕。又，胎动是人门下血，尿血是尿门下血。即用治漏方，腹痛者加香附、木香、砂仁、紫苏、陈皮、葱白之类），热病护胎（以井泥和灶心土敷脐下，至妙。热甚，去灶心土，加青黛），孕妇转脬，或小便不通（文中有方），大便不通（瓜蒌导，胆蜜导），一切闪挫（葱熨最稳）。

上贴心口，中贴脐眼，下贴丹田，或背心、两腰。文中有保小产二膏宜参用。如治外感等，贴胸背。杂病等，贴当脐。胎漏等，贴脐下。腰酸白带等，贴两腰。护胎，贴丹田。如有恶阻等症，用注中加药，或煎水抹胸背，或炒热布包缚脐上，或研末葱汁调敷脐下，或贴膏，或不必膏，看症斟酌，不可粗忽。

初所刻安胎膏，药味未纯，今特改正，如有修合者，宜照此方。又诸膏皆碍孕，施送者必须问明有孕无孕，并于膏上注明孕忌。此膏虽不忌，亦须谨慎，恐有欲堕之孕，而归咎于贴膏也。

老母鸡一只缉死，勿经水拔尽毛，竹刀破去肠杂，入粳米、糯米半碗，银针穿线缝好，麻油四斤熬听用。

生地四两，川芎（酒洗）、当归（酒洗）、杜仲（炒）、续断（炒）、白术、黄芩、制香附、怀山药各二两，党参、黄芪、熟地、酒白芍、麦冬、知母、苍术、陈皮、枳壳、半夏（姜汁炒透则不碍胎）、羌活、防风、白芷、柴胡（炒）、苏子（或梗）、藿香、黑山栀、泽泻、甘草（生炙各半）、砂仁各一两，南薄荷、北细辛各五钱。

葱白一二斤，益母草（干者）四两，生姜、竹茹、忍冬藤、地骨皮、桑叶、菊花、柏叶、艾各一两。

麻油八斤熬，并前油炒丹收，入牛胶（酒蒸，如清阳膏下法）四两，黄蜡二两（搅）。加槐、柳、桑枝各四两，元参、黄连、黄柏、贝母、花粉、乌药、醋延胡、醋灵脂、丹皮、青皮、黑地榆各一两，黑蚕沙二两，木香、紫石英、赤石脂各五钱。调经，对通经膏用。

4.《济阴纲目》[15]

护胎法

治孕妇一切有热，内外诸证（护胎法妙）。

伏龙肝为末，以井底泥调敷心下，令胎不伤。

（九）妊身腰痛

《医心方》[13]

《僧深方》云：治妊身腰痛方

熬盐令热，布裹与熨之。

（十）妊娠感外风

1.《急救广生集》[9]

妊娠风寒卒中，不省人事，状如中风者。

熟艾三两，米醋炒极热，以绢包熨脐下，良久即苏。(《济阴纂要》)

2.《济阴纲目》[15]

醋艾熨法

治妊娠因感外风，如中风状，不省人事（此方中寒、中风俱妙）。

熟艾三两，陈米醋炒令极热，以绵帛裹熨脐下，良久即省。

3.《妇人大全良方》[28]

治妊娠因感外风，如中风状，不省人事。

熟艾三两。

上以米醋炒，令极热，乘热以绢帛裹，熨脐下，良久即省。

（十一）胎动及崩中下痢

《千金翼方》[8]

胎动及崩中下痢，贲气上逆，针丹田入一寸四分，在脐下二寸。

（十二）孕妇腹内胎啼

《急救广生集》[9]

孕妇腹内胎啼

是脐带上疙瘩，儿含口中。因妊妇伸手高处取物，脱出儿口，以此作声。令妊妇曲腰就地，如拾物状，使儿复得含入口中即止（同上各忌并《同寿菉》）。

一方，用多年空屋中鼠穴土一撮，令妊妇含之即止。(《产宝》)

（十三）子上抢心

《产孕集》[27]

若急上抢心者，或死胎上抢心者，宜用熨法。

熨法，取蚯垤土一升，熬热囊盛熨心下，令不得上（见《千金方》）。

若轻者，以草纸烧烟，熏产母之鼻，令纳气即下。或以发入口作呕，亦佳。

六、产育类疾病

（一）不孕症

1.《备急千金要方》[4]

坐导药方

治全不产及断绪，服前朴硝汤后。

皂荚（炙）、山茱萸（《千金翼》作苦瓠）、当归各一两，细辛、五味子、干姜各二两，大黄、矾石（烧）、戎盐（《千金翼》作葶苈三分）、蜀椒各半两。

上十味为末，以绢袋盛，大如指，长三寸，盛药令满，纳妇人阴中。坐卧任意，勿行走急，小便时去之，更安新者。一日一度，必下青黄冷汁，汁尽即止，可幸御，自有子。若未见病出，亦可至十日安之（一本别有葶苈、砒霜各半两）。此药为服朴硝汤，恐去冷恶物出不尽，以导药下之。值天阴冷不疼，不须着导药。亦有着盐为导药者，然不如此药。其服朴硝汤后，即安导药，经一日外，乃服紫石门冬丸。

朴硝荡胞汤

朴硝、牡丹、当归、大黄、桃仁（生用）各三铢，细辛、厚朴、桔梗、人参、赤芍药、茯苓、桂心、甘草、牛膝、橘皮各一铢，虻虫、水蛭各十枚，附子六铢。

上十八味，㕮咀，以清酒、水各五升合煮，取三升，分四服，日三夜一，每服相去三时，更服如常。覆被取少汗，汗不出，冬日着火笼之。必下积血及冷赤脓，如赤小豆汁，本为妇人子宫内有此恶物使然。或天阴脐下痛，或月水不调，为有冷血不受胎。若斟酌下尽，气力弱大困，不堪更服，亦可二三服即止。如大闷不堪，可服酢饭冷浆，一口即止。然恐去恶物不尽，不大得药力，若能忍服尽大好。一日后仍着导药（《千金翼》不用桔梗、甘草）。

紫石门冬丸

治全不产及断绪方。

紫石英、天门冬各三两，当归、芎䓖、紫葳、卷柏、桂心、乌头、干地黄、牡蒙（《千金翼》作牡荆，《外台》作牡蒙）、禹余粮、石斛、辛夷各二两，人参、桑寄生、续断、细辛、厚朴、干姜、食茱萸、牡丹、牛膝各二十铢，柏子仁一两，薯蓣、乌贼骨、甘草各一两半。

上二十六味为末，蜜和丸如梧子大，酒服十丸，日三，渐增至三十丸，以腹中热为度。不禁房室，夫行不在，不可服。禁如药法。比来服者，不至尽剂即有娠。

少腹大，字难，嗌干嗜饮，侠脐疝，刺中封，入四分，灸三壮，在内踝前一寸半，伸足取之。

女子不字，阴暴出，经漏，刺然谷，入三分，灸三壮，在足内踝前起大骨下陷中。

绝子，疟寒热，阴挺出，不禁白沥，痓脊反折，刺上髎，入二寸，留七呼，灸三壮，在第一空腰髁下一寸侠脊。

绝子，衃血在内不下，胞转不得尿，小腹满，石水痛，刺关元，入二寸，灸七壮，在脐下三寸。

子门不端，小腹苦寒，阴痒及痛，奔豚抢心，饥不能食，腹胀，经闭不通，小便不利，乳余疾，绝子，内不足，刺中极，入二寸，留十呼，灸三壮，在脐下四寸。

筑宾主大疝绝子。

中极主拘挛腹疝，月水不下，乳余疾，绝子，阴痒。

大泉、照海主不字，阴暴出，淋漏，月水不来，多闷而心下痛（又云：照海主阴挺下血，阴中肿或痒，漉青汁若葵汁）。

2.《备急千金要方》[4]《普济方·针灸门》[11]

（各书均记载以下内容）

妇人绝嗣不生，灸气门穴，在关元旁三寸，各百壮。

治妇人绝产，若未经产者（《资生经》），穴阴廉，灸三壮，即有子。

女子无子，咳而短气，刺涌泉，入三分，灸三壮，在足心陷者中。

气冲主无子，小腹痛。

3.《备急千金要方》[4]《千金翼方》[8]《普济方·针灸门》[11]

（各书均记载以下内容）

妇人绝子，灸然谷五十壮，在内踝前直下一寸。

妇人绝嗣不生，胞门闭塞，灸关元三十壮，报之。

妇人绝嗣不生，漏赤白，灸泉门十壮，三报之，穴在横骨当阴上际。

4.《诸病源候论》[5]

妇人无子者，其事有三也。一者坟墓不祀，二者夫妇年命相克，三者夫病妇疹，皆使无子。其若是坟墓不祀，年命相克，此二者，非药能益。若夫病妇疹，须将药饵，故得有效也。然妇人挟疾无子，皆由劳伤血气，冷热不调，而受风寒，客于子宫，致使胞内生病，或月经涩闭，或崩血带下，致阴阳之气不和，经血之行乖候，故无子也。

诊其右手关后尺脉，浮则为阳，阳脉绝，无子也。又，脉微涩，中年得此，为绝产也。少阴脉如浮紧，则绝产。恶寒，脉尺寸俱微弱，则绝嗣不产也。其汤熨针石，别有正方，补益吐纳，今附于后。

《养生方》云：吸月精，凡月初出时、月中时、月入时，向月正立，不息八通。仰头吸月光精，八咽之，令人阴气长。妇人吸之，阴气益盛，子道通。阴气长，益精髓脑。少小者妇人，至四十九以上，还生子。断绪者，即有子。久行不已，即成仙矣。

5.《串雅外编》[52]

温脐种子

五灵脂、白芷、青盐各二钱，麝香一分。

上为末，以荞麦汤和，搓成条，圈于脐上，以药入其中，用艾灸之，但脐内微温即愈，不过二三度。

6.《妇人大全良方》[28]

坐导方

治妇人全不产，及断续服荡胞汤恶物不尽，用此方：

皂角（去皮、子）一两，吴茱萸、当归、大黄（蒸）、晋矾（枯）、戎盐、川椒各二两，五味子、细辛、干姜（一方无茱萸，有葶苈子、苦瓠各三分）各三两。

上为细末，以绢袋盛，大如指，长三寸余，盛药满，系袋口，内妇人阴中。坐卧任意，勿行走，小便时去之了，后更安，一日一度。易新者必下清黄冷汁，汁尽止。若未见病出，亦可至十日安之。本为子宫有冷恶物，故令无子。但天阴冷则发疼痛，须候病出尽方已，不可中辍。每日早晚用苦菜煎汤熏洗。《外台秘要》云：出《千金翼》。《千金方》无葶苈，有砒三分。《广济方》同。著药后一日，乃服紫石英丸（方见后）。

荡胞汤

治妇人立身已来全不产育及断续久不产三十年者。

朴硝、牡丹皮、当归、大黄（蒸一饭久）、桃仁各三两，细辛、厚朴、苦梗、赤芍药、人参、茯苓、桂心、甘草、川牛膝、陈皮各二两，附子（炮）一两半，虻虫（炒焦，去翅足）、水蛭（炒）各六十枚。

上㕮咀，每服四大钱。酒、水合盏半，煎至六分，去滓温服。空心，日三服，夜一服。少汗，必下积血及冷赤脓如小豆汁，斟酌不尽；若力弱大段不堪者，只一二服止。然恶物不尽，不得药力，能服尽尽好，不尔著坐导药。

紫石英丸

又名紫石门冬丸。

紫石英、天门冬各三两，紫葳、牡蒙各二两，粉草一两半，桂心、川芎、卷柏、乌头（炮）、熟地黄（干）、辛荑仁、禹余粮（煅，醋淬）、当归、石斛各三两，乌贼骨、川牛膝、薯蓣各六分，桑寄生、人参、牡丹皮、干姜、厚朴、续断、食茱萸、细辛各五分，柏子仁一两。

上为细末，炼蜜丸如梧桐子大。每服三十丸，温酒吞下。渐加至五十丸，慎如药法（《经心录》同）。

坐导药

《延年方》疗妇人子脏偏僻，冷结无子。

蛇床子、芫花等分。

二味为末，取枣大纱囊盛，如小指长，内阴中。工作须去，任意卧着，避风冷。

内炙丸

《广济》疗无子，令子宫暖。

麝香二分，皂荚（去皮、子，酥炙）十分，川椒（炒出汗）六分。

上为末，炼蜜为丸如酸枣大，绵裹内产宫中，留少棉线出。觉生寒，不净，下多，即抽绵线出却。凡药一日一度换之。无问昼夜，皆内无所忌。

7.《妇人大全良方》[28]《急救广生集》[9]

（各书均记载以下内容）

茱萸丸

《经心录》疗妇人阴寒，十年无子者。

吴茱萸、川椒各一升。

上为末，炼蜜丸，如弹子大。绵裹内阴中，日再易，无所下，但开子脏，令阴温，即有子也。

8.《华佗神方》[14]

凡妇人立身已来，全不生产，及断续久不生产三十年者，服此必能生子。方用：

朴硝、牡丹、当归、大黄、桃仁各三铢，厚朴、桔梗、人参、茯苓、桂心、甘草、牛膝、橘皮各二铢，附子六铢，䗪虫、水蛭各十铢。

以上清酒、水各五升，合煮取三升，日三夜一分四服。每服相去三时，更服如常，覆衣取少汗。

在冬日围着火笼子，必下积血及冷赤脓如赤小豆汁，本为妇人子宫内，有此恶物使然，是为冷血，能使不受胎，故必忍之，使此冷血下尽始良。方乃以：

皂荚、萸肉、当归各一两，细辛、五味子、干姜各二两，大黄、矾石、戎盐、蜀椒各五钱。

上为末，以绢制袋，大如指，长三寸，盛药令满，纳妇人阴中，坐卧任便，勿急于行走，小便时去之。则一日以后，必下青黄冷汁，可幸御自有子。

9.《急救广生集》[9]

会合妙诀

凡阴阳会合，必择壬子日。与益后嗣，世天喜诸吉星并临之日者，盖谓趋吉避凶，重其事而不敢忽也。或谓有双日，有单日，夜半前后分男女之说亦妄。但择旺相日，如春甲乙寅卯。夏丙丁巳午，秋庚辛申酉，冬壬癸亥子，四季戊己辰戌丑未之日，务必要夜半。子丑寅生气之时，使阳精冲开阴血，则必生男，且能肾明而福寿。又月望以前受男孕者吉，月望以后受女孕者吉，反此所生子女，必脆弱不寿。至疾风暴雨，雪雾雷电，日月无光，虹霓颤动，切不可交合，受胎亦有凶无吉。

诗：坎离交媾结成胎，精血无亏寡欲来。

曰：生旺四时须选择，阴阳孕育自无灾。

阴冷白淫无子

蛇床子研末，加枯矾少许，敷阴中。(《女科良方》)

兜肚方

专治妇人赤白带下，及经脉不调，久不受孕者。

用羚羊角一两，木鳖子八钱，丁香七钱，白檀香、零陵香、马蹄香、香白芷、马兜苓、甘松、升麻、血竭各五钱，麝香九分，共十二味，配齐分作三分。做夹兜肚三个，用蕲艾揉软如绵须厚，同药装入兜肚内，系肚上，三日一解，至第五日复系。三个兜肚更相替换，系至一月后，则常系之。若已受孕者，忌系。(《同寿菉》)

煨脐种子膏

当归、川芎、白芍、川牛膝、川巴戟、杜仲、肉苁蓉、熟地、菟丝子、蛇床子、虎胫骨、细辛、破故纸各五钱，真麻油一斤四两，桑柴熬两滚下甘草四两，再熬两滚方下各药，文武火熬，槐枝不住手搅，药枯滤去渣，再熬滴水不散，入倭硫三钱，离火再入乳香、没药、儿茶、血竭各末三钱，后入真麝二钱共搅匀，瓷器收，蜡封埋地七日。每用一块，倍入麝为丸，雄黄为衣，填脐内，外用细摊一膏药贴之，半月后行房，一交即孕胎，生男贴久。多饮食，壮筋骨。又漏肩风及女子赤白带下，神效。(《传

家宝》)

灸男妇无子

凡贫苦艰嗣之家，无力服药者，宜择壬癸日，或益后续世天喜并临之日，将男妇审看有何病患，以致不嗣之由，各依法灸之，无有不效者，谨摅屡验穴法于后。

一丹田穴在脐下三寸，乃是二阴任脉之会。灸之能益精血，除百病，扶阳助阴，令人有子。案《内经明堂记针灸经》云：此穴补虚羸，强阳道，壮筋骨，除寒热，治男子劳伤，遗精白浊，妇人赤白带下，经血枯闭，崩中漏下等病，以致无子，灸之甚效。《丹经》云：宜灸七壮或十四壮，须频频屡灸，多多益善。

一中极穴在脐下四寸，治男子下元寒冷虚损，妇人月事不调，赤白带下，生产断续等病，以致无子，灸之即便有孕。《丹经》云：宜灸三壮。

一膏肓穴在脊骨四柱下，近五柱两旁各开三寸。治五劳七伤，身形羸瘦，男子失精，女子失血，骨蒸咳逆，怔忡健忘等症，以致无嗣。灸之，百病俱愈，交接即孕。《丹经》云：宜灸七七壮。

一三里穴在膝眼下三寸，胻骨外廉大筋内，宜举足取之。治五劳七伤，脾胃冷积，食气、水气，蛊毒痃癖，浮肿，膝胻骨酸痛，眼目昏暗，腰背疼痛，精髓枯竭等病，以致无妊。灸之，血调经顺，即便有子。《丹经》云：宜灸三壮(《医宗金鉴》：此穴三十外方可灸，不尔反生疾)。

10.《济阴纲目》[15]

荡胞汤

治妇人全不产育，及断绝久不产二三十年者(此方为禀厚断产者设)。

朴硝、牡丹皮、当归、大黄(蒸一饭久)、桃仁各三两，细辛、厚朴(姜汁炙)、桔梗、赤芍药、人参、茯苓、桂心、甘草、牛膝、陈皮各二两，附子(炮)一两半。虻虫(炒焦，去翅足)、水蛭(炒)各十枚。

上为末，每服六钱，水酒各半盏，煎至六分，温服，日二服，夜一服。温覆得少汗，必下积血与冷赤脓，如小豆汁，斟酌不尽。若力弱大困不堪者，只一二服止。如恶物不尽，用坐导药。

坐导药

治妇人全不产及断续，服前荡胞汤，恶物不尽，用此方。

皂角（去皮、子）一两，吴茱萸、当归各二两，大黄、细辛、五味子、干姜（炮）各一两，白矾（枯）、戎盐、蜀椒各半两。

一方无大黄，有黄葵花半两。

上为细末，以绢袋盛如指状，入妇人阴户中，坐卧任意，勿行走，小便时去之，一日一度易新者，必下清黄冷汁，汁尽止。若未见病出，可十日安之。本为子宫有冷恶物，故令无子，值天阴冷则发疼痛，须俟病出尽方已，不可中辍。每日早晚，用苦菜煎汤熏洗之。

内药续生丸

母丁香、附子、肉豆蔻、枯矾、乌鱼骨。

上为末，糊为软丸。绵裹纳阴中。

11.《类经图翼·针灸要览》[10]

不孕

命门、肾俞、气海、中极、关元（七壮至百壮，或三百壮）、胞门子户（二穴详奇俞类）、阴廉、然谷、照海（子宫冷）。

一法灸神阙穴，先以净干盐填脐中，灸七壮，后去盐，换川椒二十一粒，上以姜片盖定，又灸十四壮，灸毕即用膏贴之，艾炷须如指大，长五六分许。

12.《普济方·针灸门》[11]

赤白带下

治崩中带下，因产恶露不止，妇人断绪最要穴，针中极四度，即有子。若未有，更针入八分，留十呼，得气即泻。灸亦佳，不及针，日灸三十至三百止。

绝孕

治绝子带下，月事不调，穴中髎。

治绝子，穴次髎、漏泉、商丘。

治妇人断绪，及疗失精绝子，穴中极。

治绝子，脏有恶血，上冲腹，疼痛不可忍，及腹厥痛绞刺，穴石关。

治女子疝瘕，按之如以汤沃两股中，小腹肿，阴挺出，痛经，带下，阴肿或痒，漉青汁如菜羹，血闭，无子，不嗜食，穴曲泉。

治女子不子，阴暴出，淋漏，月水不来，多闷心痛，穴水泉、阴跷。

治不子，阴暴出，经痛，穴然谷。

治绝子，疟寒热，阴挺出，不禁白沥，痓脊反折，穴上髎。

治拘挛腹满疝，月水不下，乳余疾，绝子，阴痒，贲豚上，腹坚痛，下引阴中，不得小便，穴阴交。

治绝子不血，血在内不下，胞转不得尿，小腹满石水痛，反治引胁下胀，头痛身背热，贲豚寒，小便数泄不止，穴关元。

治妇人怀孕，不论月数，及生产之后，未满百日，不宜灸之。若绝子，灸脐下二寸五分间动脉中，三壮。

治子门不端，小腹苦寒，阴痒及痛，贲豚抢心，饥不能食，腹胀，经闭不通，小便不利，乳余疾，绝子，及拘挛腹疝阴痒，穴中极。

治大疝绝子，穴华宾。

治绝嗣不生，漏下赤白，穴泉门，十壮，三报。

治月水不利，贲豚上下，并无子，穴四满，灸三十壮。

治妇人断绪，带下，穴中极

治妇人无子，穴关元，灸七壮。

治妇人无子，及心痛不嗜食，五指端尽痛，足不得履地，穴涌泉，宜针灸。

治腹满疝积，乳余疾，绝子，阴痒，贲豚上䐜，小腹坚痛，下引阴中不得小便，穴石门。

《资生经》云：石门忌灸，绝孕，针之绝子。怀胎不下，针关元，若针而落胎，胎多不成。出针外昆仑立出。阴交灸多绝孕。又云：石门、关元，相去一寸。针关元，胎妇人无子。针石门，则终身绝嗣。其道幽隐，岂可轻侮哉。

治妇人无子，咳嗽身热，穴涌泉。

治妇人无子，及已经生子，久不任孕，及怀孕不成者，以女人右手中指中节一寸，及指向上量之，用草一条，量九寸，舒足仰卧，以所量草，自齐心直垂下至草尽处，以笔点定。此不是穴，却以原草平折处，横按前点处，其草两头是穴，按之有动脉，各灸三壮，如筋杪大，神效。

治妇人足逆寒，绝产，带下无子，阴中寒，刺足太阴经，三阴交。

《资生经》云：凡妇人妊娠，不可刺。昔宋太子善医术，出苑逢一妊妇，太子诊曰：女。令徐文伯诊。曰：一男一女。针之，泻三阴交补合谷，应针而落。果如文伯言，故妊娠不可刺。

13.《普济方·针灸门》[11]《圣济总录》[3]

（各书均记载以下内容）

治绝子，灸脐中，令人有子。

14.《医心方》[13]

《新录方》云：正月始雨水，男女各饮一坏（杯），有子。

又方：灸中极穴，在脐下四寸。

15.《求子方书》[41]

无子

山茱萸、桂心、酸枣、五味子。

上等分，丸如麻子，一服一丸，二十日有子女。

16.《三因极一病证方论》[26]

荡胞汤

治妇人立身以来全不产，及断绪久不产三十年者。

朴硝、牡丹皮、当归、大黄（蒸一饭久）、桃仁（汤，去皮、尖，面炒）各半两，细辛（去苗）、厚朴（去粗皮切，姜制，炒）、赤芍药、桔梗、人参、茯苓、桂（去皮）、甘草（炙）、牛膝（酒浸）、橘皮各三钱一字，附子（炮，去皮、脐）一两，虻虫（去足翅，炒焦）、水蛭（切、炒）各四十枚。

上为锉散。每服四大钱，水酒各一盏半，煎取六分，去滓，空腹服，日三夜一，温覆，得少汗，必下积血及冷赤脓如小豆汁；斟酌下尽，若力弱，大困不堪者，只一二服，止。然恐恶物不尽，不得药力，能尽服尽好；不尔，着坐导药。

坐导药

治全不产及断绪，服前荡胞汤，恶物不尽，用此方。

皂角（去皮、子）、吴茱萸、当归各一两，细辛（去苗）、五味子、干姜（炮）各二两，大黄（蒸）、矾石（枯）、戎盐、蜀椒各半两。

上为细末，以绢袋盛，大如指，长三寸余，盛药令满，缚定，纳妇人阴中，坐卧任意，勿行走，小便时去之，更安，一日一度易新者，必下清黄冷汁，汁尽，止；若未见病出，可十日安之。本为子宫有冷恶物，故令无子，值天阴冷，则发疼痛，须候病出尽方已，不可中辍。每日早晚用苦益菜煎汤熏洗。

17.《圣济总录》[3]

女子绝子，衃血在内不下，关元主之（《千金》云：胞转不得溺，少腹满，石水痛）。

妇人无子绝嗣，灸关元七壮，穴在脐下三寸，《甲乙经》云：小肠募也，一名次门，足三阴任脉之会，炷如半枣核大。

妇人足逆寒，绝产带下，无子，阴中寒，刺足少阴经，治阴。

绝子阴痒，阴交主之。

18.《太平圣惠方》[22]

治妇人子脏风冷，致令无子，宜用此方

皂荚（去黑皮，涂酥炙黄焦，去子）一两，川大黄（锉碎，微炒）一两，戎盐一两，白矾（烧灰）一两，当归（锉碎，微炒）一两，五味子三分，川椒（去目及闭口者，微炒去汗）三分，干姜（炮裂，锉）三分，细辛三分。

上件药，捣罗为末，用绵裹药末如枣大，纳产门中，有恶物下即止，未效再用。

又方：蛇床子一两，芫花（醋拌炒，令黄）一两。

上件药，捣罗为末，以绵裹药末如枣大，纳产门中，候有恶物下即止，未效再用。

内灸丸方

治妇人无子脏冷。

麝香半两，皂荚（去黑皮，涂酥炙令黄）二两半、川椒（去目及闭口者，微炒出汗）一两半。

上件药，捣罗为末，炼蜜和丸，如酸枣大，以绵裹纳产门中，留少绵带子出，觉憎寒恶物下多，即抽绵出，未效再用。

又方：蛇床子一两，石盐一两，细辛一两，干姜（炮裂，锉）一两，土瓜根一两。

上件药，捣罗为末，取枣大，以绵裹，纳产门中，候有恶物下即止，未应再用。

治妇人子脏风虚积冷，十年无子，宜用此方

吴茱萸一两，川椒一两。

上件药，捣罗为末，炼蜜和丸，如弹子大，以绵裹纳产门中，日再易之，若无所下，亦暖子脏。

19.《验方新编》[30]

子宫寒冷不能受孕

吴萸、川椒各八两，为末，炼蜜为丸弹子大，棉裹入阴户中，日夜一换，一月后子宫温暖，即可成孕。

又方：硫黄煎水常洗，效。

20.《千金翼方》[8]

关元在石门下一寸，主断绪，产道冷，针入八分留三呼，泻五吸。灸亦佳，但不及针，日灸一百止。

崩中带下，因产恶露不止。中极穴在关元下一寸，妇人断绪最要穴，四度针（中极穴）即有子。若未有，更针，入八分，留十呼，得气即泻。灸亦佳，但不及针，日灸三七至三百止。

21.《备急千金要方》[4]《千金翼方》[8]

（各书均记载以下内容）

妇人子脏闭塞，不受精，疼，灸胞门五十壮。

（二）堕胎、小产

1.《备急千金要方》[4]《千金翼方》[8]

（各书均记载以下内容）

妇人妊子不成，若堕落，腹痛，漏见赤，灸胞门五十壮，在关元左边二寸是也。右边二寸名子户。

2.《千金翼方》[8]

妊胎不成，若堕胎腹痛，漏胞见赤……又灸气门穴，在关元旁三寸，各五十壮。

（三）滑胎

1.《备急千金要方》[4]《普济方·针灸门》[11]

（各书均记载以下内容）

治妊娠数堕胎方

取赤小豆为末，酒服方寸匕，日二。亦治妊娠数月，月水尚来者。

又方：妊娠三月灸膝下一寸七壮。

2.《妇人大全良方》[28]

《千金》疗妊娠二个月数堕胎法，灸膝下一寸，七壮。

3.《类经图翼·针灸要览》[10]

胎屡堕

命门、肾俞、中极、交信、然谷。

4.《普济方·针灸门》[11]

治妇人妊子不成，若堕落，腹痛漏见赤，穴胞门，灸五十壮。

治妊不成，数堕落，穴玉泉，灸五十壮，三报（玉泉，即中极）。又龙门三十壮。

5.《千金翼方》[8]

妊不成，数堕落，灸玉泉五十壮，三报之（中极是）。

（四）难产

1.《备急千金要方》[4]

论曰：凡产难，或儿横生、侧生，或手足先出，可以针锥刺儿手足，入一二分许，儿得痛惊转即缩，自当回顺也。

治产时子但趋谷道方

熬盐熨之，自止。

乳难，子上冲心，阴疝，刺冲门，入七分，灸五壮。在府舍下，上去大横五寸。

2.《备急千金要方》[4]《千金翼方》[8]《普济方·针灸门》[11]

（各书均记载以下内容）

治产难

又方：针两肩井，入一寸，泻之，须臾即分娩。

治逆生

又方：以盐和粉涂儿足下即顺。(《子母秘录》云：以盐和胡粉。)

3.《产孕集》[27]

横产者，儿横腹中，手臂先出。治法：令产母仰卧，嘱收生妪，徐徐推儿下身，令直上，以手中指摩其肩推上而正之，又以手摩其耳，令头正自生。或以小针刺儿手，入一半分，徐徐送入；不入，以盐涂之。

逆产者，儿未转身，两足先出，以盐涂儿足心，针刺如上法，或以爪搔之，并以盐摩母腹。儿得痛痒，惊缩而转，自当回顺。

偏产者，产时，儿首偏挂一傍，虽近产门，只露颏角，终不得下。治法：令收生妪，以手徐徐正其头。若因脑骨偏拄谷道，当以绵衣炙火令热，裹手于谷道外，徐徐推之。俟正，然后坐草。若产时儿不向产门，直趋谷道者，宜熬盐令热，以细裹于谷道外熨之。

碍产者，儿首正抵产门，久而不下。此必转身时，脐带攀挂儿项，或肩。当急令安卧，令收生妪，推儿近上，徐徐通手以中指按儿两肩，理脱之。然后坐草，盖此候最为险恶，慎毋轻易用力。若缠绕于项，复用力以注之，则其缠愈紧，致子死腹中，不可不慎。凡横逆诸产，如法拯救，皆宜内服，加味芎归汤、佛手散（加味芎归汤，见用药篇。佛手散，见孕疾篇）以助之。若不能用法，但令静心安卧，服前药一二剂，亦效。

《千金方》载产时禳法，虽未明其理，而颇有效验，并附著以备用。凡欲产宜脱寻常所着衣，笼灶头及灶口，令至密，即易生。若逆生者，以手中指取釜底墨，书儿足下，作 × 形，即顺生，或书父名于足心，或以车辖脂如上法书画。

4.《串雅外编》[52]

难产仙方

蓖麻仁取白仁七个，麝香三分，共一处捣如泥，用绢帛包之，勒在脐中，即时产下。如倒生者，用稳婆送进，片时即顺下。

5.《妇科秘方》[33]

难产方

黄柏、硫黄各一钱，蓖麻子（不拘多少）。

捣烂，贴左右涌泉穴，胎下即去。

难产方

如五、六日者方用，神应奇效。

雌雄石燕，令妇人左手执雄，右手执雌，紧紧拿定半刻即下。

6.《傅青主女科》[39]

妊妇生产之际，有脚先下而儿不得下者，有手先下而儿不得下者，人以为横生倒生，至危之症也，谁知是气血两虚之故乎！……产母之气血足，则胎必顺，产母之气血亏，则胎必逆；顺则易生，逆则难产。气血既亏，母身必弱，子在胞中亦必弱；胎弱无力，欲转头向下而不能，此胎之所以有脚手先下者也。当是之时，急用针刺儿之手足，则儿必痛而缩入。急用转天汤以救顺之。

人参二两，当归（酒洗）二两，川芎一两，川牛膝三钱，升麻四分，附子（制）一分。

水煎服。一剂而儿转身矣，再二剂自然顺生。此方之妙，用人参以补气之亏；用芎归以补血之亏，人人皆知其义。若用升麻，又用牛膝、附子，恐人未识其妙也。盖儿已身斜，非用提挈则头不易转，然转其身，非用下行则身不易降。升麻、牛膝并用，而又用附子者，欲其无经不达，使气血迅速以催生也。

眉批：若服三剂后，以针刺儿手足仍不转身，以针刺产妇合骨穴，儿即下。万不可用手探取，以致子母俱危，戒之！

7.《华佗神方》[14]《小品方》[12]《备急千金要方》[4]《妇人大全良方》[28]《济阴纲目》[15]《急救广生集》[9]

（各书均记载以下内容）

华佗治逆生神方

以盐涂儿足底，又可急爪搔之，并以盐摩产妇腹上，即顺。

8.《急救广生集》[9]

交骨不开

临产有交骨不开，二三日生不下者，即用凤仙花子、穿山甲、牙皂、麝香各等分，为末，和蜜捏作饼子。如指头大者一块，塞入阴户近骨之处，又将葱二三斤浓煎汤，令产妇坐浸于中，以手运之。交骨自开，儿即生矣。（《医学正传》）

难产

实因产母气衰，以致儿身不能回转，于是手先出而足先堕矣。一见此等生法，切勿惊惶，口中念“无上至圣化生佛”百遍，儿之手足即便缩入。（《石室秘录》）

济生方

凡儿已露顶而不生，此因儿转身，脐带绊其肩也。急令产妇仰卧，轻轻推儿向上，徐徐以手指轻按儿肩，去其脐带，候儿顺正，产妇用力一逼，儿即生下。（《敬修斋方》）

倒产逆生

凡有倒产儿足先下者，因儿在腹中不能得转，故脚先出来，谓之逆生。须臾不救，母子俱亡。若令产母仰卧，令收生婆推足入去，一恐产母惊，二恐收生婆非老手，反致伤人性命，不若用小绢针于儿脚心刺三五刺，用盐少许，涂刺处，即时顺生。（《古今录验》）

交骨不开

临产有交骨不开，二三日生不下者。

开骨膏

炙龟板一钱，大麻子七粒，麝香一分，捣为膏，贴脐下一寸三分丹田穴，交骨即开。屡试屡验（《达生全编》）

难产

实因产母气衰，以致儿身不能回转，于是手先出而足先堕矣。

一方，用蛇蜕泡水，浴产门，自易。(《石室秘录》)

难产危急

寒水石（二两生用，二两煅赤）四两，入朱砂五钱同研，如深桃花色。每用三分井花水调如薄糊，以纸花剪如杏叶大，摊上，贴脐心，候干再易。不过三上即产。横生、倒生、死胎皆验。(《世效单方》)

9.《济阴纲目》[15]

黄金散

治生产一二日难分娩者，服之如神（奇方，盖以镇坠为主，能产能安，信非虚也）。

真金箔大者五片，小者七片，以小瓷盅，将水少许，去纸入金在内，用指研匀，后再添水至半盅，一面先令一人扶产妇虚坐，又令一妇人用两手大指，按定产母两肩上肩井穴，前药温服，其胎即下。此催生圣药，如产月未足，又能安之。

庞安常治一妇，产七日而子不下，百治不效，庞视之，令其家人以汤温其腰腹，自为上下拊摩，孕者觉肠胃微痛，呻吟间，生一男，其家惊喜，而不知所以。庞曰：儿已出胞，但一手误执母肠不能脱，非符药所能为，吾隔腹扪儿手所在，针其虎口，痛即缩手，所以遽生（法术神奇，罕闻见耳），无他术也。取儿视之，右手虎口，针痕存焉。

刘复真遇府判女产不利，已敛。刘取红花浓煎，扶女于凳上，以绵帛蘸汤罨之，连以浇帛上，以器盛水，又暖又淋，久而苏醒，遂生男子。盖遇严冬血冷，凝滞不行，温即产，见亦神矣（冻产治验，法奇而正，妙妙）。

如圣膏

治产难，并治胞衣不下，兼治死胎。

蓖麻子七粒去壳，细研成膏，涂脚心，胞即下。速洗去，不洗肠出。却用此膏涂顶上，肠自缩入（此法用之不验何欤）。

一方：蓖麻子百粒，雄黄一钱细研，如上法涂之（涂脚心）。

一方：蓖麻子三粒，巴豆四粒（巴豆恐伤脐），各去壳，入麝香研细，贴在脐中。歌曰：三麻四粒脱衣裳，研碎将来入麝香，若有妇人遭产难，贴在脐中两分张。

立圣丹

治产难横逆恶候，死胎不下，并治神验。

寒石（内二两生，二两煅赤，研细）四两，（以寒激之，亦是一法，然须因人而施，毋妄试也），朱砂一两。

上同研如深桃花色，每用三分，井华水调如薄糊，以纸花剪如杏叶大。摊上，贴脐心，候干再易，不过三上，便产。

10.《济阴纲目》[15]《小品方》[12]

（各书均记载以下内容）

治横生倒产，手足先出。

用粗针刺儿手足入二分许，儿得痛，惊转即缩，自当回顺而生。

11.《济阴纲目》[15]《增广大生要旨》[34]

（各书均记载以下内容）

一医宿客店，值店妇产数日不下，下体已冷，无药甚窘，以椒、橙、茱萸等煎汤，可下手，则和。脐腹产门处，皆淋洗之，气温血行，遂产。

12.《景岳全书·妇人规》[20]

经验滑石散

见《妇人规》古方，治产难。凡水下胎干，胎滞不生，用此最效。

滑石（飞过）一两，白蜜、香油各半盏。

上将油蜜慢火熬熟三四沸，掠去沫，调滑石末，顿服。外以油调于产妇脐腹，上下摩之，立效。

一方：以紫苏煎汤熏洗。大抵遇严寒时月，产久伤冷，气血必凝。此熏洗之法，亦要法也。外以淋汤，内以羊肉汤必效。

一方：令产妇以自己发梢含于口中，令其恶心作呕，即下。亦治胞衣不出。

一医宿客店，治店妇临产数日不生，下体俱冷，无药，甚窘。令取椒、橙叶、茱萸，共煎汤一盆，令产妇以小凳坐盆内，熏洗良久，小腹皆暖，气温血行，遂产。

13.《类经图翼·针灸要览》[10]

产难横生

合谷、三阴交。

子鞠不能下

巨阙、合谷、三阴交。

至阴（三棱针出血）横者即转直。

14.《类经图翼·针灸要览》[10]《妇人大全良方》[28]《普济方·针灸门》[11]（各书均记载以下内容）

产难横生

一治横逆难产，危在顷刻，符药不灵者，急于本妇右脚小指尖灸三壮，炷如小麦，下火立产如神，盖此即至阴穴也。

15.《理瀹骈文》[24]

催生膏

治难产数日不下，及交骨不开者，用此安神息力，不催而生。初觉不必贴。

大龟一个，要版黑者为佳，黄色者不佳，约二三斤，愈大愈妙，用小磨麻油浸数日，熬枯去渣，再将油炼老，下炒黄丹收，加铅粉炒四两搅匀。

临用以粘三钱，摊皮纸上，令产妇平身安睡，贴膏脐上，外加敷药，睡醒自生。如生产尚早，亦能安胎。

敷药：车前子二两，川芎、全当归各一两，冬葵子七钱，枳壳、白芷、半夏、白蔹各四钱。共研末，入榆面三两，益元散二两和匀，每用一两，以姜、葱汁、陈酒、醋调敷。胞干用炼熟猪油调，夏月天热，用麻油、白蜜、鸡清调敷。如下死胎，可加附子、官桂

又方，大龟板一斤，全蛇蜕二条，全蝉蜕二十一个，生山甲七片，发团（洗）二两，即三蜕散，麻油熬，黄丹、铅粉收，入寒水石（半生半煅）二两，朱砂（搅）五钱，即立圣丹。如前贴取睡。

按：古方催生，用蓖麻子、麝香，研贴脐中。陈修园用乌梅、巴豆、胡椒，末，醋研敷脐下。蓖麻、巴豆太毒，均不可从。

16.《女科撮要》[23]

坐产者，儿将欲生，其母疲倦，久坐椅褥，抵其生路，急用巾带高悬，令母以手攀之，轻轻屈足良久，儿顺即生。

横生者，儿先露手臂，令母正卧，以手徐推儿臂下体，令其正直，复以中指摩其肩，勿令脐带攀系即生。逆生者，儿先露足，令母正卧，以手按推其足，仍推儿转正即生。

偏生者，儿头偏在一边，亦照前法，徐正其头即生。或见头后骨，偏在谷道傍，徐推近上即生。

17.《女科经纶》[21]

《大全》曰：胞浆先破，恶水来多，胎干不得下，先与四物，补养气血，次煎浓葱汤，令稳婆洗产户，令气上下通畅。更用酥油滑石涂产门，次服神妙乳砂丹，或葵子如圣散。

神妙乳砂丹

用明乳香为末，以猪心血丸桐子大，朱砂为衣，阴干。每服二丸，嚼碎冷酒下，良久未生再服。（《校注妇人良方》）

葵子如圣散

催生。

黄蜀葵子，不拘多少，焙干为末。热酒调下二钱。神效。如无子，花亦可。若胎漏血干，难产痛极者，并进三服。良久腹中气宽，胎滑即产。须见正产候，方可服之。如打扑死胎，红花酒下。（《医灯续焰》）

18.《女科要旨》[17]

又难产，灸产妇右足小趾尖，艾炷如小豆大，三五炷立产，不可不预讲其法。

19.《普济方·针灸门》[11]

治难产，月水不禁，横生胎动，针三阴交。

治难产，子上冲心，不得息，及阴疝，穴冲门。

治小腹大，子难，嗌干，嗜饮，夹脐疝，穴中封。

治子难，若胞衣不出，泄风从头至足，穴上昆仑。

治胞不出，穴气冲。

治子上抢心，穴气冲。

治产生理不顺，或横或逆，胞死腹中，胞衣不下，穴太冲，针八分，补百会，次补合谷，次泻三阴交。立时分解，决验如神。

治产子上逼心。令病患正坐，用人抱头抱腰，微偃，以毫针刺任脉巨阙一穴，举手下针刺至即止，令人立苏不闷乱。次针补手阳明经合谷二穴，次泻足太阴经三阴交二次，应针而落如子手掬心，生下手心内有针痕。如子顶母心，向前，人中有针痕，向后，枕骨上有针痕，是验。

20.《千金翼方》[8]

妇人逆产足出，针足太阴入三分，足入乃出针，穴在内踝后白肉际陷骨宛宛中。

横产手出，针太冲入三分，急补百息，去足大指奇一寸。

产难、月水不禁、横生胎动，皆针三阴交。

子死腹中及难产，皆针胞门。

21.《圣济总录》[3]

治逆产法

大蒜（去皮）七颗、生姜半两，葱白（去青，各拍碎）三十茎。

上三味，置在一盆子中，以百沸汤五碗，乘热投于盆中，速扶产妇于盆上坐，候冷易之，凡三易则胎正。

又法：上取灶底心黄土细研五合，以生姜汁煎令热，调如糊，涂产母脐中，以热帛系之频换。

又法：上取盐和胡粉醋调，涂儿两足下即顺。

又法：上取蒲黄，用水调，涂儿足心底。

又法：上取三家盐，熬令黄、研末，以津唾调，涂儿足底，次取三家饭，置产妇手中。

又法：上以针刺儿先出足底，儿足痛惊还，即顺，手出如刺足法。

22.《胎产心法》[29]

下胎单方

牛粪（不拘多少）。

上牛粪炒极热，入醋半盏，以青布包裹，于母脐上下熨之，立下。

神应丹

又名万全膏。

蓖麻子（去壳）七粒。

将蓖麻研如泥，入麝一分，再研成膏，涂产母足心。胎下即洗去，迟则恐子肠出也。如子肠出，即移涂产妇顶心，肠即收上，速去之。此方催生下胎虽速，药性猛峻，用者慎之。

23.《太平圣惠方》[22]

治产难诸方

令产安稳，沉香汤，从心上洗，即平安方：

沉香一两，水马一两，飞生乌毛一分，零陵香一分，粗（詹）唐香一分，龙骨（脑）一两，瞿麦二两，苏合香一分，苜蓿香一分。

上件药，以水一斗五升，煎取一斗，去滓。待至临欲平安时，用汤如人体，即从心上洗三五遍。其汤冷，即平安，亦无有痛苦处，无忌。

又方：

乌牛粪一钱，蓖麻子（去皮）三颗。

上件药，都捣涂布上，贴于脚心下。候产了，即去却急洗之，勿令迟也。

24.《小品方》[12]

治逆产

又方：取车钉中膏，画腋下及掌心。

25.《医心方》[13]

《葛氏方》云：盐以汤和，涂儿跖下，并摩妇腹上。

又方：真丹涂儿跖下。

《录验方》云：取盐，真珠各少许，合和，涂儿跖下立顺。

《千金方》云：取三家盐，熬，涂儿手足立出。

26.《增广大生要旨》[34]

一曰横产，因儿身方转，产母用力太早，逼令儿身不正，先露手臂。但令产母安然仰卧，稳婆以手徐推儿臂令上，复以中指探儿肩，弗使脐带绊紧，待儿身转正，头对产门即生。

27.《竹林女科证治》[38]

交骨不开，乃元气虚弱，胎前失于调养，以致气血不能运达而然也。急令安睡。内服加味芎归汤（方见前临产服药条中），外以麻油调滑石末，涂其产门即开。

加味芎归汤

当归一两，川芎七钱，血余（即壮盛妇人头发洗净，瓦上焙，存性）七钱，龟板（酥炙）七钱。

水煎服，约人行五里许即生。

横产者，以儿方转身，产母用力太早，以致儿身未顺，而先露手臂，名曰觅盐生。但见儿手略有出意，即令产母宽心仰卧，轻轻送入弗令多出。盖出少则易入，未久则易入，如出多而久难入。略以盐半分涂儿手心，以麻油抹儿满手，轻轻推入，或以手指轻轻抓儿手心亦可，切不可用刀截断，仍待儿身转正即生。

倒产者，因儿未及转身，产母努力一逼，致令儿先露足，名曰踏盐生。亦令产母宽心仰卧，轻轻扶入，若未得入，略以盐半分涂儿足心，或以手指轻轻抓儿足心，仍以麻油抹儿满足，轻轻推入，静候转正即生。

偏产者，因儿未顺生路，产母努力一逼，儿头偏柱边傍，虽若露顶实额角也。亦令产母正身仰卧，稳婆轻手扶正头顶即生。若儿头后骨偏柱谷道傍边，令稳婆以绵衣烘热裹手，急向谷道外傍轻轻托上，或用膝头抵住，令儿头正即生。

冻产者，严冬解产宜密闭房户，多置炭火，常令暖气如春，仍厚覆下体，常使温和免致难产。若下部受寒，以致血冷凝滞，骨骱产户坚收，儿不速生。急以川芎、当归各五钱，加干姜或肉桂，水煎服。一法以紫苏浓煎汤，熏洗亦妙。大抵坐草太早，去被良久，多有此患。慎之！

28.《竹林女科证治》[38]《女科撮要》[23]

（各书均记载以下内容）

碍产者，因儿转身时产母用力太早，致儿脐带绊肩。虽儿身已正门路，已顺儿头，已露犹不能生。须令产母仰卧，稳婆轻轻推儿向上，以中指按儿肩，拨去脐带，静候片时即生。

29.《急救广生集》[9]《增广大生要旨》[34

（各书均记载以下内容）

临产晕绝

临产儿未生下，忽然晕绝者，此气闷乱不清所致。以生半夏捣，筛饭丸如大豆，纳鼻中即醒。此扁鹊法也。（《求嗣秘书》）

（五）胎死不下

1.《备急千金要方》[4]

治子死腹中，若衣不出，欲上抢心方

急取蚁蛭土三升，熬令热，囊盛熨心下，令胎不得上抢心。

2.《妇人大全良方》[28]

乌鸡方

又方：取死胎。

乌鸡（去毛）一只。

上细锉，以水三升，煮取二升，去鸡，通手用衣帛蘸摩脐下，胎自出。

3.《急救广生集》[9]

胎死腹中

一方，用湿牛粪涂腹上良。（《产宝》）

川芎六钱，归身四钱，肉桂三钱五分，归尾、苏木、红花、益母草各三钱，桃仁（研）十四粒，好酒三钟和药同煎一杯，加水银（吐津唾，将水银揉碎星）一两，入滑石末三钱，麝香二分，共和入药酒内。用滚水一桶，将药酒投入水内，扶产妇坐桶上熏之。少刻须下血，过半时如不下，再用水银二钱煎药渣，一杯半煎八分去滓，将水银撒投桶内，坐上熏之，少刻自下，恐血下多发晕，急用旧漆器烧烟，熏口鼻立醒。（《同寿录》）

附：验死胎法

胎死腹中，产母舌必青黑，为验。如面舌青黑，口中沫出，子母皆死。故面以候母，舌以候子。(《济阴纲目》)

难产危急

寒水石（二两生用，二两煅赤）四两，入朱砂五钱同研，如深桃花色。每用三分井花水调如薄糊，以纸花剪如杏叶大、摊上，贴脐心，候干再易。不过三上即产。横生、倒生、死胎皆验。(《世效单方》)

4.《济阴纲目》[15]《急救广生集》[9]

（各书均记载以下内容）

治死胎杂方

一方：以黄牯牛粪，涂母腹上，立出。

一方：以牛粪炒令大热，入醋半盏，以青布包裹，于母脐上下熨之，立下。

5.《济阴纲目》[15]《胎产心法》[29]

（各书均记载以下内容）

治死胎杂方

一方：用乌鸡一只，去毛细切，水煎三二升，候汤通手，用衣帛蘸摩腹中，胎自出。

6.《类经图翼·针灸要览》[10]

下死胎，合谷（刺补之即下）。

7.《千金翼方》[8]

子死腹中及难产，皆针胞门。

8.《外台秘要》[19]

又疗妊身热病子死腹中，又出之方

乌头一枚。

上一味细捣，水三升煮，取大二升，稍稍摩脐下至阴下，胎当立出。

又子死腹中不出方

以牛屎涂母腹上，立出。

9.《验方新编》[30]

子死腹中

产母唇舌俱红者，母子无事。唇青舌红者，母死子活。唇红舌青者，母活子死。唇舌俱青者，母子俱死。

用平胃散最为神效。

平胃散

专治胎死腹中。

苍术（淘米水泡，炒）、紫川厚朴（姜汁炒）、陈皮各二钱，炙草五分，酒水各一钟，煎至一半，加朴硝末五钱，再煎三五滚，去渣温服，其始即化为水而出矣。若仓卒制药不及，只用朴硝五钱，以温童便调下亦效。如胎未死，产妇舌不青黑，不可乱用。凡猫犬生子不下而叫号者，亦以此药灌之。

又方：用醋炒黄牛粪敷肚脐上，用布捆好，即下，神效。

10.《济阴纲目》[15]

如圣膏

治产难，并治胞衣不下，兼治死胎。

蓖麻子七粒去壳，细研成膏，涂脚心，胞即下。速洗去，不洗肠出。却用此膏涂顶上，肠自缩入（此法用之不验何欤）。

一方：蓖麻子百粒，雄黄一钱细研，如上法涂之（涂脚心）。

一方：蓖麻子三粒，巴豆四粒（巴豆恐伤脐），各去壳，入麝香研细，贴在脐中。歌曰：三麻四粒脱衣裳，研碎将来入麝香，若有妇人遭产难，贴在脐中两分张。

立圣丹

治产难横逆恶候，死胎不下，并治神验。

寒石（内二两生，二两煅赤，研细）四两（以寒激之，亦是一法，然须因人而施，毋妄试也），朱砂一两。

上同研如深桃花色，每用三分，井华水调如薄糊，以纸花剪如杏叶大。摊上，贴脐心，候干再易，不过三上，便产。

（六）催生

1.《济阴纲目》[15]

催生万金不传遇仙丹

蓖麻子（去壳）十四粒，朱砂、雄黄各一钱半，蛇蜕（烧灰存性）一尺。

上为末，浆水饭和丸，如弹子大，临产时，先用椒汤（尤妙在椒汤法）淋渫脐下，次安药一丸于脐中，用蜡纸数重覆上，以阔帛束之，须臾生下，急取去药，一丸可用三次。

2.《急救广生集》[9]

催生方

蓖麻子（去壳）十四粒，朱砂、雄黄各一钱五分，蛇蜕（煅）一尺。共为细末，粥糊为丸，如弹子大。临产先用川芎汤淋洗脐下，纳药一丸于脐中。仍以蜡纸数重覆药上，轻帛拴紧，产后急速洗去，迟则有误。一丸可用三次，此方催生最妙。但素无痰火，精神健旺者，方可用。（《保产良方》）

一方：用蓖麻子研，敷产妇手足心，产毕速拭去。或以两手各执一枚，立下。（《慈惠小编》）

催生去胎

芫花根剥皮，以绵裹点麝香，套入阴穴中三寸，即下。（《摄生妙用方》）

催生下胎，不拘生胎死胎

蓖麻子、巴豆（各二粒），麝香一分，研贴脐中并足心。（《集简方》）

（七）去胎

1.《妇人大全良方》[28]

疗妊娠欲去之，并断产方

又方：附子二枚为末，以淳苦酒和涂右足，去之大良。

2.《急救广生集》[9]

孕妇病欲去胎

苦实把豆儿（即番木鳖），研膏，纳入牝户中三四寸。（《集简方》）

催生去胎

芫花根剥皮，以绵裹点麝香，套入阴穴中三寸，即下。（《摄生妙用方》）

3.《类经图翼·针灸要览》[10]

欲取胎，肩井、合谷、三阴交。

4.《医心方》[13]

妇人得温病欲去腹中胎

又方：取井底泥，手书其腹，立出。神良。

《如意方》云：去胎术。

以守宫若蛇肝（酉盖）和涂脐，有子即下，永无复有。

又煮桃根，令极浓，以浴及渍膝，胎下。

（八）欲断产

1.《备急千金要方》[4]《普济方·针灸门》[11]

（各书均记载以下内容）

妇人欲断产，灸右踝上一寸，二壮即断。

2.《医心方》[13]

《千金方》云：断产方。

灸右踝上一寸，三壮即断。

3.《景岳全书·妇人规》[20]

断产灸法（见《妇人规古方》）

一传方。欲绝产者，灸脐下二寸三分阴动脉中三壮。此当自脐中至骨际折作五寸约之。

4.《类经图翼·针灸要览》[10]

欲绝产

脐下二寸三分，灸三壮，或至七七壮，即终身绝孕。

5.《急救广生集》[9]

脐下二寸，名石门穴。不宜针灸，令人不孕，忌之忌之。(《求嗣秘书》)

6.《妇人大全良方》[28]

疗妊娠欲去之，并断产方

又方：附子二枚为末，以淳苦酒和涂右足，去之大良。

（九）临产

《急救广生集》[9]

临产至妙法

凡孕妇将足月，腹觉微痛，不可便声扬每人家。不知事妇人，入房不查时候，即多人操扶，苦令着力，不知时候未到，用力无济，甚至横生逆产，次则将产时，母无力送下，为害不小。须要识候产门肿满、方是的时，一用力即生矣。如产门未肿，纵肚痛，须勉强行走，使气血流动。倘体弱倦怠，痛不能忍，即卧床无妨。但用一大枕放在两腿之中，令其开而弗闭，或坐在

便桶上尤妙。(《姚罗浮集验方》)

七、产后疾病

(一)胞衣不下

1.《经效产宝》[43]

论曰：夫妇人特将产，至重者胞衣也。凡胞衣不出者，世谓之息胞，由产时用力过度，已产而体已瘦顿，不能更用气，经停之间，而外冷气乘之，则血涩逆否，故令胞衣不出，则不得断脐浴沐，冷气伤儿则成病也。

灶下土一大寸，研碎。

上用好醋，调令相合，纳于脐中，续取生甘草汤三四合服。

2.《医心方》[13]

治胞衣不出方

《病源论》云：有产儿出而胞不落者，世谓之息胞。由产出而体疲，不能更用气，胞经停之间外冷气乘之，则血道涩，故胞不出。若挽其胞系断者，其胞上则毙人。

《葛氏方》云：月水布烧末，以服少少。

又方：末皂荚，纳鼻中得嚏，即下。

又方：解发刺喉中，令得呕之，良。

3.《太平圣惠方》[22]

治妊娠胎死腹中，衣不出，及产后卒有别病，欲至狼狈方

上刺羊血，及热饮一小盏，极效。

又方：上以水噀其面，神验。

治妊娠堕胎胞衣不出诸方

又方：上取蚁窠土三升，炒，帛裹，拓心下，胞自出也。

治胞衣不出诸方

又方：上取靴底，热炙，熨小腹，上下三七遍，立效。

4.《验方新编》[30]

胞衣不下

又方：用雄鸡一只，连毛破开去肠杂，盖孕妇脐上，鸡头向上，以布扎缚，即下，神效。

又方：蓖麻子十四粒去壳，捣烂贴两足心，胎衣即下。衣下后，赶急将药洗去，久则恐肠出也。如肠已出，仍用此药敷囟门上肠自收入，药随洗去勿迟。

集催生诸方

油蜜煎：香油、蜂蜜、童便各一碗和匀，铜锅漫火煎三沸，掠去浮沫，调白滑石一两，或益母草亦可，搅匀炖服。外以油蜜于母脐上下摩之，此治难产沥浆、胞胎不下最妙。《纲目》云：此方甚妥，盖童便取破血又有浊阴下降之理，而摩法更妙。

5.《急救广生集》[9]

胞衣不下

瓦油盏烘热，仰放产妇脐上，令一人以脚抵住油盏，其胞即下。(《医镜》)

一方：用石灰一升，置净盆中，以滚水泼之，扶产妇蹲其上，熏之立下。(《奇方类编》)

一方：取其夫之裤倒转，将裤腰向下，裤脚向上，束于腹上，其胞自下。(《瑞竹堂方》)

6.《女科经纶》[21]

《妇人良方》曰：花蕊石散，为血入胞衣，胀大不能下，或恶露上攻。佛手散治血虚危证，加味芎归汤入龟板，治交骨不开。蓖麻子治胎衣不下，失笑散治恶露腹痛，不省人事。酥油调滑石，涂入产门，为滑胎之圣药。清魂散，治血晕诸证。平胃散、朴硝、水银，为腐化死胎之剂。皆为临产时紧要之药也。若气血虚损，以八珍、十全汤加减。

7.《产孕集》[27]

若胞衣不下，取夫内衣盖井上，即出。本草载临产取赤马皮铺身下，又以海马石燕两手持之，皆令速产云。

8.《胎产心法》[29]

下胎衣单方

治胞衣不下（此方与前下死胎相同，但治法各别，故重录之）。

黑牛粪（不拘多少）。

上略焙，带润，以布裹之，束于腹上，即下。

9.《备急千金要方》[4]

字难，若胞衣不出，泄风从头至足，刺昆仑，入五分，灸三壮，在足外踝后跟骨上。

10.《千金翼方》[8]

胞衣不出，针足太阳入四寸，在外踝下后一寸宛宛中。

又针足阳跷入三分，在足外踝下白肉际。

胞衣不出，或腹中积聚，皆针胞门入一寸，先补后泻，去关元左二寸。

又针章门入一寸四分。

11.《景岳全书·妇人规》[20]

胞衣不出

一方：用蓖麻子仁一两，研烂，贴母右足心，衣下速洗去，缓则肠亦出。若肠不收，即以此膏涂脑顶，则肠自入。

一方：用产妇鞋底炙热，熨小腹上下，即出。

12.《严氏济生方》[53]

第二论曰：胎衣不下者何？答曰：母生子讫，血流入衣中，衣为血所胀，是故不得下。治之稍缓，胀满腹中，上冲心胸，疼痛喘急者难治。但服夺命丹以速去衣中之血，血散胀消，胎衣自下，亦有胎初下后，产妇力少，不能更用气力，产胞经停，遇风冷乘之，血道闭涩，故胎衣不下。取黑豆二大合，炒令熟，入醋一大盏，煎三五沸、去滓，分三服，温服或取鞋底炙热，熨小腹上下，三五次立效。

13.《圣济总录》[3]

息胞

又方：上取蓖麻子二七枚，去壳研，涂脚心，衣才下，速去之。

14.《外台秘要》[19]《小品方》[12]

（各书均记载以下内容）

小品疗胞衣不出方

取皂荚捣末，著鼻孔中，嚏，即出。

15.《济阴纲目》[15]

如圣膏

治产难，并治胞衣不下，兼治死胎。

蓖麻子七粒去壳，细研成膏，涂脚心，胞即下。速洗去，不洗肠出。却用此膏涂顶上，肠自缩入（此法用之不验何欤）。

一方：蓖麻子百粒，雄黄一钱细研，如上法涂之。（涂脚心）

一方：蓖麻子三粒，巴豆四粒（巴豆恐伤脐），各去壳，入麝香研细，贴在脐中。歌曰：三麻四粒脱衣裳，研碎将来入麝香，若有妇人遭产难，贴在脐中两分张。

16.《类经图翼·针灸要览》[10]

胎衣不下

三阴交、昆仑。

（二）产后便秘

1.《傅青主女科》[39]

产后大便不通

用生化汤内减黑姜加麻仁；胀满，加陈皮；血块痛，加肉桂、元胡。如燥结十日以上，肛门必有燥粪，用蜜枣导之。

炼蜜枣法

用好蜜二三两，火炼滚，至茶褐色，先用湿桌，倾蜜在桌上，用手作如枣样，插肛门，待欲大便，去蜜枣，方便。

又方：用麻油，口含竹管入肛门内，吹油四、五口，腹内粪和即通；或猪胆亦可。

2.《妇人大全良方》[28]《经效产宝》[43]

（各书均记载以下内容）

蜜兑法

《千金》疗产后热结，大便不通。

白蜜五合，慢火煎，令如硬饧，以投冷水中，良久取出，捻如拇指大，长二寸，内谷道中即通。

3.《圣济总录》[3]

蜜煎导方

治产后大肠结燥秘涩，气壅胀闷欲死。

蜜半碗。

上一味，铫内微火煎之，搅令稠如饧，取出搓如手指大小，约长二寸，纳下部中，须臾即通。未通再纳不妨。

治产后大便不通，大肠结燥，腹中壅胀。

纳药方

皂荚（不蚛者，去皮、子，酥炙，捣为末）一梃，盐豉（研细）半合，白蜜一合。

上三味，先熬蜜令消，次下盐豉、皂荚末，慢火煎，不住手搅，候如饧即止。丸如枣核大，纳一丸入下部中，未通可纳三五丸不妨，药在内自化，如得通利，即随出。

乌梅导方

治产后下部闭塞，大便秘结不通。

乌梅十四枚。

上一味，温汤浸取肉，捣丸如小槟榔大，每用一枚，纳下部中，立通。

皂荚导方

治产后大肠热燥，糟粕结硬，药势不入，大便不通。

皂荚（肥不蚛者，去皮、子）一梃。

上一味，捣罗为末，炼蜜和丸，如枣大，取一丸纳下部中，须臾即通。

治产后大小便不通，并服泻药腹胀气喘方

盐（炒令变色）半斤。

上一味，先以浆水一斗半，煎沸，下盐末在汤中搅和，倾盆中，看冷热通手，即入盆中坐，浸腰腹，须臾便通。汤或渐冷，即入新热汤投之，常令稍热。人困即扶起，少顷又浸。

（三）产后恶露不绝

1.《千金翼方》[8]

石门穴在气海下一寸，针入一分，留三呼，得气即泻，主妇人气痛坚硬，产后恶露不止。遂成结块，崩中断绪，日灸二七至一百止。

崩中带下，因产恶露不止。中极穴在关元下一寸，妇人断绪最要穴，四度针（中极穴）即有子。若未有，更针入八分，留十呼，得气即泻。灸亦佳，但不及针，日灸三七至三百止。

2.《类经图翼·针灸要览》[10]

产后恶露不止

中极。

3.《普济方·针灸门》[11]

治崩中因产恶露不绝，穴中都。

治女子月事不绝，带下，产后恶露不止，绕脐冷痛，穴阴交。

治恶露不止，穴气海、中都。

治恶露不止，穴关元。

治因产恶露不止，穴中极、石门。

治月事不调带下崩中，因产恶露不止，绞脐痛，穴气海。

治带下瘕聚，因产恶露不止，月脉断绝，下经冷（《资生经》），穴关元。

治产后恶露不止，绞脐冷痛，穴阴交。

4.《华佗神方》[14]

华佗治产后恶露不绝神方

泽兰八分，当归、生地黄各三分，芍药十分，甘草（炙）六分，生姜十分，大枣十四枚。

上七味，以水九升，煮取三升，分三服。欲死涂身得瘥。

（四）产后腹痛

1.《济阴纲目》[15]

《大全》云：凡生产毕，饮热童便一盏，不得便卧，宜闭目少坐，须臾上床，宜仰卧，不宜侧卧，宜竖膝，未可伸足，高倚床头，厚铺裀褥，遮围四壁，使无孔隙，免致贼风。及以醋涂鼻，或用醋炭，及烧漆器，更以手从心擀至脐下，使恶露不滞，如此三日，以防血晕、血逆。不问腹痛不痛，有病无病，以童便和酒半盏，温服五七服。酒虽行血，亦不可多，恐引血入四肢，且能昏晕。宜频食白粥少许。一月之后，宜食羊肉、猪蹄少许。仍慎言语，七情寒暑，梳头洗足，以百日为度，若气血素弱者，不计日月，否则患手足腰腿酸痛等证，名曰蓐劳，最难治疗。初产时，不可问是男是女，恐因言语而泄气，或以爱憎而动气，皆能致病（吃紧语）。不可独宿，恐致虚惊；不可刮舌，恐伤心气；不可刷齿；恐致血逆。须血气平复，方可治事，犯时微若秋毫，成病重如山岳，可不戒哉。（陈藏器云，渍苎汁与产妇服之，将苎麻与产妇枕之，止血晕；产妇腹痛，以苎安腹上则止。）产妇将息如法，脏腑调和，庶无诸疾苦，须先服黑神散、四物汤、四顺理中丸、七宝散；若壮热头痛，此乳脉将行，用玉露散；头目不清，是血晕，用清魂散；粥食不美，是胃气虚，用四顺理中丸（皆新产切实治法，须熟之）。

2.《外台秘要》[19]

产后腹中绞刺痛方九首

又方：兔头炙令热，以熨产妇。腹如刀绞痛者，熨之立定。

又疗痛不可忍方：取一苦瓠芦未经开者，开之，去子讫，以沸酽酢投中，蒸热，随痛熨，冷即换，极甚效。

（五）产后痉证

《五十二病方》[2]

婴儿索痉

索痉者，如产时居湿地久，其肎直而口拘，筋挛难以伸，取封土治之，□□二，盥一，合挠而蒸，以遍熨直肎挛筋所，道头始，稍□手足而已。熨寒□□复蒸，熨干更为。令。

语释：索痉这种病是产妇在分娩时因为逗留在潮湿地方的时间太长，因而引起背部肌肉强直，牙关紧闭，全身肌肉痉挛，使肌肉伸展困难。治疗时可以取两份蚁穴周围小丘上的黄黏土研末，和食盐一份，混合搅拌，再放在火上蒸热，将这种温热的盐土进行温熨时要普遍地用于背部肌肉强直和肌肉痉挛的部位上。由头部开始，向下依次熨至手、足部而结束。如果这种盐土混合物逐渐冷却，就要继续将其蒸热后反复施用。此方灵验。

（六）产后乳汁不行

1.《胎产心法》[29]

猪蹄汤

治产妇气血不足，乳汁不下。用八珍汤料，加炙黄芪、漏芦、陈皮、木通，先用猪蹄一副，煮汁二碗，煎药服之。或加天花粉。

又方：川芎一两，通草二两，甘草一钱，穿山甲（炒）十四片。

用猪蹄一副，洗，切，入水六碗，同药煎至三碗，加葱、姜、盐料，取汁饮之，助其气血，乳汁自下。夏月不可失盖，时用葱汤洗乳为佳，忌生冷食物。

八珍汤

气血双补之药。

人参、白术（土炒）、茯苓、熟地、归身（酒洗）、川芎、白芍（炒）、炙草。

水煎服。

2.《医宗金鉴》[37]

产后血虚乳汁少，四物花粉不留行，木通猪蹄汤熬服，葱白煎汤乳房淋。

附方：加味四物汤

当归、白芍、熟地、川芎、花粉、王不留行（炒）、木通各二钱。

用猪蹄熬汤煎药服。

3.《景岳全书·妇人规》[20]

猪蹄汤

见《妇人规古方》，治气血不足，乳汁不下。

又方：用猪蹄一副，通草二两，甘草一钱，穿山甲十四片炒，将猪蹄洗切，入水六碗，同药煎煮约至三碗，加葱、姜、盐料，取汁饮之，忌冷物。要吃羹汤，助其气血，乳汁自下。夏月不可失盖，时用葱汤洗乳为佳。

《良方》涌泉散

见《妇人规古方》，下乳。忌食姜、椒、辛辣饮食。

王不留行、瞿麦、麦门冬、龙骨各二钱。

上用猪蹄汁一碗，酒一杯，煎服，以木梳于乳上梳下。

4.《验方新编》[30]

妇人乳汁不通

贝母、知母、牡蛎粉各等分，为末，用猪蹄汤调服二钱，即通。此秘方也。

又方：鲜虾一斤（去皮、须、足，用肉，不拘多少），净瓷器内捣烂，陈酒热服，尽量饮之，少时有乳。再用猪蹄汤饮之，日饮几次，乳如涌泉，效验如神。但虾只服一次，猪蹄汤可以长服。

又方：内服前药，外用木梳梳乳周四百余遍，即通。

5.《千金翼方》[8]

妇人无乳法

初针两手小指外侧近爪甲深一分，两手腋门深三分，两手天井深六分。

若欲试之，先针一指即知之，神验不传。

6.《普济方·针灸门》[11]

治乳汁少，一云：妊脉滞无汁。下火立愈，穴亶中

（七）产后乳汁自出

《竹林女科证治》[38]《经效产宝》[43]

（各书均记载以下内容）

产后乳自出，乃阳明胃气之不固，当分有火无火而治之。若无火而泄不止，由气虚也。宜八珍汤、十全大补汤。若阳明血热而溢者，宜保阴煎，或四君子汤加栀子。若肝经怒火上冲，乳胀而溢者，宜加减一阴煎。若乳多胀痛而溢者，宜温帛熨而散之。若未产而乳自出者，以胎元薄弱，滋溉不全而溢也，谓之乳泣，生子多不育。

（八）产后身痛

1.《妇科秘方》[33]

产后遍身疼痛，转侧不便，此恶血流滞四肢也，宜服此方：

归尾、红花、赤芍、荆芥、生地、川芎、防风、肉桂、干姜、牛膝、陈皮、乌药、苍术、木通、羌活、白芷、香附、甘草。

外用炒麸皮通身熨转。

2.《产孕集》[27]

大凡产后诸疾，虚寒者十之六七，瘀滞半之，内伤外感又半之，而总不外温补二法。常有之候，曰恶露不行，曰发热，曰尿血，曰无乳汁，曰头脑心腹腰胁痛，曰呕吐，曰淋沥，曰遗溺，曰泄痢，曰便秘，曰阴肿痛痒，曰交骨不合。其甚者，曰伤寒，曰中风，曰浮肿，曰虚实。凡此数者，世俗犯之，有终身不愈者。至中风虚劳，多归不治，由古法久废，下士多愚，非必死之症也。

若中柔风者，举体疼痛，自汗出，宜独活当归汤。

若夏秋，宜用浴法。

独活当归汤

独活二两六钱，当归一两三钱。

以酒二升六合，煮取一升三合，分四服。见《千金方》。

浴法

盐一升六合，鸡毛一把。

烧作灰，以水二斗三升，煮盐作汤，内鸡毛灰浴之。见《千金方》。

3.《普济方·针灸门》[11]

治妇人产后浑身疼，针百劳穴。遇痛处，即针，避筋骨及禁穴。又云：产后未满百日，不宜灸。

（九）产后小便不通

1.《济阴纲目》[15]《女科要旨》[17]《急救广生集》[9]《普济方·针灸门》[11]《宋氏女科秘书》[45]《女科经纶》[21]《验方新编》[30]

（各书均记载以下内容）

灸脐法

治产后小便不通，腹胀如鼓，闷乱不醒，盖缘未产之前内积冷气，遂致产时尿胞运动不顺（积冷者用此，所谓气化则能出矣）。

用盐填脐中，却以葱白剥去粗皮，十余根作一缚，切一指厚，安盐上，用大艾炷满葱饼上，以火灸之，觉热气入腹内，即时便通，神验。

2.《圣济总录》[3]

治产后大小便不通。并服泻药腹胀气喘方

盐（炒，令变色）半斤。

上一味，先以浆水一斗半煎沸，下盐末在汤中搅和，倾盆中，看冷热通手，即入盆中坐浸腰腹，须臾便通。汤或渐冷，即入新热汤投之，常令稍热。人困即扶起，少顷又浸。

（十）产后血晕

1.《妇人大全良方》[28]

疗产乳晕绝

又方：半夏（洗，不以多少）

上为末，丸如大豆，内鼻中即省，亦疗五绝。

2.《急救广生集》[9]

产后血脱

血脱是虚症，补正为主。此因平素虚弱，临产复用力，劳伤去血过多，以致昏晕不醒。微虚者，少顷即醒。大虚者，脱竭立死。但察其面白口开，自汗，手足厥冷，是虚脱症也，生死判于顷刻，切勿放倒，令一人挽住头发，急用绸绢旧衣，谨闭产户，谆嘱知事妇女，曲膝抵住，勿使下面泄气，俟其稍转，方用医治。若认作血晕，而以行血药治之，益速其毙。(《胎产神效方》)

产后血晕

血晕是实症，逐瘀为主，此因恶露不行，心下满急，神昏口噤，不省人事。切勿放倒，急用韭菜一二斤，捣烂盛于茶壶中，沸醋顷入壶内，盖壶头，以壶嘴向产妇鼻孔，令醋气透入即醒。如不醒，或用干漆烧烟，令闻烟。或急掐人中，提顶心头发，灌以姜汁、童便自醒。(《胎产神效方》)

3.《女科撮要》[23]

产后元气亏损，恶露乘虚上攻，眼花头晕。……或用半夏末冷水和丸，入鼻孔中，并无前患。

4.《女科要旨》[17]《验方新编》[30]《妇科秘方》[33]《女科撮要》[23]《女科经纶》[21]

（各书均记载以下内容）

《大全》曰：产后血晕者，由败血流入肝经，眼生黑花，头目旋晕，不能起坐，昏闷不省人事，谓之血晕。此血热乘虚，逆上凌心，故昏迷不省，气闭欲绝也，服童便最好。陈良甫曰：产后瘀血奔心，因分娩后不食童便，以致虚火炎上也。用鹿角烧灰，童便调下即醒，此物行血极效。又用五灵脂半生半熟，名独行散；又用返魂丹，即益母丸也。

崔氏曰：产妇分娩讫，将秤锤或黄石子入炭中，烧令通赤，置器中，于床前以醋沃之，可除血晕，时作为佳。或先取酿醋以涂口鼻，仍置醋于旁，淬火炭使闻其气。又一法，烧干漆，令烟熏产母之面，即醒；如无干漆，旧漆器烧烟亦炒。

5.《普济方・针灸门》[11]

治产妇血晕，不省人事，穴支沟、三里、三阴交。

6.《宋氏女科秘书》[45]

治血晕血迷欲死者，急取韭菜一大握，切细，放在小口瓶内，用滚热酸醋泡在瓶内，将瓶嘴冲出气，冲入患人口鼻内，使韭气直透经络，血行即活矣。再用后方。

或将小铁秤锤烧红，淬入醋中，如前法熏之，亦要法也。

清魂散

治产后血迷血晕。此药大能清血行经，逐旧发新。

泽兰叶二两，荆芥穗二两，川芎一两，人参五钱，甘草四钱。

上为末，每服二钱，煎葱汤送下或酒送下，即开眼。

7.《胎产心法》[29]

凡孕妇产毕，血气未定，不宜睡倒，不宜侧坐。须床头厚铺裀褥，高倚仰靠，宜竖膝，不宜伸足，并遮围四壁，使无孔隙，免致贼风为害。倘闭目睡倒，或忿怒逆气，即令人眩晕也。再用醋涂鼻，房中或用醋炭，更烧以漆品，轻轻以手从心按摩至脐，则恶露尽下。

急救晕法

凡儿方生下，母即昏晕不醒者，此时即有药不能入口，迟则不救。其法：急以极软旧衣紧闭产户，以知事妇女用膝抵住，勿令下面气泄，又令一人一手挽住头发，一手扪住鼻口，勿令上面气泄，俟稍转略有声息，方用热水接气，急服生化汤。

8.《严氏济生方》[53]

第四论曰：产后血晕者何？答曰：产后血晕。因产所下过多，血气虚极，是故晕闷，甚则昏塞不知人，气息欲绝，晕闷不止，则能毙人。若作暗风治之，诚为谬矣。但服清魂散自瘥。如芎䓖汤、黑龙丹皆要药也。或以干漆烧烟冲其鼻，更于产妇房屋中，频用醋炭为佳。

9.《医宗金鉴》[37]

产后血晕恶露少，面唇色赤是停瘀；恶露去多唇面白，乃属血脱不须疑。虚用清魂荆芥穗，人参芎草泽兰随；腹疼停瘀佛手散，醋漆熏法总相宜。

清魂散

泽兰叶、人参各二钱，川芎（五钱）、荆芥穗一两，甘草（炙）二钱。

研为细末，用温酒热汤各半杯，调药一钱灌下。

佛手散（芎归汤）

川芎二两，当归三两。

上为细末，每服二钱，水一盏，酒二分，煎七分，温服。

10.《竹林女科证治》[38]

产后血晕由气血暴虚，血随气上，迷乱心神，故眼前生花，甚者闷绝口噤，神昏气冷，宜清魂散，或立应汤。若产儿下地时用荆芥穗（炒焦）为末，每服五分，童便调服可预防血晕之患。又用韭菜切细盛瓶中，以热醋沃之，向产妇面熏之。

清魂散

荆芥穗五钱，川芎二钱五分，人参、泽兰叶各一钱半，甘草一钱。

为末，温酒、热汤各半钟，调服二钱。

立应汤

熟地黄、当归各三钱，白芍二钱，五灵脂（半生半炒）、川芎各一钱。

水煎服。

临产去血太多昏不知人，产下即死者，名曰血晕。……若猝时昏晕，药不及煎，宜烧铁秤锤令赤，用器盛至床前，以醋沃之，令酸气入鼻即醒，或以热醋稍含之即愈。

11.《景岳全书·妇人规》[20]

一猝时昏晕，药有未及，宜烧秤锤令赤，用器盛至床前，以醋沃之，或以醋涂口鼻，令酸气入鼻，收神即醒。或以破旧漆器，或以干漆，烧烟熏之，使鼻受其气，皆可。但此法虽轻而暴晕者所宜。若气虚之甚而晕厥者，非用大补之剂，终无益也。

（十一）产后自汗、盗汗

《千金翼方》[8]

产后出汗不止，针太冲，急补之。

（十二）产后阴肿痛

1.《济阴纲目》[15]《验方新编》[30]

（各书均记载以下内容）

一方：治产后阴户两旁肿痛，手足不能舒伸者，用四季葱入乳香。同捣成饼，安于阴户两旁，良久即愈（两旁属厥阴，葱涎止痛，以其通也，四季葱通而愈通，况同乳香乎，此入理之方，请试思之）。

2.《济阴纲目》[15]《验方新编》[30]《胎产心法》[29]

（各书均记载以下内容）

当归汤

治产后脏中风冷，阴肿痛（品味俱妙）。

当归、独活、白芷、地榆各三两，败酱（《千金翼》不用）、矾石各三两。

上锉碎，以水一斗半煮取五升，适冷暖洗阴，日三（适冷暖二字妙）。

3.《医心方》[13]

《病源论》云：产气宿虚，因产风邪乘于阴，邪与血气相搏，在其腠理，故令痛，血气为邪所壅否，故肿也。

《录验方》治产后阴肿痛方

取鼠壤四升，熬令热，以囊贮置阴上，使热气入中，良。

《千金方》治产后阴肿痛方

熟捣桃仁敷之。

（十三）产后玉门不闭

1.《妇科秘方》[33]

产后玉门不闭

硫黄一两，吴萸七钱五分，菟丝子七钱五分，蛇床子五钱。

水煎洗。

2.《妇人大全良方》[28]《华佗神方》[14]《外台秘要》[19]

（各书均记载以下内容）

《集验》疗妇人产后虚冷，玉门不闭、宽冷方。

蛇床子、硫黄各四分，菟丝子五分，吴茱萸六分。

上为细末，以汤一升，投药方寸匕，以洗玉门，日再用（《千金》同）。

3.《急救广生集》[9]

产后玉门不闭、吴茱萸、菟丝子各一两五钱，蛇床子一两，硫黄四两，每用四钱水二碗煎汤，频洗自效。(《保产良方》)

一方：用石灰一升，炒极热，以滚水二碗投灰于中，候温坐浸，斯须平复。(《肘后方》)

4.《济阴纲目》[15]

硫黄汤

治产后玉门开而不闭。

硫黄四两，吴茱萸、菟丝子各一两半，蛇床子一两。

上锉，每服四钱，水一碗煎汤，频洗之，自敛。

5.《经效产宝》[43]

产后腰痛羸瘦补益玉门不闭

石灰一斤，炒令色黄。

上水二升，投灰中，停冷澄清，重烧，以浸玉门，斯须平复如故。

6.《三因极一病证方论》[26]

硫黄汤

治产劳，玉门开而不闭。

硫黄四两，吴茱萸、菟丝子、蛇床子各一两半。

上为锉散。每服四钱，水一碗，煎数沸，滤滓，洗玉门，日再洗。

7.《外台秘要》[19]《医心方》[13]

《广济》疗产后阴道开不闭方

取石灰一升，熬令能烧草，以水二升投灰中，适冷暖，入水中坐渍，须臾复暖，坐如常法用之。

8.《验方新编》[30]

产门不闭，如无肿痛，或肿既消而不闭者，此气血虚不能收摄，以十全大补汤服数剂，再用补中益气汤加五味子治之。或以补中益气汤加制半夏、茯苓以健脾，使元气复而诸疾自愈。或以硫黄汤外洗，又敛宫方治子宫不敛甚效。

硫黄汤

治产后玉门开而不闭，及阴户突出。

硫黄三钱，吴茱萸、菟丝子各二钱，蛇床子一钱五分。

上研匀，水一碗，煎汤频洗，自收。

敛宫方

治子宫不敛。

荆芥、藿香、椿根白皮，煎汤熏洗，神效。

十全大补汤

治气血俱虚，并老人痈疽等症。

台党、炙芪、熟地各四钱，白芍（酒炒）、焦术、茯苓、上桂（研末冲服）、当归各二钱，川芎钱半，炙草一钱，水煎服。

补中益气汤

治阳虚自汗，或疟痢脾虚久不能愈，并一切清阳下陷，中气不足之症。

炙芪钱半，高丽参二钱，炙草一钱，焦术钱半，陈皮一钱，当归五分，升麻、柴胡各三分，姜三片，枣三枚，水煎服。

硫黄散

治产后阳气虚寒，玉门不关。

硫黄、乌贼骨各五钱，五味子一钱，上为末，掺患处，日三易。

9.《医心方》[13]

《病源论》云：子脏宿虚，因产冷气乘之，血气得冷，不能相荣，故令开也。

《千金方》治产劳，玉门开而不闭方

硫黄四两，菟丝子五分，吴茱萸六分，蛇床子四分。

四味，捣，下筛，为散一升，以方寸匕投汤中洗玉门，日再。

10.《医宗金鉴》[37]

产门不闭由不足，初产因伤必肿疼。不足十全大补治，甘草汤洗肿伤平。

十全大补汤

人参、白术、茯苓、黄芪、当归、熟地、白芍、川芎各一钱，肉桂、甘草（炙）各五分。加姜枣，水煎服。

（十四）产后阴痛

《三因极一病证方论》[26]

熨法

单炒蛇床子，乘热布裹熨患处。亦治产后阴痛。

（十五）产后阴肿

1.《济阴纲目》[15]《妇人大全良方》[28]《三因极一病证方论》[26]

（各书均记载以下内容）

桃仁膏

治产后阴肿妨闷（此谓阴肿有瘀血）。

桃仁（去皮、尖）、五倍子、枯矾各等分。

上为末，研桃仁膏拌匀敷。

2.《急救广生集》[9]

产后阴肿

蛇床子一升，炒极热布裹，熨患处。（《万病回春》）

3.《华佗神方》[14]

华佗治产后阴肿神方

羌活、防风各一两。

煎汤熏洗，极效。

4.《济阴纲目》[15]

桃仁膏

治产后阴肿妨闷（此谓阴肿有瘀血）。

一方：单用桃仁，去皮、尖研细，四五次抹之。

5.《验方新编》[30]

产后阴户肿痛或手足弯屈不能伸舒

此下体受风故也。用葱白加乳香、同捣成饼敷之，一二日即愈。

又方：羌活、防风各一两，煎汤熏洗，亦效。

（十六）产后乳汁溢满急痛

《医心方》[13]

《病源论》云：经血盛者，则津液有余，故乳汁多而溢出。

《葛氏方》云：乳汁溢满急痛者，但温石以熨之。

（十七）产妇衄血

1.《串雅外编》[52]

产妇衄血

口鼻起黑气，名胃肺败。

红丝线一条，本妇顶心发二根，扎紧中指节效。

2.《急救广生集》[9]

产后鼻中流血不止，口鼻渐起黑气

红绒线、本妇顶心发（各三五根），合扎右手中指节上，令极紧即止。（《达生全编》）

（十八）产后小便淋沥

《急救广生集》[9]

硫黄汤

专治产妇为收生婆不谨，损破尿脬，致淋沥不禁等症。

用硫黄（制）四两，吴茱萸、菟丝子各一两五钱，蛇床子一两，每用四钱，水煎汤，频洗之自愈。（敬修斋方）

（十九）产后小便数

《小品方》[12]《医心方》[13]

治产后小便数方

取衣书中白鱼虫三十枚，末之，以绵裹，纳阴中，良。

（二十）产后腹痛

《急救广生集》[9]

产后感寒腹痛

艾叶炒热熨脐上。（宜良李氏刊方）

（二十一）产后血行逆上

《仙传外科集验方》[54]

洪宝丹

又名金丹、寸金、四黄散、一黄散、破血丹、黄药。

天花粉三两，姜黄一两，白芷一两，赤芍药二两。

上为末，茶、酒、汤使，随证热涂。诸般热证、痈肿之毒，金疮之证。

治妇人产后，或经绝血行逆上，心不能主，或吐血、鼻衄、舌衄，可以此方用井花水调敷颈上，生艾汁调亦妙，其血立止，然后服药以绝原。

（二十二）产后霍乱

《竹林女科证治》[38]

产后霍乱或渴而饮水，宜五苓散。或寒多不渴，宜人参理中汤。或吐利厥冷，宜附子理中汤。或腹痛甚而手足寒，宜高良姜散。或转筋，宜木瓜散。不止用辣蓼煎汤洗之。

五苓散

白术（蜜炙）、猪苓、茯苓各七分，肉桂五分，泽泻一钱二分。

水煎服。

人参理中汤

人参、白术（蜜炙）、干姜（炒黄）各三钱，炙甘草一钱五分。

水煎温服。

附子理中汤

人参、白术（蜜炙）、干姜（炒黄）各二钱，炙甘草一钱五分，附子（制熟）一钱。

水煎服。

高良姜散

高良姜、当归、草蔻仁各等分，

水煎服。

木瓜散

木瓜一钱五分，吴萸（泡）、茴香各一钱，苏叶五分，甘草三分。

水煎服。

（二十三）产后咳逆

1.《妇人大全良方》[28]

《产宝》疗产后咳逆三日不止、欲死

桂心半两，姜汁三合，

上同煎，取二合，以火先灸背，摩令背热时，涂药汁尽妙。

2.《急救广生集》[9]

产后咳逆作喘三日不止欲死者，桂心五钱，姜汁三合，煎取二合，先以火灸背，摩令热，搽药尽为妙。(《同寿录》)

（二十四）产后痢加呕逆

《急救广生集》[9]

产后痢加呕逆

田螺一个捣碎，入吴茱萸二分，麝香一厘，为细末。掩在脐上，即不呕吐，而痢亦渐除。(《石宝秘录》)

（二十五）产后流注

《傅青主女科》[39]

产后恶露流于腰臂足关节之处，或漫肿，或结块，久则肿起作痛，肢体倦怠，急宜用葱熨法以治外肿。内服参归生化汤以消血滞，无缓也。未成者消，已成者溃。

葱熨法

用葱一握，炙热，捣烂作饼，敷痛处，用厚布二三层，以熨斗，火熨之。

参归生化汤

川芎一钱半，当归二钱，炙草五分，人参二钱，黄芪一钱半，肉桂五分，马蹄香二钱。

（二十六）产后脉绝不还

《千金翼方》[8]

产后脉绝不还，针合谷入三分，急补之，又主胎上抢心。

（二十七）产后气血俱虚

《普济方·针灸门》[11]

治妇人产后气血俱虚。灸脐下一寸至四寸。灸百壮。炷如小麦大。

（二十八）产后乳结核

《圣济总录》[3]

荠草散方

治产后乳结核，或坚硬疼痛。

荠草叶一两，紫葛、大黄各半两，赤小豆二两。

上四味，捣为细末，用醋调如糊，敷结核上，频易之，每易则先以热葱汤洗。

治产后乳结核疼痛。或肿欲成痈。

外消膏方

伏龙肝半两，大黄（锉）半两，生姜（洗切，研细）一分。

上三味，除姜外，为细末和匀，用醋调作膏，看大小摊贴病上，早晚易之。

（二十九）产后善噫

《普济方·针灸门》[11]

治产后善噫。穴陷谷、期门。

（三十）产后少腹肿痛

《素圃医案》[55]

大产死胎，稳婆手重，致伤子肠，七日后招治。大小两便不通，已四日矣，少腹肿痛如坟，仰卧于床，不能转侧。他医作肠痈治，用菜瓜子为君，食之不效。又医作瘀血治，亦不效。诊其脉涩而数，因小便胀痛，遂不食，虚惫不堪……令老成妇人，以热汤渍布揉按肿处，问其痛在前按处否，病人答以肿处不痛，其痛在里。余深思良久，肠痈乃瘀血积肠中，久而始化脓作痛，今产后方三日，而即肿痛，断非肠痈。若瘀血作痛，血病不秘小便，若寒痛，少腹不当高肿如坟，且脉不紧而反数，以“藏府内景图”为证，妇人胞门子户居中，膀胱在前，直肠在后。以理揆之，产时手取死胎，伤而不觉，后三日肿大，前逼膀胱，后逼直肠，故大小便皆不通。其少腹高肿如坟者，乃膀胱中小便也。令溃布者以手重按肿处，则尿如泉涌，瞬刻肿消。续有败脓瘀血，源源而下。急令煎大剂参、芪、归、芍、肉桂、附子、炮姜等，促令煎熟，频频灌下。又令再煎二剂。恐大便随下，以防气脱。

（三十一）产后舌不收

《竹林女科证治》[38]《急救广生集》[9]

（各书均记载以下内容）

产后舌出不能收，以朱砂研极细末，敷其舌。仍令作产子之状，令两人扶之，乃于壁外潜拾破缸、破罐掷地作碎声，令妇惊闻其声，舌即收入。

（三十二）产后身热如火皮如粟粒

《急救广生集》[9]

产后身热如火，皮如粟粒者，桃仁研泥，同腊猪脂敷之，日日易之。（《千金方》）

（三十三）产后生门出黄臭水甚痛

《急救广生集》[9]

产后生门出黄臭水甚痛

绵茧二三钱，烧存性为末，酒调，鸭毛搽上，其毒自出。（奇方类编）

（三十四）产后生门硬如石撞

《急救广生集》[9]

产后生门硬如石撞

青鱼胆（无青鱼鲫鱼亦可）七个，丝绵二三钱，烧存性为末，同胆调，

鸭毛楂上即止。(《奇方类编》)

(三十五)产后头痛

1.《圣济总录》[3]

吹鼻方

治产后头痛。

地龙(炒)一钱,麝香半钱。

上二味合研细,每用小豆许,吹两鼻中。

又方:苦葫芦子。

上一味,捣罗为末,吹半字入鼻中,其痛立止,偏痛者,随左右用之。

2.《普济方·针灸门》[11]

治妇人产前产后乍伤风邪,头目昏重,及风头痛,穴囟会,灸七壮。真头痛者,其痛上穿风府,陷入泥丸宫,不可以药愈,夕发旦死,旦发夕死。盖头中人之根,根气先绝也。

(三十六)产后干呕

《头、目、产病方书》[56]

治女人产后干呕方

取牛脂三两,当口中烧镰……烟入喉中即瘥。

(三十七)产后心闷而死者

《急救广生集》[9]

产后心闷而死者

用红花数十斤,入大锅内煮之,候汤沸,以杉木桶盛汤于内。取牕格卧,产妇于其上。汤气渐冷,换热汤熏之,少顷必苏。(《姚罗浮集验方》)

（三十八）产后虚寒不止

《宋氏女科秘书》[45]

封脐膏

治产后虚寒不止。

五倍子不拘多少，为末，津吐调匀，填脐内，封固，用绵缚之。

（三十九）产后阴翻

1.《急救广生集》[9]

产后阴翻

泽兰叶煎汤，先熏后洗二三次，再入枯矾煎洗即安。(《集简方》)

2.《验方新编》[30]

产后阴户翻出疼痛

名曰翻花，用泽兰叶四两，煎汤熏洗二三次，再加枯矾煎洗即安。

又方：见后杂治门。

（四十）产后阴癃硬如卵状

《急救广生集》[9]

产后阴癃硬如卵状

蛇床子煎汤，熏洗即愈。(《宜良李氏刊方》)

（四十一）产下肉线

1.《验方新编》[30]

产后阴户垂出肉线长三四尺，触之痛引心腹。

老姜三片，连皮捣烂，入真麻油二斤炒干，先用旧绸五尺折叠，轻轻乘起肉线，使之屈作二三团，纳入阴户。再用绸袋盛姜，使姜气就近熏之，冷则随换。熏一日夜收入大半，二日收尽，神效非常。肉线切不可断，断则不治，并宜禁风。

2.《增广大生要旨》[34]

产后用力，产户垂出肉线长三四尺，触之痛引心腹，以老姜三觔连皮捣烂，入麻油二觔拌匀炒干，先以熟绢五尺摺方，令人轻轻盛起肉线，使之屈伸，纳入产户，再以绢袋盛姜，就近熏之，冷则更换。一日夜收入大半，二日收尽，其肉线切不可使断，短则不可治矣。

3.《竹林女科证治》[38]

临产用力太过，以致脬膜有伤，产户垂出肉线一条长三四尺，牵引心腹痛不可忍，以手微动则痛欲绝。宜用生姜三斤连皮捣烂，入麻油二斤拌匀炒熟，以油干为度。先以熟绢五尺折作数层，令妇人轻轻盛起肉线，使之屈曲盘旋纳入产户，再以绢袋盛姜，就近熏之，冷则再换，一日夜收入大半，二日收尽。但肉线切不可断，断则不治矣。

（四十二）产后月水不禁

《普济方・针灸门》[11]

治产后月水不禁，横生胎动，穴三阴交。

（四十三）产后晕厥

《医学衷中参西录》[25]

朱姓妇，产后旬余，甚平顺。适伊弟来视，午后食煮包一大碗，伊弟去后，竟猝然昏倒，四肢抽搐，不省人事。延为诊视，六脉皆伏。当系产后五内空虚，骤而饱食填息，胸中大气不能宣通，诸气亦因之闭塞，故现此证。取药不及，急用点天突穴及捏结喉法，又用针刺十宣及少商穴，须臾咳吐稠痰若干，气顺腹响，微汗而愈。

（四十四）产后匝身生疮

《医心方》[13]

《录验方》治产后匝身生疮，状如灼疮，热如火方

桃仁，捣，和以猪膏，敷疮上，日二三过，便愈。

（四十五）产后中风

《济阴纲目》[15]

防己膏

治产后中风，四肢筋脉挛急，身体麻痹。

汉防己（去皮）半斤，茵芋五两。

上㕮咀，用酒五升浸药一宿，取猪肪脂一斤，文武火熬。三上三下成膏，摊在纸花上。贴病人患处，以热手不住下摩膏上千遍。

（四十六）产后中风发狂

《妇科秘方》[33]

产后二日之后，瘀血奔上发狂，言语颠乱，不省人事，即为中风发狂之症。……如奔下两腿如车轮之肿大者，不能展动，为恶血流滞入四肢之症。

陈皮、桔梗、山楂、柴胡、吴萸、白芷、干姜、木通、三棱、川牛膝、苏木、桂枝、归尾、桃仁。

先用炒热麸皮熨之。

（四十七）产后中风冷

《小品方》[12]

治产后中风冷，成肿欲死方

取鼠壤四升，熬令热，以囊贮，著腹上，亦著阴上下，使热气入腹中，良。

（四十八）产后中寒

《急救广生集》[9]

产后中寒

吴茱萸、紫苏、葱头，煎汤。于密室中放桶内，热时熏。既而洗之，甚效。(《医宗说约》)

（四十九）产后诸症

1.《普济方・针灸门》[11]

治产后余疾，及治食不下，贲豚上下，伤食腹满，胸胁满，心切痛(《资生经》)，穴期门。

2.《备急千金要方》[4]

产余疾，食饮不下，奔豚上下，伤食腹满，刺期门入四分，灸五壮，在第二肋端。

3.《理瀹骈文》[24]

卫产膏

产后培补元气，宣通恶露，不可偏废。然内服究宜先通后补为是，膏则不妨并行也。

治妇人产后诸症。凡中风感寒及一切血虚发热，或食积瘀滞，疟疾，泻痢，肿胀疼痛之症。又恶露不行，变生怪病皆可用。

贴心口、脐上、背心及患处。看症加药。

如血晕，烧醋炭闻，又，韭菜切碎，置有嘴瓶内，滚醋冲入，以壶嘴对鼻熏之。或醋和童便煎红花嗅。衄血，本妇头发及红线各三根，扎右手中指中一节。瘀血上攻，苏木煎汤抹胸。咳逆，官桂、姜汁涂脊背。血虚头痛，或兼外感，芎、归、荆穗煎熏。血虚生风，或中风，亦用此煎抹胸背。血虚腹空痛，用生化汤，芎、归、炙草、红花、炮姜煎抹或炒熨。兼寒者，膏内糁炮姜、肉桂末贴。儿枕痛，用蒲黄、灵脂（炒）、醋熬膏敷，胜于内服。或用金仙膏中起枕散亦良。

治产后诸症，用当归一两，川芎五钱，白术三钱，生地（酒炒）、官桂各二钱，荆穗（炒）、香附（醋炒）、延胡（醋炒）各一钱半。如冒风，加天麻、防风；血晕，加黑灵脂、黑荆穗；发热，加党参、黄芪、炮姜；心闷，加陈皮、枳壳、砂仁；血崩，加地榆炭、蒲黄（炒）、灵脂（醋炒）；咳嗽，加杏仁、炙桑皮、桔梗；死血不行，腹硬，加枳实、红花、桃仁，痞块再加莪术、三棱（醋炒）；败血不净，往来寒热，加柴胡、半夏；食积滞，加山楂、麦芽；脾胃作胀，加苍术、厚朴、陈皮、砂仁、枳壳；心神恍惚，加麦冬、远志、朱砂；胸中膈塞，加吴萸；大便秘，加肉苁蓉、熟地；小便秘，加车前子、木通；虚泻欲脱，加五味、芪、参、枯矾。以上诸药，看症为末或糁，或醋炒熨，并缚脐。药有不对，亦可加减。

若产后血脉空虚，或受风邪，寒热盗汗，辗转不已，名血风劳，宜用滋阴膏，或大补膏。

醋蒸红花四两，酒川芎、酒当归、醋大黄各三两，台乌药、吴萸、苏木、香附（生炒各半）、蒲黄（生炒各半）、灵脂（生炒各半）、延胡（生炒各半）、桂枝各二两，党参、熟地、白术、黄芪、萸肉、川乌、草乌、苍术、羌活、独活、防风、细辛、赤芍（炒）、白芍（炒）、丹皮（炒）、南星、半夏、制厚朴、陈皮、醋青皮、醋三棱、醋莪术、木瓜、苏梗、香白芷、山楂（炒）、神曲（炒）、麦芽（炒）、杜仲、川续断、熟牛膝、秦艽、荆穗、肉苁蓉、枳壳（炒）、桔梗、槟榔、鳖血（炒）、柴胡、杏仁、桃仁、大茴、良姜、炙甘草、菟丝子、蛇床子、黑远志、柏子仁、熟枣仁、五味子、灵仙、草果仁、益智仁、白附子、马鞭草、辰砂拌麦冬、车前子、泽泻、木通、木鳖仁各一两，山甲一两。

生姜、大蒜头各二两，葱白（全用）、韭（全用）各八两，黑小豆、艾、干荷叶各四两，凤仙（鲜者）一斤，（干者）二两，胡椒、川椒、干姜、炮姜炭各一两，大枣七个，乌梅三个，槐、桑、桃、柳枝各四十九寸，发团一两六钱。

两共用油二十斤，分熬丹收。再加广木香、丁香、檀香、制乳香、制没药、砂仁（末）、官桂、百草霜各一两，牛胶（酒蒸化，如清阳膏下法）四两。

4.《圣济总录》[3]

乳妇诸疾，绝子内不足者，中极主之。

（五十）堕胎后手足厥逆

《普济方·针灸门》[11]

治堕胎后，手足厥逆，针肩井立愈，灸更胜针，可七壮。

（五十一）产后调养

《急救广生集》[9]

产后忌早交合

百日之后，气盈血足，方可交合。否则亦要在四十九日之外。常见愚人，未满月而交合者，不惟妇成大病，即夫亦有损，慎之哉。(《妇人良方》)

八、 妇科相关疾病

（一）交接出血

1.《求子方书》[41]

治女人交接辄血出方

桂心二分，伏龙二分，为散，酒服方寸匕。

2.《济阴纲目》[15]《妇人大全良方》[28]

（各书均记载以下内容）

《千金方》治女人交接出血

又方：黄连六分，牛膝、甘草（每一分二钱半也）各四分。

上细切，以水四升，煮取二升洗，日三四度瘥。

3.《济阴纲目》[15]《女科撮要》[23]

（各书均记载以下内容）

《千金方》治女人交接出血

又方：乱发青皮二味，烧灰敷之。

又方：用熟艾紧裹一团，然后以绵裹纳阴中。

（二）交接痛

1.《华佗神方》[14]

华佗治交接即痛神方

黄连一两半，牛膝、甘草各一两。

以水四升，煮取二升，洗之，日四度。

2.《外台秘要》[19]

崔氏疗合阴阳辄痛不可忍方

黄连六分，牛膝、甘草（炙）各四分。

上三味切，以水四升，煮取二升洗之，日三四度，瘥止。

（三）欲男

《医心方》[13]

《太清经》云：皇帝问素女，对曰：女人年二十八九，若二十三四，阴气盛，欲得男子，不能自禁，食饮无味，百脉动，体候精脉实，汁出污衣裳，女人阴中有虫如马尾，长三分，赤头者闷（莫困反，烦也），黑头者沫（莫葛反）。

治之方：用面作玉茎，长短、大小随意，以酱清及二辨绵裹之，纳阴中，虫即着来出，出复纳，如得丈夫，其虫多者三十，少者二十。

（四）小户嫁痛

1.《济阴纲目》[15]

小户嫁痛方

按此方嫁痛之故，乃肝阳不足，宜养肝之阳，以阴主合，阳主开也。

又方：小麦、甘草二味，各等分，煎汤洗甚效。

2.《急救广生集》[9]

小户嫁痛

妇人阴中作痛，名小户嫁痛。痛极往往手足不能伸舒，由郁热伤损肝脾，湿热下注所致。用四物汤全料合乳香一钱，捣饼纳阴中，其痛即定。（《医宗金鉴》）

3.《医宗金鉴》[37]

阴中痛名小户嫁，痛极手足不能舒，内服加味逍遥散，四物乳香捣饼敷。

敷方

四物汤一料，乳香一钱，捣饼纳入阴户中。

加味逍遥散

当归、芍药、白术、茯神、甘草、柴胡各等分，丹皮、栀子各七分。右加姜，水煎服（《景岳全书》）。

4.《女科经纶》[21]

《千金方》曰：妇人小户嫁痛连日，方用甘草、生姜、白芍、桂心，酒煮温服。……又，乌贼鱼骨烧末，酒吞之，外用青盐炒热，布裹熨之。

（五）童女交接，血出不止

1.《济阴纲目》[15]《华佗神方》[14]《外台秘要》[19]

（各书均记载以下内容）

又方：疗童女交接，阳道违理，血出不止。

一方割鸡冠血涂之。

2.《济阴纲目》[15]

又方：疗童女交接，阳道违理，血出不止。

一方以赤石脂末掺之。

一方五倍子末干掺亦良。

3.《华佗神方》[14]

华佗治童女交接及他物伤神方

患者出血不止，急取釜底墨研胡麻敷之；或烧茧絮灰涂之。

4.《外台秘要》[19]

《集验》疗童女交接，阳道违理及他物所伤犯，血出流离不止方

取釜底墨，断葫芦以涂之。

（六）鬼交

1.《太平圣惠方》[22]

杀鬼雄黄丸方

治妇人与鬼交通。

雄黄（细研）一两，丹砂（细研）一两，雌黄（细研）一两，羚羊角屑、芜荑、虎头骨、菖蒲、鬼臼、鬼箭、白头翁、石长生、苍术、马悬蹄、猪粪各半两。

上件药，生用，捣细罗为末，以羊脂蜜蜡和捣为丸，如弹子大，每服一丸，当患人户前烧之。

又方：虎骨头二两，朱砂（细研）一两，雄黄（细研）一两，雌黄（细研）一两，鬼臼一两，皂荚一两，鬼箭一两，芜荑一两，藜芦一两。

上件药，生用，捣细罗为末，炼蜜和捣为丸，如弹子大，以绛囊盛一丸，系臂上，男左女右，及取一丸，当患人户前烧之。

2.《医心方》[13]《太平圣惠方》[22]、

（各书均记载以下内容）

《千金方》治妇人忽与鬼交通方

松脂二两，雄黄一两。

二味，先烊松脂，乃纳雄黄末，以虎爪搅令相得。药成取如鸡子中黄，夜卧以着熏笼中烧，令病人自升其上，以被自覆，唯出头，勿令过热，及令气得泄也。

3.《女科百问》[51]

治女人与鬼神交通，独言独笑，或悲或思，或讴谣恍惚

松脂（炒）三两，雄黄（研末）一两。

上二味，用虎爪搅匀，丸如弹大。夜内，笼中烧之，令女裸坐笼上，彼急自蒙，唯出头耳，过三熏即断。

4.《医心方》[13]

《玄感敷尸方》主妇人患骨蒸者，多梦与鬼夫交接。为之方：

雄黄（破）一两，虎爪（末）一枚，沉香（末）一两，青木香（末）一两，松脂（破）二两。

凡五味，合，和以蜜丸，丸如弹丸，纳火笼中，以熏阴，夜别一度，大良。

九、其他疾病

（一）鼻衄

1.《太平圣惠方》[22]

治妇人鼻衄诸方

又方：石膏、牡蛎。上件药等分，捣罗为末，更研，以新汲水调和煎饼面，滴于鼻中，立效。

又方：莲子心（末）、刺蓟汁。上件药研令匀，每用滴鼻中。

又方：上以烧猬皮灰细研，如大豆许，绵裹纳鼻中塞之。

又方：上饮赤马通汁一合，并沥入鼻中立止。

又方：上用艾灰吹鼻中。

又方：上研紫檀木令细，吹鼻中。

又方：上以梁上尘塞鼻中。

又方：上以青葙草汁，灌入鼻中。

又方：上以人中白，细研吹鼻中。

又方：上以石榴花柏叶等分，细研吹鼻中。

2.《太平圣惠方》[22]《妇人大全良方》[28]

（各书均记载以下内容）

又方：上取生葱心塞鼻中，即定，若因刺着，并刀斧所伤，血不止，并用之即定。

又方：上取釜底墨细研，吹鼻中。

又方：上取乱发烧灰细研，以竹管吹鼻中立止。

又方：取龙骨末吹入鼻中，立止。

（二）痢疾

《备急千金要方》[4]

赤白里急，瘛疭，刺五枢，入一寸，灸五壮，在带脉下三寸。

（三）瘰疬

1.《女科撮要》[23]

一妇人项核肿痛，察其气血俱实，先以必效散一服下之，更以益气养荣汤补之，三十余剂而消。常治此症，若必欲出脓，但虚弱者，先用前汤，待其气血稍充，乃用必效散，去其毒，仍用补药无不效。未成脓者，灸肘尖调经解郁及隔蒜灸，多自消，有脓即针之。若气血复而核不消，却服散坚之剂，月许不应，气血不损，须用必效散，其毒一下，即多服益气养荣汤，如不应，亦灸肘尖。如疮口不敛者，更用豆豉饼、琥珀膏。若气血俱虚，或不慎饮食七情者，不治。然此症以气血为主，气血壮实，不用追蚀之剂，亦能自腐。但取去使易于收敛耳，血虚而用追蚀，不惟徒治，适足以败矣。

2.《女科要旨》[17]

瘰疬者，颈上项侧结聚成核，累累相连。或生于胸胁之间，重者形如马刀，更重者聚成一片，坚硬如铁，俗名铁板疬，必死。凡疬，多起于耳之前后，乃少阴之部位也。女子善怀，每多忧郁，宜逍遥散加贝母、夏枯草、牡蛎、瓜蒌子、青皮之类常服；虚者加味归脾汤最妙。必须灸肩髃二穴、曲池二穴、命门一穴、气海一穴、足三里二穴，方能除根。

又取大虾蟆一个，去肠洗净，复于疬上，以艾如大豆样，灸虾蟆皮上，至热气透疬，再灸别处；如虾蟆皮焦，移易灸之。三五日灸一次，重者三次可愈。

服消疬汤：瓜蒌一个（捣），甘草汁三钱，皂角一片（去弦子），大黄三钱，五味子一岁一粒，水煎服；下秽物愈，未下再服。

常服丸方：元参（蒸）、牡蛎（醋煮）、川贝母各半斤，为末，以夏枯草二斤，长流水（熬膏）半碗，入熟蜜为丸，如梧桐子大，每服三钱，一日两服，开水送下。

此症忌刀针及敷溃烂之药。有丹方用羚羊角（以磁片刮下为末，或用旧明角琉璃刮下为末尤良），每斤入贝母四两，全蝎三两，蜜丸，空腹服三钱。外用皂角入鲫鱼腹中，煅灰存性，蜜和醋调涂，无不应效。

（四）梅核气

《医学衷中参西录》[25]

《金匮》谓妇人咽中如有炙脔（吐之不出，吞之不下，俗谓之梅核气病），此亦咽喉证之一也。

按：此证注疏家谓系痰气阻塞咽喉之中，然此证实兼有冲气之冲也。原方半夏厚朴汤主之，是以半夏降冲，厚朴开气，茯苓利痰，生姜、苏叶以宣通其气化。愚用此方时，恒加赭石数钱，兼针其合谷，奏效更速（此证不但妇人，男子亦间有之）。

（五）热入血室

1.《济阴纲目》[15]

《良方》云：妇人伤寒伤风发热，经水适来，昼则安静，暮则谵语，有如疟状，此为热入血室。治者无犯胃气及上二焦，宜服小柴胡汤（邪入血分，故发在暮，且谵语属胃经者多，恐误犯之。故云然）。若脉迟身凉，当刺期门穴，下针病人五吸，停针良久，徐徐出针。凡针期门穴，必泻勿补，肥人二寸，瘦人寸半也。

2.《女科要旨》[17]

（然亦有不在经水适来，与肝膜而为热入血室者，不可不知。）阳明病下血谵语者，此为热入血室，（其症通身无汗。）但头上汗出，当刺期门，随其实而泻之，（令通身）濈然汗出者愈。此言阳明病，亦有热入血室者，不必拘经水之来与断也。但其症下血、头汗出之独异也。盖阳明之热，从气而入血，袭入胞宫，即下血而谵语，不必乘经水之来，而后热邪得以入之。彼为血去，而热乘其虚而后入；此为热入，而血有所迫而自下也。然既入血室，则不以阳明为主，而以冲任厥阴之气为主。厥阴之气不通，故一身无汗；郁而求通，遂于其腑之少阳而达之，故头上汗出。治法亦当刺期门，以泻其实，刺已周身濈然汗出，则阴之闭者亦通，故愈。

3.《普济方·针灸门》[11]

治妇人伤风，发热恶寒，经水适来，得七八日，热除脉迟，身凉和胸胁下满，如结胸壮谵语者，此为热入血室也。当刺期门穴，随其实而取之。期门穴在乳直下筋骨近腹处，是穴也。凡妇人病，法当刺期门。不用行子午法，恐缠脏膜引气上，但下针令病患吸五吸，停针良久，徐徐行针，此是平泻法也。

（六）头痛

《妇人大全良方》[28]

若头痛连齿，时发时止，连年不已，此由风寒中于骨髓，留而不去。脑为髓海，故头痛，齿亦痛，谓之厥逆头痛，宜白附子散，灸曲鬓穴。此穴在耳上，将耳掩前正尖上，可灸七壮，左痛灸左，右痛灸右。

白附子散

麻黄（不去根节）、乌头（炮，去皮）、南星（炮）各半两，白附子（炮）一两，全蝎（炒）五枚，辰砂（研）一分，麝香（研）一钱，白姜（炮）一分。

上为细末，酒调一字服讫，去枕卧少时。

（七）脱肛

1.《医心方》[13]

《病源论》云：肛门，大肠候也。大肠虚冷，其气下冲者，肛门反出。

亦有因产用力努体，气冲其肛，亦令反出也。

《千金方》治脱肛若阴下脱方

以铁精敷上，炙布令暖，以熨肛上，渐推纳之。

《集验方》治妇人脱肛若阴下脱方

蛇床子布裹，炙熨之，亦治产后阴中痛。

2.《妇人大全良方》[28]

治大肠久积虚冷，每因大便脱肛收不得。(出《圣惠方》)

蜗牛（去壳，生研）一两。猪脂和，敷之立缩（《药性论》云：蜗牛有小毒，能治大肠脱肛。《范汪方》云：此螺全似蜗牛，色黄而小，雨后好绿桑叶者佳。孙真人同）。

姚和众治男子、女人、小儿大肠虚冷、肛门脱出。以铁精粉敷之良。

《集验方》疗脱肛，历年不愈。

以生铁三斤，水一斗，煮取五升，去铁以汁洗，日再。

姚和众治大人、小儿因痢脱肛。鳖头骨烧灰，研取粉扑之（《日华子》云：头骨烧灰疗脱肛）。

鳖头血涂脱肛。

孙真人疗脱肛，肠头若挺出，一片虾蟆皮，瓶中烧，烟熏，功效觉玄微。

3.《妇人大全良方》[28]《济阴纲目》[15]

《千金翼》治妇人阴脱，兼疗脱肛

羊脂煎讫，适冷暖涂上。以铁精粉敷脂上，多少令调；以火炙布令温以熨上，渐渐推内之。更细末磁石，酒调服方寸匕，日三服。

（八）小便不通

1.《坤元是保》[18]

冬葵子、滑石、栀子为末，和田螺肉，生葱捣千槌，纳脐中。治转脬并妙。

2.《女科经纶》[21]

《甲乙经》曰：胞转不得溺，少腹满，关元主之。又曰：小便难，水胀，溺出少，胞转，曲骨主之。

3.《普济方・针灸门》[11]

治妇人转胞，不得小便。又主胞闭塞，及小腹急，六脉虚弱（仁存方）。穴关元，灸七壮，便得小便，次服八味丸调理。

八味丸

熟地黄八两，山药、茱萸（去核）各四两，附子（炮）、桂心各二两，牡丹皮（去心）、茯苓（去皮）、泽泻各三两。

上为末，蜜丸如梧桐子大，每服三十丸，空心温酒下。治妇人过忍小便，致胞转不得。

治妇人小便不通，穴曲骨。

（九）泄泻

1.《备急千金要方》[4]

肠鸣泄注，刺下髎，入二寸，留七呼，灸三壮，在第四空挟脊陷中。

2.《备急千金要方》[4]《千金翼方》[8]《普济方・针灸门》[11]

（各书均记载以下内容）

治妇人水泄痢方

灸气海，百壮，三报。

3.《普济方・针灸门》[11]

治妇人泄痢不止，穴气穴。

治妇人飧泄，穴阴陵泉。

治妇人肠鸣注泄，穴下髎。

（十）遗尿

1.《备急千金要方》[4]《千金翼方》[8]《普济方·针灸门》[11]

（各书均记载以下内容）

治妇人遗尿不知出时

又方，灸横骨当阴门七壮。

2.《普济方·针灸门》[11]

治女遗尿，穴太冲。

（十一）疝瘕

1.《备急千金要方》[4]

女子疝瘕，按之如以汤沃两股中，小腹肿，阴挺出痛，经水来下，阴中肿或痒，漉青汁如葵羹，血闭无子，不嗜食，刺曲泉，在膝内辅骨下，大筋上，小筋下陷中，屈膝乃得之。刺入六分，灸三壮。

疝瘕，按之如以汤沃股内至膝，飧泄，阴中痛，少腹痛坚，急重下湿，不嗜食，刺阴陵泉，入二分，灸三壮，在膝下内侧辅骨下陷中，伸足乃得之。

女人疝，及小腹肿，溏泄，癃，遗尿，阴痛，面尘黑，目下眦痛，漏血，刺太冲，入三分，灸三壮，在足大趾本节后二寸中动脉。

女子疝，赤白淫下，时多时少，暴腹痛，刺蠡沟，入三分，灸三壮，在内踝上五寸。

2.《千金翼方》[8]

带下，灸间使三十壮。又淋、小便赤、尿道痛、脐下结块如覆杯，或因食得，或因产得，恶露不下，遂为疝瘕。或因月事不调，血结成块，皆针之如上。

3.《普济方·针灸门》[11]

治疝瘕，穴四满、中极。

治妇人阴疝，穴冲门。

治女子疝，及小腹肿，溏泄癃遗尿，阴痛，面黑目眦痛，漏血，穴太冲。

治妇人疝气客于膀胱，难于前后，泄而溺赤，穴灸足厥阴，左右各一所。

《资生经》云：太仓公诊司空命妇曰：疝气客于膀胱，难于前后，泄而溺赤，灸足厥阴脉左右各一所，即不遗溺而溲清。更为火齐汤饮之，而疝气散。

治疝瘕，按之如以汤沃股内至膝，飧泄，阴中痛，小腹痛坚，急重下湿，不嗜食，刺阴陵泉入二分，灸三壮。在膝下内侧辅骨上陷中，伸足乃得之。

治疝瘕阴疝，穴太阴、冲门。

治脐下疝积，胞中有血，穴四满。

治腹满疝积，穴石门。

治妇人因产，恶露不止，遂成疝瘕。或因月事不调，血结成块，穴中极。

治淋小便赤，尿道痛，脐下结块如覆盆，或因食得，或因产得，恶露不下，遂成疝瘕。或因月事不调，血结成块，皆针之，穴间使。

4.《圣济总录》[3]

女子疝，及少腹肿，溏泄遗溺，阴痛面尘，目下眦痛，太冲主之。

（十二）妇人诸疾

1.《普济方·针灸门》[11]

治妇人八部诸疾，穴伏兔。

2.《备急千金要方》[4]

拘挛，腹满，疝，月事不下，乳余疾，绝子，阴痒，奔豚上膜，腹坚痛，下引阴中，不得小便，刺阴交，入八分，灸五壮，在脐下一寸。

腹满，疝积，乳余疾，绝子，阴痒，奔豚上腹，小腹坚痛，下引阴中，不得小便，刺石门，入五分，在脐下二寸忌灸绝孕。

肓门主乳余疾。

3.《急救广生集》[9]

针灸妇人病不怀孕

脚气、月信不调，久不成孕，难产，赤白带下，淋沥，三阴交穴，针三分，灸三壮。

以上诸病穴法，治之各有奇效。若已有孕者，切忌不可针灸，至嘱至嘱。(《针灸经》并《广嗣全书》)

4.《圣济总录》[3]

腹满疝积乳妇诸疾，绝子阴痒，灸石门(《千金》云：奔豚上腹，少腹坚痛，下引阴中，不得小便)。

(十三)情志

1.《串雅外编》[52]

女人病邪

与邪物交通，自言自语，悲思恍惚者。

雄黄一两，松脂二两，溶化，以虎爪搅之，丸如弹子大，夜烧笼中，令妇坐其上，以被蒙之，露头在外，不三剂自断。仍以雄黄、人参、五味子等分为末，每旦井水服之。

2.《女科百问》[51]

黄帝灸法，治疗神邪鬼魅，及癫狂病，言语不择尊卑，灸上唇里面中央肉弦上一壮，炷如小麦子大。用钢刀决断更佳也。

3.《普济方·针灸门》[11]

治妇人惊悲不乐，又疗大风卧惊，视如见星。穴阴跷。

（十四）颈项

一）落枕

《妇人大全良方》[28]

又有挫枕转项不得者，与三五七散（方见《和剂》）、追风散，仍与急风散搽项上。

加减三五七散

治八风五痹，瘫痪亸曳，口眼㖞斜，眉角牵引，项背拘强，牙关紧急，心中愦闷，神色如醉，遍身发热，骨节烦痛，肌肉麻木，腰膝不仁，皮肤瞤动或如虫行。又治阳虚头痛，风寒入脑，目旋晕转，有似舟船之上，耳内蝉鸣或如风雨之声。应风寒湿痹，脚气缓弱等疾，并能治之（即系大三五七散）。

山茱萸、干姜（炮）、茯苓（去皮）各三斤，附子（炮，去皮、脐）三十五个，细辛一斤八两，防风（去芦）四斤。

上为细末。每服二钱，温酒调下，食前。

追风散

治年深、日近偏正头疼，又治肝脏久虚，血气衰弱，风毒之气上攻，头痛、头眩、目晕、心忪烦热，百节酸疼，脑昏目痛，鼻塞声重，项背拘急，皮肤瘙痒，面上游风，状若虫行，及一切头风。兼疗妇人血风攻疰，头目昏痛，皆治之。

川乌（炮，去皮、脐、尖）、防风（去芦）、石膏（煅）、川芎、甘草（炙）、荆芥穗、白僵蚕（炒，去丝）各一两，天南星（炮）、羌活、天麻、地龙、白附子（炮）、全蝎（去尾针）、白芷各半两，草乌（炮，去皮、脐、尖）、没药（研）、乳香（研）、雄黄（研）各一分。

上为细末，每服半钱。入好茶少许同调，食后及临卧服。常服清头目、

（二十七）伤寒

《普济方·针灸门》[11]

治妇人伤寒过经不解，使经不传，穴针期门。

凡针期门，必泻勿补，可肥人二寸，瘦人寸半深也。《资生经》云：凡妇人伤寒过经不解，当刺期门，使经不传。

（二十八）水蛊胸胁胀满

《急救广生集》[9]

针灸妇人病不怀孕

水蛊胸胁胀满，太溪穴，针三分，留七呼，灸三壮。

以上诸病穴法，治之各有奇效。若已有孕者，切忌不可针灸，至嘱至嘱。（《针灸经》并《广嗣全书》）

（二十九）停寒痼冷疾

《女科百问》[51]

玉抱肚

治停寒痼冷疾，心腹刺痛。常系于脐腹间甚妙。郑主簿传一方：用针砂如上法炒讫，止入硇砂半两，并不用余药。

针砂（铁铫内炒，用柳条或小竹不住手搅，烟出为度，放冷）一两，白矾、粉霜各二钱，硇砂半两。

上件，白矾等三味同研为细末，与针砂拌，和作一服。以水数点洒，用匙拌拥令厚，皮纸为贴，阔二寸以上，长四五寸，贴之。外以帕子系疼处，或常系脐下，如觉太热，即以衣衬之。若药力过，再洒水如前拌用，其热如初。可用四五次，药力退则将针砂再炒过，别入余药。

（三十）头风

《妇人大全良方》[28]

治头风痛不可忍者

硝石、人中白、脑子等分。

上研，令极细，用一字搐入鼻中。

（三十一）小便淋漓

《普济方·针灸门》[11]

治女子小便淋沥，穴水泉、委阳、志室、中髎。

治妇人小便数，泄不止，及治不觉遗沥，穴关元。

（三十二）小腹胀满

《普济方·针灸门》[11]

治妇人小腹满石水，穴关元。

治小腹胀满，痛引阴中，月水不至，则腰背痛，胞中瘕，子门寒，大小便不通，水道刺入二寸半，灸五壮，在大巨下三寸。

（三十三）血结胸

1.《济阴纲目》[15]

海蛤散

治妇人伤寒，血结胸膈，宜服此药，及针期门穴。

海蛤、滑石（煅，水飞）、甘草各五钱，芒硝一两。

上为末。每服二钱，用鸡子清调下。小肠通利，其结血自散，更用桂枝红花汤，发其汗则愈（此非热入血室证，乃是血结胸膈方。今集入此者，要以肝脉布胁循喉咙也。针法俱妙，发汗尤妙）。

2.《女科经纶》[21]

许叔微曰：或问热入血室，何为成结胸？曰：邪气传入经络，与正气相搏，上下流通，遇经水适来适断，邪气乘虚入于血室，血为邪所迫，上入肝经，脉受邪则谵语见鬼，复入膻中，则血结于胸矣。何以言之，妇人平居，水养木，方未受孕则为月水，既孕则蓄以养胎，已产上壅为乳，皆血也。今邪逐血并，归于肝经，聚于膻中，结于乳下，故手触之则痛，非药可及，当刺期门也。

3.《普济方・针灸门》[11]

《卫生宝鉴》云：一妇人患热入血室证，医者不识，用补血调血补气药，涵养数日，遂成血结胸，或权用前药。予曰：小柴胡用已迟，不可行也。无已，则有一为刺期门可用矣。予不能针，请善针者治之，如言而愈。或者问曰：热入血室，何为而成结胸也？予曰：邪气传入经络与正气相搏，上下流行，或遇经水适来适断，邪气乘虚而入，血室为邪迫上入肝经，肝受邪则谵语而见鬼，复入膻中，则血结于胸中。何以言之？妇人平居，水当养于木，血当养于脾也。方未受孕则下之以为月水，既妊娠，则中畜之以养胎，及已产，则上壅之以为乳，皆血也。今邪逐血，并妇肝经，聚于中，结于乳下，故手触之则痛，非剂可及，故当刺期门也。

（三十四）心痛

1.《普济方・针灸门》[11]

治女子心痛，逆气善吐，食不下（《资生经》），穴幽门。

2.《千金翼方》[8]

心（一作阴）中懊侬痛，针涌泉，入三分。

心中懊侬痛，针劳宫，入五分，补之。

（三十五）痔病

1.《太平圣惠方》[22]

夫妇人痔病者，由劳伤于经络，而血渗之所成也。此痔有五种：肛边疮如鼠乳，出在外，时出脓血者，为牡痔也。肛边肿生疮而出血者，为牝痔也。肛边生疮痒而复痛者，为血脉痔也。肛边肿核痛，发寒热而出血者，为肠痔也。因便转而清血随出者，为血痔也。

鳖甲散方

治妇人痔疾不止。

鳖甲（涂醋，炙令黄，去裙襕）一两半，露蜂房（微炙）、蛇蜕皮（烧灰）、猪左脚悬蹄甲（炙令黄）、猬皮（炙令黄）各一两，麝香（研入）一钱。

上件药，捣细罗为散，入研了药令匀。每服食前，以干地黄汤调下一钱。若肛门有窍肿痛，敷之即瘥。忌苋菜。

2.《妇人大全良方》[28]

仆尝治一妇人，久病心焦多怒，遂成痔疾，状如莲子，热肿而痛，遂用熊胆入梅花脑子并研，更用猪胆汁调开涂痔立愈（方出张氏）。

又方：疗痔热肿痛（邬解元方）。

蛞蝓（江西名蜒蚰，湖北名石夹子，广州名鼻涕虫）大者一二条。

研令烂，入研了龙脑一字，坯子半钱。研令停，敷之愈。先以石薜荔煮水，熏洗尤妙。

五羊大师赵尚书上汝下暨云：母夫人病此，只用蛞蝓与京墨研涂，亦效。

（三十六）内有瘀血

《普济方·针灸门》[11]

治胸中瘀血，穴三里。

治内有瘀血，穴九曲、中府。

治血块腹痛，穴阴交。

（三十七）血气痛

《普济方·针灸门》[11]

石关治妇人血脏积冷。

穴四满，治妇人血气。

穴阳跷，治妇人本脏气血癖，走疰刺痛。

坐卧不得，或大小便痛，不思饮食，左右脚下第二指第一节曲纹中心，各灸十壮，每壮如小豆大，甚验。

治妇人奔豚抢心，穴关元、中极。

治女人腹痛，穴天枢。

治妇人奔豚，穴关元、中极、阴交、石门、四海、期门。

（三十八）血逆满痛

1.《普济方·针灸门》[11]

治子脏有恶血，内逆满痛（《资生经》），穴四满（又主胞中有血）。

2.《圣济总录》[3]

妇人子脏中有恶血，内逆满痛，石关主之。

3.《备急千金要方》[4]《普济方·针灸门》[11]

（各书均记载以下内容）

子脏中有恶血内逆满痛，刺石关，入一寸，灸五壮在阴都下一寸。

4.《备急千金要方》[4]

四满主子脏中有恶血，内逆满痛，疝（又云：主胞中有血。）。

附表1 教科书病名与原始出处

教科书病名	原始出处
胞衣不下	《小品方》《备急千金要方》《千金翼方》《外台秘要》《医心方》《严氏济生方》《景岳全书·妇人规》《太平圣惠方》《验方新编》《急救广生集》《圣济总录》《经效产宝》《女科经纶》《胎产心法》《产孕集》《济阴纲目》
胞衣不下（难产沥浆）	《验方新编》
崩漏	《小品方》《备急千金要方》《千金翼方》《医心方》《类经图翼·针灸要览》《急救广生集》《圣济总录》《普济方·针灸门》
鼻衄	《妇人大全良方》《太平圣惠方》
闭经	《华佗神方》《备急千金要方》《医心方》《济阴纲目》《急救广生集》《圣济总录》《普济方·针灸门》《血证论》
不孕症	《千金翼方》《备急千金要方》《求子方书》《华佗神方》《千金翼方》《医心方》《妇人大全良方》《三因极一病证方论》《济阴纲目》《类经图翼·针灸要览》《太平圣惠方》《串雅外编》《验方新编》《急救广生集》《圣济总录》《普济方·针灸门》《诸病源候论》
不孕症（阴冷）	《千金翼方》《普济方·针灸门》
不孕症（子脏闭塞）	《备急千金要方》《普济方·针灸门》《千金翼方》
产后便秘	《妇人大全良方》《圣济总录》《经效产宝》《傅青主女科》
产后恶露不绝	《普济方·针灸门》《千金翼方》《华佗神方》《类经图翼·针灸要览》
产后腹痛	《外台秘要》《济阴纲目》
产后痉证	《五十二病方》
产后乳汁不行	《千金翼方》《景岳全书·妇人规》《验方新编》《普济方·针灸门》《医宗金鉴》《胎产心法》
产后乳汁自出	《竹林女科证治》《经效产宝》

续表

教科书病名	原始出处
产后身痛	《妇科秘方》《普济方·针灸门》《产孕集》
产后小便不通	《圣济总录》《济阴纲目》《女科要旨》《急救广生集》《普济方·针灸门》《宋氏女科秘书》《女科经纶》
产后血晕	《妇人大全良方》《女科要旨》《验方新编》《急救广生集》《妇科秘方》《普济方·针灸门》《宋氏女科秘书》《女科撮要》《医宗金鉴》《女科经纶》《胎产心法》《竹林女科证治》《严氏济生方》
产后自汗、盗汗	《千金翼方》
带下病	《普济方·针灸门》《备急千金要方》《千金翼方》《外台秘要》《济阴纲目》《类经图翼·针灸要览》《急救广生集》《圣济总录》《医学衷中参西录》
堕胎、小产	《备急千金要方》《千金翼方》
滑胎	《备急千金要方》《千金翼方》《妇人大全良方》《类经图翼·针灸要览》《普济方·针灸门》
经行吐衄	《华佗神方》《备急千金要方》
痢疾	《备急千金要方》
瘰疬	《女科撮要》《女科要旨》
梅核气	《医学衷中参西录》
难产	《华佗神方》《小品方》《备急千金要方》《千金翼方》《医心方》《妇人大全良方》《济阴纲目》《景岳全书·妇人规》《类经图翼·针灸要览》《女科要旨》《太平圣惠方》《串雅外编》《急救广生集》《理瀹骈文》《妇科秘方》《圣济总录》《普济方·针灸门》《增广大生要旨》《女科撮要》《傅青主女科》《女科经纶》《胎产心法》《产孕集》《竹林女科证治》
难产（临产晕厥）	《急救广生集》《增广大生要旨》
热入血室	《济阴纲目》《女科要旨》《普济方·针灸门》
妊娠身痒	《验方新编》
妊娠小便不通	《妇人大全良方》《广嗣纪要》《济阴纲目》《验方新编》《急救广生集》《金匮要略》

续表

教科书病名	原始出处
乳癖	《急救广生集》《胎产心法》
乳岩	《医宗金鉴》《胎产心法》《外科理例》《外科心法要诀》《济阴纲目》《验方新编》《急救广生集》《女科撮要》《女科要旨》
乳痈	《急救广生集》《华佗神方》《卫济宝书》《外科理例》《外科心法要诀》《肘后备急方》《备急千金要方》《外台秘要》《医心方》《妇人大全良方》《济阴纲目》《景岳全书·妇人规》《太平圣惠方》《串雅内编》《验方新编》《圣济总录》《普济方·针灸门》《经效产宝》《增广大生要旨》《宋氏女科秘书》《女科撮要》《女科要旨》《医宗金鉴》《女科经纶》《胎产心法》《竹林女科证治》
乳痈（初起）	《急救广生集》
乳痈（久不瘥）	《太平圣惠方》《验方新编》
乳痈（敛疮口）	《妇人大全良方》
乳痈（脓成不溃）	《外科理例》
胎死不下	《济阴纲目》《备急千金要方》《外台秘要》《妇人大全良方》《类经图翼·针灸要览》《验方新编》《急救广生集》《胎产心法》《千金翼方》
胎衣不下	《类经图翼·针灸要览》
痛经	《急救广生集》
头痛	《妇人大全良方》
脱肛	《医心方》《妇人大全良方》
小便不通	《女科经纶》《坤元是保》《普济方·针灸门》
泄泻	《备急千金要方》《千金翼方》《普济方·针灸门》
阴疮	《华佗神方》《外科心法》《肘后备急方》《外台秘要》《医心方》《妇人大全良方》《济阴纲目》《景岳全书·妇人规》《太平圣惠方》《验方新编》《急救广生集》《坤元是保》《女科经纶》《胎产心法》《产孕集》
阴吹	《妇人大全良方》《三因极一病证方论》《女科要旨》

续表

教科书病名	原始出处
阴挺	《普济方·针灸门》《备急千金要方》《王氏医案》《华佗神方》《小品方》《外科心法要诀》《千金翼方》《外台秘要》《医心方》《妇人大全良方》《三因极一病证方论》《济阴纲目》《景岳全书·妇人规》《太平圣惠方》《验方新编》《急救广生集》《妇科秘方》《坤元是保》《增广大生要旨》《女科要旨》《女科经纶》《胎产心法》《竹林女科证治》《医宗金鉴》
阴挺（大肠堕下）	《急救广生集》
阴挺（盘肠生）	《济阴纲目》《验方新编》《急救广生集》《坤元是保》《增广大生要旨》《女科撮要》《傅青主女科》《医宗金鉴》《女科经纶》《胎产心法》《产孕集》《竹林女科证治》
阴痛	《医心方》《外台秘要》《三因极一病证方论》《华佗神方》《外科心法》《肘后备急方》《备急千金要方》《千金翼方》《妇人大全良方》《济阴纲目》《景岳全书·妇人规》《太平圣惠方》《验方新编》《圣济总录》《普济方·针灸门》《坤元是保》
阴痒	《备急千金要方》《华佗神方》《肘后备急方》《外台秘要》《医心方》《妇人大全良方》《济阴纲目》《景岳全书·妇人规》《太平圣惠方》《急救广生集》《女科撮要》《医宗金鉴》《女科经纶》《圣济总录》
月经过多	《坤元是保》
月经过少	《备急千金要方》
月经先后无定期	《普济方·针灸门》
癥瘕	《太平圣惠方》《急救广生集》《圣济总录》《普济方·针灸门》《女科经纶》《血证论》《类经图翼·针灸要览》
癥瘕（脂瘕）	《外台秘要》
子淋	《医心方》《圣济总录》
子痫	《女科百问》
子悬	《华佗神方》《广嗣纪要》《胎产心法》

附表2　新增病名与原始出处

新增病名	原始出处
产后阴肿痛	《医心方》《济阴纲目》《验方新编》《胎产心法》
产后玉门不闭	《华佗神方》《外台秘要》《医心方》《妇人大全良方》《三因极一病证方论》《济阴纲目》《验方新编》《急救广生集》《妇科秘方》《经效产宝》《医宗金鉴》
催生	《济阴纲目》《急救广生集》
催生 / 去胎	《急救广生集》
妇人遗尿	《备急千金要方》《千金翼方》《普济方·针灸门》
交接出血	《求子方书》《妇人大全良方》《济阴纲目》《女科撮要》
交接痛	《华佗神方》《外台秘要》
漏下赤白	《备急千金要方》《千金翼方》
去胎	《医心方》《类经图翼·针灸要览》《急救广生集》
	《妇人大全良方》
乳头破裂	《医心方》《妇人大全良方》《济阴纲目》《串雅内编》《验方新编》《华佗神方》《外科理例》《肘后备急方》《急救广生集》《经效产宝》
阴宽	《求子方书》《华佗神方》《医心方》《妇人大全良方》《急救广生集》
阴冷	《太平圣惠方》《金匮要略》《求子方书》《华佗神方》《备急千金要方》《千金翼方》《外台秘要》《医心方》《妇人大全良方》《济阴纲目》《女科要旨》《急救广生集》《圣济总录》《医宗金鉴》
阴虱	《外科心法要诀》《急救广生集》
阴蚀	《华佗神方》《外科心法要诀》《外台秘要》《医心方》《妇人大全良方》《三因极一病证方论》《太平圣惠方》《串雅内编》《急救广生集》《济阴纲目》《金匮要略》《傅青主女科》
欲断产	《备急千金要方》《医心方》《景岳全书·妇人规》《类经图翼·针灸要览》《急救广生集》《普济方·针灸门》《妇人大全良方》

附表3 其他病名与原始出处

病 / 症名	原始出处
（母病护胎）妊娠热病	《急救广生集》《胎产心法》《竹林女科证治》
（母病护胎）妊娠伤寒	《急救广生集》《产孕集》
（母病护胎）妊娠伤寒热病	《胎产心法》
（母病护胎）妊娠伤寒热极	《急救广生集》
（母病护胎）妊娠一切热病内外诸症	《急救广生集》
（母病护胎）孕中伤寒热极	《坤元是保》
（乳）疮久不瘥	《妇人大全良方》
八部诸疾（妇人诸疾）	《普济方·针灸门》
白沃	《华佗神方》《三因极一病证方论》《济阴纲目》《金匮要略》
胞中痛，月水不时	《圣济总录》
胞中痛 / 恶血 / 崩漏	《备急千金要方》
病邪	《串雅外编》
产妇衄血	《串雅外编》
产妇为收生婆不谨，损破尿脬，致淋沥不禁等症	《急救广生集》
产后鼻中流血不止口鼻渐起黑气	《急救广生集》
产后干呕	《头、目、产病方书》
产后感寒腹痛	《急救广生集》
产后或经绝血行逆上	《仙传外科集验方》

续表

病 / 症名	原始出处
产后霍乱	《竹林女科证治》
产后忌早交合	《急救广生集》
产后咳逆	《妇人大全良方》
产后咳逆作喘三日不止欲死者	《急救广生集》
产后痢加呕逆	《急救广生集》
产后流注	《傅青主女科》
产后脉绝不还 / 胎上抢心	《千金翼方》
产后气血俱虚	《普济方・针灸门》
产后乳结核	《圣济总录》
产后乳汁溢满急痛	《医心方》
产后善噫	《普济方・针灸门》
产后少腹肿痛如坟	《素圃医案》
产后舌不收	《急救广生集》《竹林女科证治》
产后身热如火皮如粟粒者	《急救广生集》
产后生门出黄臭水甚痛	《急救广生集》
产后生门硬如石撞	《急救广生集》
产后头痛	《圣济总录》
产后小便数	《小品方》《医心方》
产后心闷而死者	《急救广生集》
产后虚寒不止	《宋氏女科秘书》
产后宜挤两乳	《验方新编》
产后阴翻	《急救广生集》
产后阴户翻出疼痛	《验方新编》
产后阴户肿痛或手足弯屈不能伸舒	《验方新编》
产后阴癕硬如卵状	《急救广生集》

续表

病 / 症名	原始出处
产后阴痛	《三因极一病证方论》
产后阴肿	《华佗神方》《妇人大全良方》《三因极一病证方论》《济阴纲目》《急救广生集》
产后月水不禁	《普济方 · 针灸门》
产后晕厥	《医学衷中参西录》
产后匝身生疮	《医心方》
产后中风	《济阴纲目》
产后中风发狂	《妇科秘方》
产后中风冷	《小品方》
产后中寒	《急救广生集》
产后诸症	《普济方·针灸门》《备急千金要方》《理瀹骈文》
产前产后乍伤风邪，头目昏重，及风头痛	《普济方 · 针灸门》
产下肉线	《验方新编》《增广大生要旨》《竹林女科证治》
赤白里急	《普济方 · 针灸门》
赤白漏	《普济方 · 针灸门》
赤白漏血	《普济方 · 针灸门》
吹乳结核	《医宗金鉴》
从小至大，月红未尝来	《普济方 · 针灸门》
挫枕转项不得	《妇人大全良方》
带下病 / 阴干痛，恶合阴阳	《普济方 · 针灸门》
妒乳生疮	《刘涓子鬼遗方》《外台秘要》《济阴纲目》
堕胎后。手足厥逆	《普济方 · 针灸门》
风痫之疾	《普济方 · 针灸门》
妇人脚趾缝坏痛	《济阴纲目》
妇人诸疾	《备急千金要方》《急救广生集》

续表

病 / 症名	原始出处
腹满疝积	《普济方・针灸门》
腹满疝积乳妇诸疾	《圣济总录》
干血劳	《济阴纲目》
干血气	《济阴纲目》
疳虫下蚀	《外台秘要》《妇人大全良方》《景岳全书・妇人规》《验方新编》《胎产心法》
固孕	《产孕集》
鬼交	《医心方》《女科百问》《太平圣惠方》
裹小脚法	《验方新编》
汗出	《普济方・针灸门》
狐魅神邪	《女科百问》
脊急目赤	《备急千金要方》《普济方・针灸门》
脊急痛	《普济方・针灸门》
瘕聚瘦瘠	《普济方・针灸门》
经闭成癖	《女科要旨》
经后期血虚有寒	《理瀹骈文》
经候不调	《女科撮要》
经脉不通	《普济方・针灸门》
经先期血虚有热	《理瀹骈文》
惊悲不乐。大风卧惊。视如见星	《普济方・针灸门》
咳逆	《普济方・针灸门》
里急	《普济方・针灸门》
临产至妙法	《急救广生集》
淋	《普济方・针灸门》
淋沥，阴挺出，四肢淫泺心闷，及诸淋	《普济方・针灸门》

续表

病 / 症名	原始出处
漏下，若血闭不通逆气胀	《备急千金要方》
漏下赤白	《普济方·针灸门》
漏下赤白 / 月水不利	《千金翼方》
漏下赤白及血	《普济方·针灸门》
面上游风	《女科百问》
目䀮䀮不能远视	《普济方·针灸门》
男子如蛊，女子如阻，身体腰脊如解，不欲食	《备急千金要方》《普济方·针灸门》
难产 / 子上冲心 / 阴疝	《备急千金要方》
逆气	《普济方·针灸门》
女子疝	《备急千金要方》
女子疝，及少腹肿，溏泄遗溺，阴痛面尘，目下眦痛	《圣济总录》
女子疝，及小腹肿，溏泄，癃，遗尿，阴痛，面黑目眦痛，漏血	《普济方·针灸门》
脐下疝积。胞中有血	《普济方·针灸门》
脐下生疮	《外科心法要诀》
气脱血晕	《景岳全书·妇人规》
妊妇时病令子不落	《医心方》
妊妇温病	《医心方》
妊身腰痛	《医心方》
妊娠风寒卒中不省人事	《急救广生集》
妊娠感外风	《济阴纲目》
妊娠感外风，如中风状	《妇人大全良方》
妊娠热病	《备急千金要方》
妊娠身热	《妇人大全良方》

续表

病 / 症名	原始出处
乳疮	《济阴纲目》《急救广生集》
乳端生气出汁痛	《医心方》
乳房结核	《验方新编》
乳妇诸疾	《圣济总录》
乳核	《外科心法要诀》
乳忽缩入	《验方新编》
乳花	《外科十三方考》
乳疖	《华佗神方》
乳结核	《太平圣惠方》《诸病源候论》
乳疽	《外科理例》
乳内肿如鸡子大	《外科理例》
乳内肿硬	《女科撮要》
乳上湿疮	《华佗神方》
乳头成疮	《外科理例》
乳头生疮	《济阴纲目》《急救广生集》
乳头生疮痛不可忍	《验方新编》
乳头生小浅热疮	《外台秘要》《医心方》
乳头湿疮	《验方新编》
乳头小浅疮	《济阴纲目》
乳卸	《女科要旨》
乳悬	《外科全生集》《济阴纲目》《验方新编》《增广大生要旨》《医宗金鉴》《胎产心法》《竹林女科证治》
乳癣	《急救广生集》
乳硬	《外科理例》《妇人大全良方》《三因极一病证方论》《格致余论》

续表

病 / 症名	原始出处
乳硬作痛	《三因极一病证方论》
乳痈癖疠痃	《急救广生集》
乳痈肿硬如石	《太平圣惠方》
乳有囊橐	《外科理例》
乳余疾	《备急千金要方》
乳余疾 / 不孕症	《备急千金要方》
乳晕生疮	《验方新编》
乳肿痛	《刘涓子鬼遗方》
疝瘕	《备急千金要方》《千金翼方》《普济方·针灸门》
疝瘕阴疝	《普济方·针灸门》
疝气客于膀胱。难于前后。泄而溺赤	《普济方·针灸门》
伤寒过经不解	《普济方·针灸门》
伤寒热病	《济阴纲目》
水蛊胸胁胀满	《急救广生集》
胎动及崩中下痢	《千金翼方》
胎前诸症	《理瀹骈文》
蜃疮	《验方新编》《胎产心法》
停寒痼冷疾	《女科百问》
童女交接，血出不止	《济阴纲目》
童女交接及他物伤	《华佗神方》《外台秘要》
童女交接血出不止	《外台秘要》
头风	《妇人大全良方》
下苍汁不禁。中痛引小腹疼	《普济方·针灸门》
下赤白漏	《千金翼方》
下疳	《济阴纲目》《急救广生集》

续表

病/症名	原始出处
下血，漏赤白	《千金翼方》
下血漏赤白	《普济方·针灸门》
项筋强痛	《妇人大全良方》
小便淋沥	《普济方·针灸门》
小便数。泄不止。不觉遗沥	《普济方·针灸门》
小腹满石水	《普济方·针灸门》
小腹胀满，痛引阴中，月水不至/胞中瘕	《普济方·针灸门》
小户嫁痛	《济阴纲目》《急救广生集》《医宗金鉴》《女科经纶》
心痛，逆气善吐，食不下	《普济方·针灸门》
心中懊侬痛	《千金翼方》
血不通	《圣济总录》《普济方·针灸门》
血结胸	《济阴纲目》《女科经纶》《普济方·针灸门》
血块	《普济方·针灸门》
血气痛	《普济方·针灸门》
血晕	《宋氏女科秘书》
阴臭	《医心方》
阴毒如石	《急救广生集》
阴寒臭	《医心方》
阴汗湿痒	《急救广生集》
阴户翻出仰卧不能转动	《验方新编》
阴户生疽	《急救广生集》
阴户生癣	《急救广生集》
阴菌	《女科撮要》《女科经纶》
阴门鱼口	《急救广生集》

续表

病 / 症名	原始出处
阴疝	《普济方·针灸门》
癞疝崩中	《普济方·针灸门》
癞疝崩中。腹上下痛	《普济方·针灸门》
阴痒痛不可忍	《外台秘要》
阴痔	《济阴纲目》《急救广生集》《医宗金鉴》
阴中虫蚀痒痛	《坤元是保》
阴中及外痒痛	《医心方》
阴中生物	《景岳全书·妇人规》
阴中息肉	《肘后备急方》《医心方》
阴中小碎疮如痱子，痒不可挡	《验方新编》
阴肿	《华佗神方》《外科心法要诀》《外台秘要》《妇人大全良方》《济阴纲目》《景岳全书·妇人规》《太平圣惠方》《普济方·针灸门》《医宗金鉴》
阴瘇坚硬	《急救广生集》
欲男	《医心方》
月脉不调	《普济方·针灸门》
月事不利	《备急千金要方》《普济方·针灸门》
月事不利，或下赤白阴寒	《圣济总录》
月事不调	《类经图翼·针灸要览》《普济方·针灸门》
月水不利	《备急千金要方》《圣济总录》《普济方·针灸门》
月水不利。贲血。上下无子	《千金翼方》
月水不利 / 阴肿 / 子上抢心	《普济方·针灸门》
月水不利或暴闭塞	《普济方·针灸门》
月水不调	《普济方·针灸门》
孕妇腹内胎啼	《急救广生集》
孕妇有热	《济阴纲目》

续表

病 / 症名	原始出处
蒸乳	《增广大生要旨》
症癖。肠鸣泄痢。绕脐绞痛	《普济方・针灸门》
痔病	《太平圣惠方》
痔瘘	《妇人大全良方》
痔热	《妇人大全良方》
子上抢心	《产孕集》
子脏中有恶血	《圣济总录》《普济方・针灸门》
子脏中有恶血内逆满痛	《备急千金要方》
痃痃	《急救广生集》
阴户虫蛆痛痒不可忍	《急救广生集》
乳疽	《太平圣惠方》

参考文献

[1] 张仲景 . 金匮要略 [M]. 何任，何若苹整理 . 北京：人民卫生出版社，2004.

[2] 马继兴 . 马王堆古医书考释 [M]. 长沙：湖南科学技术出版社 .1992.

[3] 赵信 . 圣济总录 [M/CD]// 中华医典编委会 . 中华医典 .5 版 . 长沙：湖南电子音像出版社，2013.

[4] 孙思邈 . 备急千金要方 [M]// 张印生，韩学杰主编 . 孙思邈医学全书 . 北京：中国中医药出版社，2015.

[5] 巢元方 . 诸病源候论 [M/CD]// 中华医典编委会 . 中华医典 .5 版 . 长沙：湖南电子音像出版社，2013.

[6] 马继兴 . 中医文献学 [M]. 上海：上海科学技术出版社 .1990.

[7] 李时珍 . 本草纲目 [M/CD]// 中华医典编委会 . 中华医典 .5 版 . 长沙：湖南电子音像出版社，2013.

[8] 孙思邈 . 千金翼方 [M]// 张印生，韩学杰主编 . 孙思邈医学全书 . 北京：中国中医药出版社，2015.

[9] 程鹏程 . 急救广生集 [M/CD]// 中华医典编委会 . 中华医典 .5 版 . 长沙：湖南电子音像出版社，2013.

[10] 张介宾 . 类经图翼 [M/CD]// 中华医典编委会 . 中华医典 .5 版 . 长沙：湖南电子音像出版社，2013.

[11] 朱橚 . 普济方 [M/CD]// 中华医典编委会 . 中华医典 .5 版 . 长沙：湖南电子音像出版社，2013.

[12] 陈延之 . 小品方 [M/CD]// 中华医典编委会 . 中华医典 .5 版 . 长沙：湖南电子音像出版社，2013.

[13] 丹波康赖 . 医心方 [M/CD]// 中华医典编委会 . 中华医典 .5 版 . 长沙：湖

南电子音像出版社，2013.

[14] 华佗 . 华佗神方 [M/CD]// 中华医典编委会 . 中华医典 .5 版 . 长沙：湖南电子音像出版社，2013.

[15] 武之望 . 济阴纲目 [M/CD]// 中华医典编委会 . 中华医典 .5 版 . 长沙：湖南电子音像出版社，2013.

[16] 唐宗海 . 血证论 [M]// 王咪咪，李林主编 . 唐容川医学全书 . 北京：中国中医药出版社，2015.

[17] 陈修园 . 女科要旨 [M/CD]// 中华医典编委会 . 中华医典 .5 版 . 长沙：湖南电子音像出版社，2013.

[18] 薛轩 . 坤元是保 [M]. 北京：中国中医药出版社，2015.

[19] 王焘 . 外台秘要 [M/CD]// 中华医典编委会 . 中华医典 .5 版 . 长沙：湖南电子音像出版社，2013.

[20] 张介宾 . 景岳全书 [M/CD]// 中华医典编委会 . 中华医典 .5 版 . 长沙：湖南电子音像出版社，2013.

[21] 萧埙 . 女科经纶 [M/CD]// 中华医典编委会 . 中华医典 .5 版 . 长沙：湖南电子音像出版社，2013.

[22] 王怀隐等编 . 太平圣惠方 [M/CD]// 中华医典编委会 . 中华医典 .5 版 . 长沙：湖南电子音像出版社，2013.

[23] 薛立斋 . 女科撮要 [M/CD]// 中华医典编委会 . 中华医典 .5 版 . 长沙：湖南电子音像出版社，2013.

[24] 吴师机 . 理瀹骈文 [M/CD]// 中华医典编委会 . 中华医典 .5 版 . 长沙：湖南电子音像出版社，2013.

[25] 张锡纯 . 医学衷中参西录 [M/CD]// 中华医典编委会 . 中华医典 .5 版 . 长沙：湖南电子音像出版社，2013.

[26] 陈言 . 三因极一病证方论 [M/CD]// 中华医典编委会 . 中华医典 .5 版 . 长沙：湖南电子音像出版社，2013.

[27] 张曜孙 . 产孕集 [M/CD]// 中华医典编委会 . 中华医典 .5 版 . 长沙：湖南电子音像出版社，2013.

[28] 陈自明 . 妇人大全良方 [M/CD]// 中华医典编委会 . 中华医典 .5 版 . 长沙：湖南电子音像出版社，2013.

[29] 阎纯玺 . 胎产心法 [M/CD]// 中华医典编委会 . 中华医典 .5 版 . 长沙：湖南电子音像出版社，2013.

[30] 鲍相璈 . 验方新编 [M/CD]// 中华医典编委会 . 中华医典 .5 版 . 长沙：湖南电子音像出版社，2013.

[31] 薛己 . 外科心法 [M/CD]// 中华医典编委会 . 中华医典 .5 版 . 长沙：湖南电子音像出版社，2013.

[32] 葛洪 . 肘后备急方 [M/CD]// 中华医典编委会 . 中华医典 .5 版 . 长沙：湖南电子音像出版社，2013.

[33] 竹林寺女科 . 妇科秘方 [M/CD]// 中华医典编委会 . 中华医典 .5 版 . 长沙：湖南电子音像出版社，2013.

[34] 唐千顷 . 增广大生要旨 [M]//《续修四库全书》编纂委员会 . 续修四库全书 . 上海：上海古籍出版社，2002.

[35] 祁宏源 . 外科心法要诀 [M/CD]// 中华医典编委会 . 中华医典 .5 版 . 长沙：湖南电子音像出版社，2013.

[36] 王士雄 . 王氏医案 [M/CD]// 中华医典编委会 . 中华医典 .5 版 . 长沙：湖南电子音像出版社，2013.

[37] 吴谦 . 医宗金鉴 [M/CD]// 中华医典编委会 . 中华医典 .5 版 . 长沙：湖南电子音像出版社，2013.

[38] 叶桂 . 竹林女科证治 [M/CD]// 中华医典编委会 . 中华医典 .5 版 . 长沙：湖南电子音像出版社，2013.

[39] 傅山 . 傅青主女科 [M/CD]// 中华医典编委会 . 中华医典 .5 版 . 长沙：湖南电子音像出版社，2013.

[40] 赵学敏 . 串雅内编 [M/CD]// 中华医典编委会 . 中华医典 .5 版 . 长沙：湖南电子音像出版社，2013.

[41] 佚名 . 求子方书 [M]// 丛春雨 . 敦煌中医药全书 . 北京：中国古籍出版社，1994.

[42] 汪机 . 外科理例 [M/CD]// 中华医典编委会 . 中华医典 .5 版 . 长沙：湖南电子音像出版社，2013.

[43] 昝殷 . 经效产宝 [M]. 北京：中国医药科技出版社，2011.

[44] 东轩居士 . 卫济宝书 [M/CD]// 中华医典编委会 . 中华医典 .5 版 . 长沙：湖南电子音像出版社，2013.

[45] 宋林皋 . 宋氏女科秘书 [M]. 上海：上海中医书局，1954.

[46] 刘涓子 . 刘涓子鬼遗方 [M/CD]// 中华医典编委会 . 中华医典 .5 版 . 长沙：湖南电子音像出版社，2013.

[47] 张觉人 . 外科十三方考 [M/CD]// 中华医典编委会 . 中华医典 .5 版 . 长沙：湖南电子音像出版社，2013.

[48] 朱震亨 . 格致余论 [M/CD]// 中华医典编委会 . 中华医典 .5 版 . 长沙：湖南电子音像出版社，2013.

[49] 王洪绪 . 外科全生集 [M/CD]// 中华医典编委会 . 中华医典 .5 版 . 长沙：湖南电子音像出版社，2013.

[50] 万全 . 广嗣纪要 [M/CD]// 中华医典编委会 . 中华医典 .5 版 . 长沙：湖南电子音像出版社，2013.

[51] 齐仲甫 . 女科百问 [M/CD]// 中华医典编委会 . 中华医典 .5 版 . 长沙：湖南电子音像出版社，2013.

[52] 赵学敏 . 串雅外编 [M/CD]// 中华医典编委会 . 中华医典 .5 版 . 长沙：湖南电子音像出版社，2013.

[53] 严用和 . 严氏济生方 [M/CD]// 中华医典编委会 . 中华医典 .5 版 . 长沙：湖南电子音像出版社，2013.

[54] 杨清叟 . 仙传外科集验方 [M/CD]// 中华医典编委会 . 中华医典 .5 版 . 长沙：湖南电子音像出版社，2013.

[55] 郑重光 . 素圃医案 [M/CD]// 中华医典编委会 . 中华医典 .5 版 . 长沙：湖南电子音像出版社，2013.

[56] 薛守宇，梁丽娟，安霞 . 敦煌遗书之妇科方书残卷集萃 [J]. 中医研究，2011，24（03）：77–80.

《刘敏如女科承传医文集选》后记

《刘敏如女科承传医文集选》(以下简称《承传集选》)系列典籍追寻源流线索，不断改进整理方法，内容取舍难度很大。特别是我和黄玉环共编的《女科医典传承新编》，黄玉环历经八年辛苦，穷尽检索，融汇思考，付出了巨大的努力，将本丛书编写得十分有特色，这是年迈的我难以做到的。我在香港大学－香港东华三院中医药临床教研中心担任顾问中医师十余年，我的弟子邓福霞、陈润球亦跟随我十余年，其中邓福霞在随我临床跟诊的同时还在浸会大学读硕士，毕业后又考入广州中医药大学妇科专业随许丽绵博士研究生指导导师攻读博士学位。许丽绵教授支持她选我的传承课题。陈润球为我的著述提供了大量资料。

除此以外，还有医学科技情报专家刘德齐及时为我提供学术需要的前沿信息，生命科学专家华子昂潜心为我著述中的中医论点、经验方药等选择先进手段进行评估，这些都是我完成本系列著作时不可或缺的助力，它是集众之力在真实世界中不断去完成的。我如今的弟子多数是我的原博士生再拜为师，以及经单位推荐具有主任医师资历的中医人和个别非中医妇科专业但有专长的有识之士。他们至今辅佐在我周围，经我传道授业，与我教学相长，形成了我的学术梯队，多年扎根于基层服务，是《承传集选》的学术实践支撑。我的海外弟子亦十分关心此系列著作的进展，积极助力，添砖加瓦。中医的书籍要完成“传承精华”的使命，需要中医工作者长期的努力，这不是一蹴而就的。本系列书籍的出版肯定有不少纰漏和错误，我与众弟子将不断补缺、纠正、再创。图书出版计划已经启动，我们将努力跟进，争取早日完成，以达到“传承精华，守正创新”的目的。

谨此，在我 92 岁之际，愿我弟子承精华，振发展！数英才，看今朝！

刘敏如

2024 年 11 月

《女科医典传承新编》

本丛书由成都中医药大学学术著作出版基金资助出版

成都中医药大学简介

成都中医药大学建校于1956年，是新中国最早建立的四所中医药高等院校之一。原名成都中医学院，1995年更名为成都中医药大学。是教育部、四川省人民政府、国家中医药管理局共建高校，国家“双一流”建设高校，国家高等学校学科创新引智基地。

学校是全国首批中医药学博士、硕士学位授权点，首批临床医学（硕士、博士）专业学位试点单位。建校初期为国家培养了新中国第一批中医学、中药学本科毕业生和中医药硕士研究生，培养了新中国第一位中药学博士、第一位中药学博士后和第一位五官科学博士。现有一级学科博士学位授权点4个、一级学科硕士授权点8个。有国家“双一流”建设学科1个，国家重点学科4个，ESI全球排名前1‰学科1个、前1%学科3个。学校建设有国家级一流专业建设点11个，获评首届国家中医临床教学培训示范中心，首批国家级创新创业教育实践基地、省级大众创业万众创新示范基地，省级深化创新创业教育改革示范高校。与50余个国家和地区的大学、医疗单位、科研机构及学术团体建立了交流、合作关系，是接受中国政府奖学金高校之一。开办有中外合作办学机构“基尔健康医学院”，设有“葡萄牙宝德分校”“南非分校”“加拿大分校”等。

学校有中国工程院院士1人，国医大师4人，全国名中医5人，国家级教学名师6人。有全国中医药杰出贡献奖获得者、国家“973计划”项目首席科学家、全国模范教师、“岐黄工程”专家、国家杰出青年科学基金等国家级特聘专家等70余人。入选全国高校黄大年式教师团队2个，全国中医药创新团队3个，全国老中医药专家学术经验继承工作指导老师49人。

学校附属医院（四川省中医院）获评全国示范中医院，是国家区域医疗中心（输出单位）、国家中医药传承创新中心、国家中医药临床研究基地、国家区域（中医）专科诊疗中心、国家中医疫病防治基地，是省级中医内分泌代谢性疾病临床医学研究中心、中医心脑血管疾病临床医学研究中心、中医药循证医学中心。学校现有直属附属医院4所，非直属附属医院9所，直属医院4所，医联体联盟成员单位105所。

2024年12月